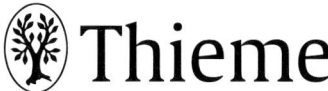

Von der Phthisiologie zur Pneumologie und Thoraxchirurgie: 60 Jahre Lungenklinik Heckeshorn

Herausgegeben von

Vera Seehausen, Torsten T. Bauer,
Dirk Kaiser, Robert Loddenkemper

Mit Beiträgen von

E. Allica	S. H. E. Kaufmann	H. Preußler
Z. Atay	R. Keller	A.-N. Savaser
K. Bartmann	K. Koch	N. Schönfeld
T. T. Bauer	N. Konietzko	I. Schütz
R. Erbes	R. Kropp	V. Seehausen
W. Frank	R. Loddenkemper	M. Serke
A. Haagen	H. Lode	D. Staab
R. Hein	K. Magdorf	H. Stetzelberg
T. Hering	W. Matthiessen	M. Stürzbecher
H. Jungbluth	H. Mauch	B. Theophil
D. Kaiser	J. Pannhorst	U. Wahn

49 Abbildungen
6 Tabellen

Georg Thieme Verlag
Stuttgart · New York

*Bibliografische Information
der Deutschen Nationalbibliothek*

Die Deutsche Nationalbibliothek verzeichnet diese Publikation in der Deutschen Nationalbibliografie; detaillierte bibliografische Daten sind im Internet über http://dnb.d-nb.de abrufbar.

Trotz gewissenhafter Recherche ist es uns nicht gelungen, die Rechtsinhaberschaft eines Bildes eindeutig zu klären. Etwaige Rechtsinhaber werden gebeten, sich mit dem Verlag in Verbindung zu setzen.

© 2007 Georg Thieme Verlag KG
Rüdigerstraße 14
D-70469 Stuttgart
Unsere Homepage: http://www.thieme.de

Printed in Germany

Umschlaggestaltung: Thieme Verlagsgruppe
Umschlagfotos: Titelfoto: Innenhof des Klinikums Emil von Behring, Berlin, Umschlagrückseite: Heckeshorner Postkarte von ca. 1970/71
Grafiken: Ziegler + Müller, Kirchentellinsfurt
Satz: Ziegler + Müller, Kirchentellinsfurt
Druck und Buchbinder: Grafisches Centrum Cuno GmbH & Co. KG, Calbe

ISBN 978-3-13-134651-3   1 2 3 4 5 6

Wichtiger Hinweis: Wie jede Wissenschaft ist die Medizin ständigen Entwicklungen unterworfen. Forschung und klinische Erfahrung erweitern unsere Erkenntnisse, insbesondere was Behandlung und medikamentöse Therapie anbelangt. Soweit in diesem Werk eine Dosierung oder eine Applikation erwähnt wird, darf der Leser zwar darauf vertrauen, dass Autoren, Herausgeber und Verlag große Sorgfalt darauf verwandt haben, dass diese Angabe **dem Wissensstand bei Fertigstellung des Werkes** entspricht.

Für Angaben über Dosierungsanweisungen und Applikationsformen kann vom Verlag jedoch keine Gewähr übernommen werden. **Jeder Benutzer ist angehalten,** durch sorgfältige Prüfung der Beipackzettel der verwendeten Präparate und gegebenenfalls nach Konsultation eines Spezialisten festzustellen, ob die dort gegebene Empfehlung für Dosierungen oder die Beachtung von Kontraindikationen gegenüber der Angabe in diesem Buch abweicht. Eine solche Prüfung ist besonders wichtig bei selten verwendeten Präparaten oder solchen, die neu auf den Markt gebracht worden sind. **Jede Dosierung oder Applikation erfolgt auf eigene Gefahr des Benutzers.** Autoren und Verlag appellieren an jeden Benutzer, ihm etwa auffallende Ungenauigkeiten dem Verlag mitzuteilen.

Geschützte Warennamen (Warenzeichen) werden **nicht** besonders kenntlich gemacht. Aus dem Fehlen eines solchen Hinweises kann also nicht geschlossen werden, dass es sich um einen freien Warennamen handelt.

Das Werk, einschließlich aller seiner Teile, ist urheberrechtlich geschützt. Jede Verwertung außerhalb der engen Grenzen des Urheberrechtsgesetzes ist ohne Zustimmung des Verlages unzulässig und strafbar. Das gilt insbesondere für Vervielfältigungen, Übersetzungen, Mikroverfilmungen und die Einspeicherung und Verarbeitung in elektronischen Systemen.

Vorwort der Herausgeber

Der 60. Geburtstag der Lungenklinik Heckeshorn ist ein sehr guter Anlass, die Geschichte der Klinik festzuhalten. Sie spiegelt die Entwicklung von der Tuberkuloseheilkunde (Phthisiologie), die anfangs noch ganz im Vordergrund stand, zur modernen Pneumologie und Thoraxchirurgie wider. Die Stärke Heckeshorns lag dabei sicher von Beginn an in der guten Zusammenarbeit zwischen den einzelnen Abteilungen, die das Niveau der interdisziplinären Krankenversorgung bestimmten, sowie in der klinischen Forschung, die eine ständige Überprüfung des Vorgehens im Klinikalltag förderte. Dabei gebührt den hervorragenden Leistungen unserer Vorgänger und ihrer Teams besonderer Dank. Darüber hinaus bot sich jetzt die beste Gelegenheit, mit den Pionieren der ersten Zeit zu sprechen. Prof. Dr. Bartmann und Frau Dr. Schütz halfen bei der Rekonstruktion der Gründerjahre. Ein besonderer Dank geht hier auch an die Herren Dr. Dr. Stürzbecher, Dr. Kropp und Prof. Dr. Jungbluth.

Viele Entwicklungsschritte und Ereignisse wären in Vergessenheit geraten, wenn sie nicht mithilfe vieler Autoren hier festgehalten worden wären. Ihnen allen sei unser großer Dank ausgesprochen, sowohl den ehemaligen als auch den derzeitigen Mitarbeitern und den Freunden und Kollegen von außerhalb. Außerdem sei all denjenigen vielmals gedankt, die zu der Erstellung dieses Buches, welches das Leben und Treiben in der Klinik auch mit einigen anekdotischen Geschichten schildert und reichlich mit Bildern ausgestattet ist, beigetragen haben, insbesondere Dr. Nicolas Schönfeld und Dr. Michael Hussels. Bedanken möchten wir uns auch für die Grußworte, die gleichzeitig die guten Verbindungen unserer Klinik darstellen.

Letztlich ist der Zeitpunkt für einen Rückblick auch deswegen passend, weil gleichzeitig mit dem 60. Geburtstag der Standortwechsel der Lungenklinik Heckeshorn auf das Gelände des Behring-Krankenhauses erfolgt. Dieses Buch stellt also zugleich einen Abschied vom alten Standort Heckeshorn und der idyllischen Lage am Wannsee dar; ihre Geschichte wird die Lungenklinik jetzt an einem neuen Ort und mit gleichbleibendem Engagement weiterschreiben. Die HELIOS Kliniken GmbH ermöglicht dabei durch entsprechende Baumaßnahmen ohne Einschränkung die vollständige Übernahme aller klinischen Abteilungen und ihrer Funktionsbereiche. Lediglich die pädiatrische Pneumologie wurde unter HELIOS-Flagge in das Universitätsklinikum Benjamin Franklin der Charité ausgelagert, bleibt aber in fachlichem Verbund. Von der künftig engeren Zusammenarbeit mit den anderen Disziplinen unter einem Dach versprechen wir uns wichtige Vorteile zugunsten unserer Patienten.

Danken möchten wir auch den HELIOS Kliniken GmbH, der Stiftung Oskar-Helene-Heim und dem Verein zur Förderung der Pneumologie und Thoraxchirurgie Heckeshorn für die finanzielle Unterstützung sowie dem Thieme Verlag für die hervorragende qualitative Ausstattung.

Berlin, Februar 2007   Vera Seehausen
Torsten T. Bauer
Dirk Kaiser
Robert Loddenkemper

Grußworte

Jennifer Kirchner

Zwischen Tradition und ökonomischem Arbeiten muss kein Widerspruch liegen, so dachten wir, als die Aufgabe übernommen wurde, das Behring-Krankenhaus und die Lungenklinik Heckeshorn an einem Standort zusammenzuführen. Eine ebenfalls traditionsreiche Klinik, das Orthopädiezentrum Oskar-Helene-Heim, war bereits in das Behring-Krankenhaus umgezogen und für eine dritte würde nach entsprechenden Umbauten ebenfalls Platz sein. Widerstände gegen Veränderungen waren zwar noch spürbar, jedoch hatte die gute Vorarbeit dazu geführt, dass es uns möglich schien, ein gemeinsames Ziel transparent zu machen.

Jetzt fällt das 60-jährige Jubiläum der Lungenklinik fast zeitgleich mit dem Umzug nach Zehlendorf-Mitte zusammen und wir haben gelernt, dass Berlin auch für einen überregionalen Krankenhausbetreiber ein besonderer Standort ist. Die Hauptstadtlage fördert den Konkurrenzdruck, die traditionell stark ausgeprägte Leidenschaft für Politik und die Verbundenheit mit der Stadt erschweren Wechsel und Veränderung. Anders ausgedrückt darf ich sagen: *„Die Berliner sind mit allen Wassern gewaschen, die mir bekannt waren, und mit noch einigen mehr."*

Politik und Leidenschaft sind für eine Ökonomin zwar interessant, sollten aber nur nachrangig berücksichtigt werden und dürfen auch nicht den Blick auf das Wesentliche verstellen. So war zum einen die Standortfrage nicht mehr aktuell, da das Behring-Krankenhaus die besseren Voraussetzungen für eine Fusion hatte. Der Standort Heckeshorn ist interessant, aber für den Erhalt der Klinik mit den jetzigen Aufgaben zweitrangig. Wir haben ver-

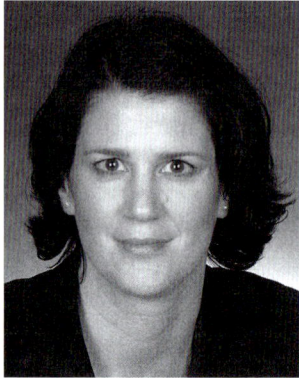

Jennifer Kirchner (Geschäftsführerin HELIOS Klinikum Emil von Behring GmbH)

standen, dass Patienten und Angestellte der Lungenklinik die Empfindung haben, *„ihr Heckeshorn"* zu verlieren, aber – nüchtern betrachtet – ist genau das Gegenteil der Fall. Eine Klinik, die in unseren bewegten Zeiten keinen wirtschaftlichen Erfolg vorzuweisen hat, wird nicht bestehen können. Das sind die Gesetze des Marktes, denen wir – ob wir wollen oder nicht – folgen müssen. Diese Fusion stellt unser Klinikum auf eine starke wirtschaftliche und konkurrenzfähige Basis.

Das vorliegende Buch dokumentiert aber, dass damit nicht ein Verlust der Tradition verbunden sein muss. Viele Menschen sind der Lungenklinik Heckeshorn verbunden und haben es durch einen Beitrag in diesem Buch dokumentiert. Es zeigt, dass es weiterhin ein gemeinsames Ganzes gibt, das im Rahmen der Ökonomie erhalten werden muss. Aus diesem Grunde würde ich mich freuen, der Lungenklinik Heckeshorn auch zu weiteren Geburtstagen wieder in dieser oder anderer Form gratulieren zu dürfen.

Werner Ukas

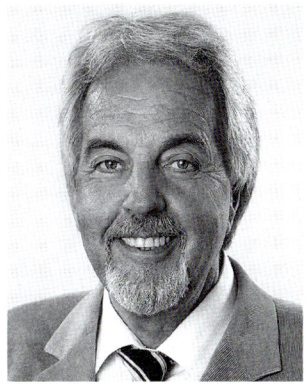

Werner Ukas
(Geschäftsführer
HELIOS Klinikum
Emil von Behring
GmbH)

Heckeshorn ist seit Jahrzehnten in der Fachwelt ein Qualitätsbegriff für exzellente Lungenmedizin. Wirtschaftliche Überlegungen gaben aber seit Anfang der 1990er-Jahre Anlass zu überlegen, diese Lungenklinik von ihrem Standort am Wannsee in die Mitte von Zehlendorf zu verlagern und mit dem Behring-Krankenhaus zusammenzuführen. Ein Senatsbeschluss, getragen von den Krankenkassen, legte fest, sogar noch die Orthopädische Klinik Oskar-Helene-Heim mit diesen beiden Krankenhäusern ab dem Jahr 2000 zu fusionieren. Die Stiftung Oskar-Helene-Heim als neuer Gesamtträger hat ihre Orthopädie unverzüglich in das Behring-Krankenhaus verlagert, für die Lungenklinik reichte der vorhandene Platz aber nicht aus. In der Folgezeit wurden verschiedene Modelle zur baulichen Erweiterung diskutiert, aber nie abschließend entschieden, erst recht nicht finanziert. Erst mit der strategischen Partnerschaft mit dem HELIOS-Konzern Mitte 2004 kam die Wende. Innerhalb kurzer Zeit hat HELIOS eine funktionelle, wirtschaftliche und attraktive Erweiterung der Bausubstanz entwickelt, aus eigenen Mitteln finanziell gesichert und realisiert.

Im Jubiläumsjahr „60 Jahre Lungenklinik Heckeshorn" erfolgt der Umzug vom Wannsee auf das Behring-Gelände. Von dieser örtlichen Konzentration profitieren gleichermaßen die Lungenklinik Heckeshorn, die Orthopädie Oskar-Helene-Heim und das Behring-Krankenhaus mit seinen internistischen und chirurgischen Abteilungen. Die Wege für Diagnostik und Therapie werden kürzer und effizienter. Die medizinische Kompetenz aller drei Kliniken ist mit den hochmodern ausgestatteten Instituten der Radiologie, Pathologie, Nuklearmedizin, Mikrobiologie und Labormedizin jetzt unter einem Dach vereint. Damit sind beste Voraussetzungen geschaffen, sowohl die Pneumologie als auch die Thoraxchirurgie in ihrem gesamten Leistungsbereich auf höchstmöglichem Qualitätsniveau zu erhalten und auszubauen.

Die Kinderklinik für Pneumologie hat bereits im letzten Jahr den Standort am Wannsee verlassen. Sie ist auf den Campus Benjamin Franklin der Charité umgezogen und erreicht dort unter Beibehaltung der eigenständigen Flagge HELIOS eine optimierte Fortsetzung der engen fachlichen Kooperation mit der Charité.

HELIOS ist Qualitätsführer im deutschen Krankenhauswesen. Seit Jahren werden in einzigartiger Weise die Ergebnisdaten der medizinischen Behandlungsqualität im Konzern erhoben und der Öffentlichkeit zugänglich gemacht. HELIOS konnte mit den Qualitätsdaten der Lungenklinik Heckeshorn den Nachweis führen, welch außerordentlich gute Medizin dieses Kompetenzzentrum bei der Behandlung von Lungenerkrankungen leistet. Hervorragende Mediziner, engagierte Pflege und qualifizierte therapeutische Betreuung haben den Ruf der Lungenklinik begründet. Dieses Leistungsteam wird im Interesse der Patienten am fusionierten Standort die erfolgreiche Arbeit auch in der so wichtigen klinischen Forschung fortsetzen. Durch die Fusion ist für alle unsere Fachgebiete eine starke wirtschaftliche und konkurrenzfähige Basis geschaffen. Die Geschäftsführung sieht es dabei als Auftrag und Herausforderung an, die Lungenklinik Heckeshorn auch zukünftig im Sinne dieser Zielsetzung engagiert zu unterstützen und voran zu bringen.

Viele Persönlichkeiten sind der Lungenklinik Heckeshorn verbunden und haben es durch einen Beitrag in diesem Buch dokumentiert – dafür möchten wir Dank sagen. Besonderer Dank richtet sich aber an unsere Mitarbeiterinnen und Mitarbeiter, die diesen Erfolg erarbeitet haben, an die niedergelassenen Ärzte, die uns auf diesem Weg fachlich und kollegial unterstützt haben, und schließlich an unsere Patientinnen und Patienten, die uns ihr Vertrauen schenken.

Gerhard Naulin

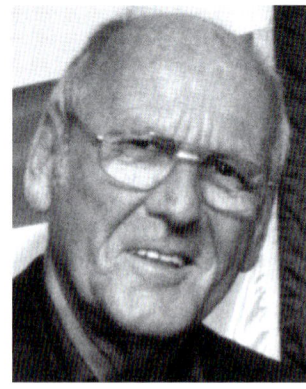

Gerhard Naulin
(Vorsitzender der Stiftung Oskar-Helene-Heim, Staatssekretär für Gesundheit a. D.)

Es war das Jahr 1965, als ich zum ersten Mal in meiner Funktion als Stadtrat die Lungenklinik Heckeshorn aufsuchte. Professor Dr. Radenbach, ärztlicher Leiter, vermittelte mir die ersten Eindrücke. Schon zu dieser Zeit waren die Leistungen der Lungenklinik über die Grenzen Berlins hinaus bekannt und anerkannt. Viele wissenschaftliche Veröffentlichungen zeigten neue Wege im Bereich der Lungenheilkunde auf. Aber auch im Bereich der gesundheitlichen Aufklärung leistete die Klinik ihren Beitrag. Das Thema „Rauchen" war schon damals von großer Bedeutung und wurde im Rahmen von Vortragsreihen thematisiert. Die Arbeit der Klinik zu unterstützen gehörte zu meinem Aufgabenbereich und erfolgte besonders im baulichen und medizintechnischen Bereich.

In den danach folgenden 40 Jahren begleitete ich die Lungenklinik in unterschiedlichen Funktionen und nahm wahr, dass sie ihren hohen medizinischen Leistungsstandard weiterentwickelte.

Heute ist die Stiftung Oskar-Helene-Heim Mitgesellschafter der HELIOS Klinikum Emil von Behring GmbH. Die Satzung der Stiftung schreibt u. a. vor, „Wissenschaft und Forschung auf dem Gebiet der Lungenheilkunde" zu fördern. Als Vorsitzender der Stiftung stelle ich mich diesem Auftrag.

Ich wünsche der Lungenklinik, dass sie auf dem Gebiet der Lungenheilkunde weiterhin ihre führende Stellung in der Bundesrepublik einnimmt und festigt, zum Wohle der Menschen, die auf diese Hilfe angewiesen sind.

Peter Luther

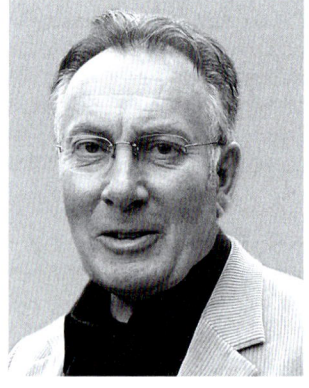

Dr. Peter Luther
(ehem. Gesundheitssenator von Berlin)

60 Jahre Lungenklinik Heckeshorn spiegeln – ebenso wie die Berliner und die deutsche Geschichte – die bewegten Jahre nach dem Zweiten Weltkrieg wider: gute und zugleich auch schwierige Zeiten.

So wie sich die Geschichte und unsere Gesellschaft in dieser Zeit entwickelte, so entstanden auch folgerichtig zwei Lungenkliniken in unserer Stadt, als Spiegel der Hoffnungen, der Wünsche und der Bedürfnisse der Menschen in Berlin. Beide Häuser, die Lungenklinik Heckeshorn im Südwesten und das Forschungsinstitut für Lungenkrankheiten und Tuberkulose im Nordosten der Stadt, haben mit ihrer Arbeit auch Berliner Medizingeschichte geschrieben – und in Deutschland den Kampf um die Gesunderhaltung eines der wichtigsten menschlichen Organe, der Lunge, maßgeblich mitgeprägt.

Es ist schon erstaunlich, wie trotz unterschiedlicher politischer Verhältnisse in der nach 1961 durch eine Mauer getrennten Stadt, in der Zeit des Kalten Krieges, die medizinische Entwicklung beider Häuser fast parallel verlief. Ursache für die Gründung der Häuser waren sowohl in Ost als auch in West die verheerenden Tbc-Opfer nach dem Zweiten Weltkrieg. In dieser Zeit und auch noch nach 1950 starben viele junge und alte Menschen an Tuberkulose: jeder dritte, der an Tbc erkrankte, starb damals (auch in der Altersgruppe zwischen 15 und 25 Jahren!). Das war eine gewaltige Herausforderung, obwohl der Erreger der Tuberkulose bereits 1882 durch Robert Koch entdeckt worden war.

Beide Häuser, gegründet als Tuberkulosekrankenhaus, wandelten sich in ihren Schwerpunkten danach in „Lungenkrankheiten/Lungenklinik" und wieder später zu den heutigen Schwerpunkten „Thoraxchirurgie" um. Sowohl unter Prof. Karl Ludwig Radenbach in Heckeshorn (bis 1983; zuvor Dr. Karl Auersbach bis 1963) als auch unter Prof. Paul Steinbrück in Buch (bis 1979) errangen beide Häuser weltweite Anerkennung in der Tuberkulosebekämpfung. Aufgrund ihrer Arbeiten galt die Tuberkulose in den 1970er-Jahren als „besiegt" und man wandte sich anderen Lungenkrankheiten zu.

Ich bin stolz, dass ich in einem der beiden Häuser (im FLT Buch) bis 1990 arbeiten konnte und in der Phase der deutschen Wiedervereinigung ihr erster Direktor wurde (1989/90) und dass ich dem anderen Haus (Heckeshorn) meine Wertschätzung und Anerkennung als erster Gesundheitssenator der wiedervereinigten Hauptstadt Berlin zeigen konnte.

Diese Verbindung zwischen den beiden berühmten Lungenkliniken hatte es in den Jahren zwischen 1950 und 1960 schon einmal gegeben, ehe nach 1961 bis 1990 die Kontakte auf Betreiben der DDR-Regierung nicht nur unterbrochen, sondern auch verboten waren – eben Kalter Krieg. Doch auch nach 1990, obwohl ich da schon Berliner Gesundheitssenator war, gab es Schwierigkeiten zu überwinden. Zunächst mussten sehr viele Betten abgebaut, sogar ganze Krankenhäuser geschlossen werden. Aber diese beiden Lungenkliniken brauchte die Stadt, da war ich mir sicher. Ein zweites Problem – sogar aus meiner damaligen Verwaltung heraus – bestand darin, dass beide den Namen „Lungenklinik" verlieren sollten (Beamte sehen das manchmal nicht aus der praktischen Sicht eines Hauses und kennen vielleicht nicht die Bedeutung der Identifikation von Mitarbeitern und Patienten mit „ihrer" Klinik). Das konnte ich leichter verhindern und so gibt es die Lungenklinik Heckeshorn noch heute. Auch das FLT machte erstaunlicherweise wieder denselben Weg durch. Wir erreichten einen Trägerwechsel und aus „Forschungsinstitut für Lungenkrankheiten" (FLT) wurde „Fachkrankenhaus für Lungenkrankheiten" (immer noch FLT).

Die Lungenklinik Heckeshorn, die große Schwester der beiden Häuser, wird 60 Jahre alt, die kleine Schwester, das FLT, 54 Jahre alt und beiden geht es gut. Heute, 2007, bieten beide Einrichtungen vielen Patienten aus Berlin und Brandenburg weiterhin eine erstklassige Medizin rund um das Organ Lunge.

Dass sie alle Stürme der zurückliegenden Jahre gut überstanden haben, liegt vor allem an der aufopfernden und erfolgreichen Arbeit vieler Ärzte, Schwestern, Wissenschaftler und Verwaltungsmitarbeiter über einen langen Zeitraum hinweg für ihre Patienten.

Ohne diese Leistungen wäre das heutige Jubiläum sicher nicht möglich.

Detlev Ganten

Es wird in Zukunft mit dem stärker werdenden internationalen Wettbewerb auch in der Forschung und Klinik immer bedeutsamer werden, die vorhandenen Möglichkeiten zu nutzen und Synergien zu entwickeln. Die Lungenheilkunde und die Infektionskrankheiten sind da keine Ausnahme. Es scheint ein spezifisch deutsches Problem zu sein, dass die Maximalversorgung, oft auch die klinische und experimentelle Forschung, auf dem wichtigen Gebiet der Pneumologie oftmals nicht in den Universitätskliniken selbst stattfindet. Auch an der Lungenklinik Heckeshorn, an der über Jahrzehnte national und international anerkannte klinische Forschung betrieben wurde, war es nicht immer leicht, die Fortschritte auf dem Fachgebiet in gebührender Weise in die Universitätsmedizin einfließen zu lassen und gleichzeitig eine enge und konstruktive Vernetzung zwischen der Berliner Universitätsmedizin und der Pneumologie sicherzustellen.

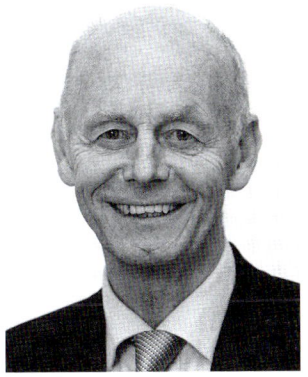

Prof. Dr. Detlev Ganten (Vorstandsvorsitzender der Charité – Universitätsmedizin Berlin)

Um so wichtiger und erfreulicher war es, dass in den letzten Jahrzehnten der überwiegende Teil der leitenden Ärzte an der Heckeshorner Lungenklinik fest in die studentische Lehre der FU und HU Berlin, später auch der Charité – Universitätsmedizin Berlin eingebunden wurde und dass eine große Zahl gemeinsamer Forschungsvorhaben erfolgreich abgeschlossen werden konnte.

Der Kooperationsvertrag im Rahmen der pädiatrischen Pneumologie ist ein Bespiel für eine gelungene und erfolgreiche Vernetzung von Krankenversorgung und Forschung, die in ursprünglich getrennten Strukturen angesiedelt waren.

Das vorliegende Werk dokumentiert, dass in der Lungenklinik Heckeshorn in den letzten sechs Jahrzehnten Hochleistungsmedizin etabliert werden konnte, die in der Berliner Nachkriegsmedizin Maßstäbe gesetzt hat. Es wird in Zukunft darauf ankommen, unter veränderten Rahmenbedingungen den engen Dialog zwischen der Berliner Charité und der an der Lungenklinik Heckeshorn gewachsenen pneumologischen Spezialität weiter auszubauen.

Dieter Köhler

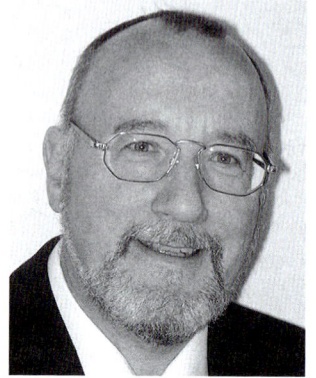

Prof. Dr. Dieter Köhler (Präsident der Deutschen Gesellschaft für Pneumologie und Beatmungsmedizin)

Die Lungenklinik Heckeshorn in Berlin hat die Deutsche Nachkriegs-Pneumologie entscheidend mitbeeinflusst. In Teilbereichen hat sie sogar international Maßstäbe gesetzt. Dies fängt an mit Prof. Karl Ludwig Radenbach, der bereits in den 1960er- und 1970er-Jahren durch kontrollierte Studien zur Behandlung der Tuberkulose mit den damals neuen Medikamenten Maßstäbe gesetzt hat. Diese Studien würde man auch heute noch in die Evidenzklasse I einordnen. In anderen Disziplinen der Inneren Medizin war man in dieser Zeit von solchen strukturierten Protokollen noch weit entfernt. Ein weiterer, besonders erwähnenswerter Schwerpunkt ist die Entwicklung und Etablierung der Thorakoskopie. Noch bis in die 1980er-Jahre war diese Methode in vielen Ländern – einschließlich USA – weitgehend unbekannt.

Die Lungenklinik hat als großes Zentrum für Berlin in vielen Punkten frühzeitig die Zeichen der Zeit erkannt und sich von der Onkologie über die Infektiologie und Mikrobiologie bis hin zur Kinderpneumologie breit aufgestellt. Damit hat sie die Voraussetzungen geschaffen, die führende Klinik in dieser Region zu bleiben.

Der letzte jetzt anstehende Sprung zurück von der „Heilstättenlage" in ein Großklinikum ist die konsequente Weiterentwicklung in die Zukunft. Die Pneumologie, anfangs der Inneren Medizin in vielen Teilbereichen voraus, hat unter der historisch bedingten Isolation, meist als Tuberkuloseheilstätte, in den letzten 50 Jahren viel Boden verloren, weil sie nicht mehr direkt in die medizinischen Infrastrukturen eingebunden war. Dieses ändert sich erst wieder in den letzten Jahren.

Ein entscheidender Schritt hierbei ist u. a. die Wiedergewinnung intensivmedizinischen Terrains, denn 70–80 % der Arbeit auf den Intensivstationen erfordert profunde pneumologische Kenntnisse, will man die Patienten sachgerecht behandeln. Cochrane-Analysen haben in den letzten Jahren sogar gezeigt, dass die Mortalität auf pneumologisch ausgerichteten Intensivstationen nachweisbar niedriger ist.

Veränderungen, wie sie durch den Standortwechsel in Heckeshorn jetzt anstehen, können naturgemäß nicht ohne Friktionen ablaufen. Für die zukünftige Ausrichtung der Klinik sowie des gesamten Faches ist aber diese Entwicklung die einzig richtige Alternative. Die aktuelle Gesundheitspolitik zeigt – nicht nur in Deutschland –, dass wir uns den Fragen der Ressourcenallokation zunehmend stellen müssen. Hier kann die Pneumologie punkten, denn wir können im Vergleich zu anderen Schwerpunkten oder Gebieten mit verhältnismäßig wenig Geld viel Lebenserwartung und Lebensqualität erzeugen. Das macht allemal mehr Spaß, als etwas Vorhandenes mühsam halten zu müssen. In diesem Sinne wünsche ich der Pneumologie im HELIOS Klinikum Emil von Behring eine weitere erfolgreiche Entwicklung in den nächsten 60 Jahren.

Detlev Branscheid

Die Lungenklinik Heckeshorn zählt zu den größten Deutschlands. In den 1970er- und 1980er-Jahren hatten die deutschen Lungenkliniken eine ähnliche Struktur, geprägt von einer dominierenden Pneumologie, zu deren Bereich es auch gehörte zu operieren (Maaßen in Essen, von Windheim in Hamburg-Großhansdorf, Huzly in Stuttgart-Gerlingen, Blaha in München-Gauting, Freise und Gabler in Berlin-Heckeshorn).

Mit der Berufung von Dirk Kaiser (1985) als Nachfolger von Achim Gabler konnte die Klinik den damals einzigen habilitierten Thoraxchirurgen als Chefarzt gewinnen. Nach einer breiten chirurgischen Ausbildung (einschließlich Herzchirurgie) wurde ihm durch seinen thoraxchirurgischen Lehrer Wilhelm Wolfart neben den chirurgischen Tugenden und Techniken auch das Verständnis und Interesse für konservativ zu behandelnde Lungenerkrankungen einschließlich Tuberkulose mit auf den Weg gegeben. Dieses Wissen um die konservativen Methoden befähigte ihn, kollegial und reibungslos den Wandel der Klinik in ein modernes Kompetenzzentrum Lunge, ein Center of Excellence, zu vollziehen. Operative und konservative Disziplinen arbeiten mit unterschiedlichen Methoden an Erkrankungen desselben Organs. Durch die Quervernetzung der Disziplinen, durch Indikationskonferenzen, Therapie- und Komplikations-

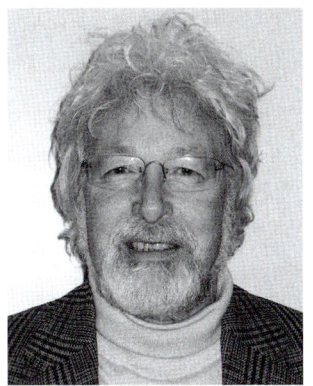

Prof. Dr. Detlev Branscheid (Präsident der Deutschen Gesellschaft für Thoraxchirurgie)

konferenzen wird sichergestellt, dass die Methoden ständig evaluiert und angepasst werden. Die Therapiekonzepte sind eingebettet in überregionale Studien mit höchster Nähe zu den wissenschaftlichen Fachgesellschaften.

Heute stellt die Lungenklinik bzw. die Klinik für Thoraxchirurgie ein „high volume surgery"-Zentrum dar, mit entsprechend hoher Qualität.

Die Tatsache, dass alle Chefärzte der bettenführenden Fächer dieser Klinik seit 1993 ununterbrochen in der FOCUS-Liste „Die 1000 besten Ärzte Deutschlands" zitiert wurden, ist neben der hohen wissenschaftlichen und klinisch-ärztlichen Reputation ein weiteres Zeichen der Kompetenz dieses Lungenzentrums.

Anschriftenverzeichnis

Dr. Epifanio Allica
Txibitxaga 18 Bis
E-48370 Bermeo/Bizkaia
Spanien
epifanioallica@telefonica.net

Prof. Dr. Ziya Atay
Tiergartenstraße 71 und 73
30559 Hannover
info@cyto-hannover.de

PD Dr. Karl Bartmann
Georg-Rückert-Straße 2, App. 706
65812 Bad Soden

PD Dr. med. Torsten T. Bauer
HELIOS Klinikum Emil von Behring
Lungenklinik Heckeshorn
Walterhöferstraße 11
14165 Berlin
tbauer@berlin-behring.helios-kliniken.de

Dr. Reinhard Erbes
HELIOS Klinikum Emil von Behring
Lungenklinik Heckeshorn
Walterhöferstraße 11
14165 Berlin
rerbes@berlin-behring.helios-kliniken.de

Dr. Wolfgang Frank
Weberstraße 38
14548 Caputh
wolfgangfrank@gmx.net

Dr. Annegret Haagen
In den Balken 3
38104 Braunschweig

Reinhard Hein
Am Großen Wannsee 43 a
14109 Berlin
0308059262-0001@t-online.de

Dr. Thomas Hering
Trendelenburgstraße 11
14057 Berlin
Hering@t-online.de

Prof. Dr. Heinrich Jungbluth
Max-Reger-Straße 3
35392 Gießen

Prof. Dr. Dirk Kaiser
HELIOS Klinikum Emil von Behring
Lungenklinik Heckeshorn
Walterhöferstraße 11
14165 Berlin
dkaiser@berlin-behring.helios-kliniken.de

Prof. Dr. rer. nat. Stefan H. E. Kaufmann
Max-Planck-Institut für Infektionsbiologie
Charitéplatz 1
10117 Berlin
kaufmann@mpiib-berlin.mpg.de

Prof. Dr. Roland Keller
Erlinsbacherstraße 104
CH-5000 Aarau
Schweiz
kellermed@swissonline.ch

PD Dr. Karin Koch
Klinikum Ernst von Bergmann gGmbH
Charlottenstraße 72
14467 Potsdam
kkoch@klinikumevb.de

Prof. Dr. Nikolaus Konietzko
Spillheide 78
45239 Essen
nikolaus.konietzko@t-online.de

Dr. med. Robert Kropp
Liegnitzer Straße 5
36100 Petersberg
dr.robert.kropp@gmx.de

Prof. Dr. Robert Loddenkemper
Deutsches Zentralkomitee
zur Bekämpfung der Tuberkulose
Lungenklinik Heckeshorn
HELIOS Klinikum Emil von Behring
Walterhöferstraße 11
14165 Berlin
loddheck@dzk-tuberkulose.de

Prof. Dr. Hartmut Lode
Hohenzollerndamm 2
10714 Berlin
lode@prof-lode.de

Dr. Klaus Magdorf
HELIOS Klinikum Emil von Behring
Klinik für Pädiatrische Pneumologie
Standort Campus Benjamin Franklin der Charité
Hindenburgdamm 30
12200 Berlin
klaus.magdorf@charite.de

PD Dr. Wolfgang Matthiessen
Carmerstraße 4
10623 Berlin

Prof. Dr. Harald Mauch
HELIOS Klinikum Emil von Behring
Institut für Mikrobiologie, Immunologie
und Laboratoriumsmedizin
Walterhöferstraße 11
14165 Berlin
hmauch@berlin-behring.helios-kliniken.de

Dr. Horst Preußler
Mitterimbach
84419 Obertaufkirchen
dr.preussler@gmx.de

Dr. Ali-Nadir Savaser
HELIOS Klinikum Emil von Behring
Institut für Nuklearmedizin
Walterhöferstraße 11
14165 Berlin
asavaser@berlin-behring.helios-kliniken.de

Dr. Nicolas Schönfeld
HELIOS Klinikum Emil von Behring
Lungenklinik Heckeshorn
Walterhöferstraße 11
14165 Berlin
nschoenfeld@berlin-behring.helios-kliniken.de

Dr. Ingeborg Schütz
Wohnstift
Erlenweg 2
76199 Karlsruhe
i.schuetz@arcor.de

Vera Seehausen
Büro Seehausen + Sandberg
Merseburger Straße 5
10823 Berlin
seehausen@vertriebsbuero.de

Dr. Monika Serke
HELIOS Klinikum Emil von Behring
Lungenklinik Heckeshorn
Walterhöferstraße 11
14165 Berlin
mserke@berlin-behring.helios-kliniken.de

Dr. Doris Staab
HELIOS Klinikum Emil von Behring
Klinik für Pädiatrische Pneumologie
Standort Campus Benjamin Franklin der Charité
Hindenburgdamm 30
12200 Berlin
doris.staab@charite.de

Dr. Heike Stetzelberg
HELIOS Klinikum Emil von Behring
Institut für Mikrobiologie, Immunologie
und Laboratoriumsmedizin
Walterhöferstraße 11
14165 Berlin
hstetzelberg@berlin-behring.helios-kliniken.de

Dr. Dr. Manfred Stürzbecher
Buggestraße 10 b
12163 Berlin

Prof. Dr. Ulrich Wahn
Charité – Universitätsmedizin Berlin
Klinik für Pädiatrie mit Schwerpunkt Pneumologie
und Immunologie
Standort Virchow-Klinikum der Charité
Augustenburger Platz 1
13353 Berlin
HELIOS Klinikum Emil von Behring
Klinik für Pädiatrische Pneumologie
Standort Campus Benjamin Franklin der Charité
Hindenburgdamm 30
12200 Berlin
ulrich.wahn@charite.de

Inhaltsverzeichnis

1 Die Vor- und Gründungsgeschichte: Tuberkulosebekämpfung in Berlin ··· *1*

1.1 Berlin als Zentrum der Tuberkuloseforschung: Robert Kochs Suche nach einem Heilmittel gegen Tuberkulose ··· *1*
Stefan H. E. Kaufmann

1.2 Die Tuberkulosebekämpfung in Berlin und die Vor- und Gründungsgeschichte von Heckeshorn ··· *3*
Manfred Stürzbecher

1.3 Tuberkulosebekämpfung in der Bundesrepublik Deutschland nach 1945 Eine Übersicht ··· *8*
Robert Kropp

2 Vom Tuberkulosekrankenhaus zum Zentrum für Pneumologie und Thoraxchirurgie ··· *13*
Robert Loddenkemper

3 Abteilungen und medizinische Schwerpunkte ··· *24*

3.1 „Das Schlimmste, was einer Lunge passieren kann, ist, dass sie von einem Chirurgen behandelt wird": die Anfänge der Chirurgie in Heckeshorn ··· *24*
Nach Aufzeichnungen von Dr. Epifanio Allica und Dr. Ingeborg Schütz, zusammengestellt von Vera Seehausen

3.2 Thoraxchirurgie in der Lungenklinik Heckeshorn im Zeitraum 1985 bis 2006 ··· *27*
Dirk Kaiser

3.3 Die Entwicklung der Onkologie in Heckeshorn ··· *31*
Wolfgang Matthiessen

3.4 Wie kommt man nach Heckeshorn? ··· *35*
Monika Serke

3.5 Die Geschwulstberatungsstelle – Anlaufstelle für alle Ratsuchenden ··· *37*
Gespräche mit Dr. Ingrid Broll und Dr. Nicolas Schönfeld, aufgezeichnet von Vera Seehausen

3.6 Die interdisziplinäre Zusammenarbeit der Lungenklinik Heckeshorn mit der Strahlenklinik des Rudolf-Virchow-Krankenhauses ··· *41*
Karin Koch, Jürgen Pannhorst, Bodo Theophil

3.7 Pneumologische Endoskopie und Thorakoskopie ··· *43*
Nicolas Schönfeld, Wolfgang Frank

3.8 Infektiologie und Immunologie (1990 bis 2005): Forschung und klinische Versorgung ··· *46*
Hartmut Lode

Inhaltsverzeichnis

3.9 Schlafmedizin und Schlaflabor ⋯ 47
Reinhard Erbes

3.10 Kindertuberkulose: die Anfänge der Kinderstation in Heckeshorn ⋯ 49
Klaus Magdorf

3.11 Die Mukoviszidoseversorgung ⋯ 51
Doris Staab

3.12 Die Heckeshorner pädiatrische Pneumologie und ihre Perspektiven ⋯ 53
Ulrich Wahn

3.13 Das Labor in der Lungenklinik Heckeshorn – Institut für Mikrobiologie, Immunologie und Laboratoriumsmedizin ⋯ 56
Heike Stetzelberg, Harald Mauch (Mitarbeit: Karl Bartmann)

3.14 Von der Röntgenabteilung zum Institut für Diagnostische und Interventionelle Radiologie ⋯ 59
Annegret Haagen

3.15 Die Nuklearmedizin in Heckeshorn ⋯ 61
Ali-Nadir Savaser

3.16 „1947 war eine Pathologie nicht vorgesehen": die Abteilung für Pathologie in Heckeshorn ⋯ 63
Horst Preußler

3.17 Heckeshorn: ein Zentrum für die klinische Zytologie ⋯ 66
Ziya Atay

Exkurs: Heckeshorner Stilblüten ⋯ 68
Gesammelt von Sigrid Brandt, aus den Jahren 1964 bis 1984

4 Heckeshorner Persönlichkeiten ⋯ 70

4.1 Ärztlicher Direktor und Chefarzt Dr. Karl Auersbach ⋯ 70
Manfred Stürzbecher

4.2 Ärztlicher Direktor und Chefarzt Prof. Dr. med. Karl Ludwig Radenbach ⋯ 72
Heinrich Jungbluth, Wolfgang Matthiessen

4.3 Prof. Dr. med. Hans-Jürgen Brandt ⋯ 74
Robert Loddenkemper

4.4 Jutta Mai ⋯ 76
Wolfgang Frank

4.5 Dr. med. Hans-Siegfried Otto ⋯ 78
Robert Loddenkemper

Exkurs: Heckeshorner Stationen ⋯ 79

5 Heckeshorner Geschichten ⋯ 81

5.1 „Es zogen immer alle an einem Strang": die Heckeshorner Apotheke ⋯ 81
Gespräch mit Ina Heiserich und Dr. Christian Heyde (Vera Seehausen)

5.2 Arbeitsalltag im Atmungslabor ⋯ 84
Gespräche mit Joachim Bender und Iris Dömer (Vera Seehausen)

5.3 Heckeshorner Pflege ⋯ 86
Gespräche mit Berit Ermel und Roswitha Dohrow (Vera Seehausen)

5.4 Die Beschäftigungstherapie im Lottopavillon ⋯ 88
Gespräch mit Ute Raab (Vera Seehausen)

5.5 „In Berlin ist alles Politik!" – Der Verein der Freunde der Lungenklinik Heckeshorn e.V. ⋯ 89
Interview mit dem Vorstandsvorsitzenden Gerhard Näthe (Vera Seehausen)

5.6 Geschichte(n) des Geländes Heckeshorn am Wannsee – Ein Spaziergang – ⋯ 92
Reinhard Hein, Vera Seehausen

6 Heckeshorner Kooperationen ··· 99

6.1 Der Beitrag Heckeshorns an der Arbeit der Wissenschaftlichen Arbeitsgemeinschaft für die Therapie von Lungenkrankheiten e.V. ··· 99
Robert Kropp

6.2 Die Lungenklinik Heckeshorn – ein Wallfahrtsort für Schweizer Pneumologen ··· 101
Roland Keller

6.3 Gastärzte aus Japan und China ··· 102

6.4 Heckeshorn lässt einen nicht los … Landesverband Berlin und Brandenburg der Pneumologen ··· 105
Thomas Hering

6.5 Was macht die Attraktion von Heckeshorn für die Pneumologie aus? ··· 106
Nikolaus Konietzko

7 Die Lungenklinik kehrt zurück – oder: „Wo wir sind ist vorne" ··· 110
Torsten T. Bauer

8 Heckeshorn im Überblick ··· 113

1 Die Vor- und Gründungsgeschichte: Tuberkulosebekämpfung in Berlin

1.1 Berlin als Zentrum der Tuberkuloseforschung: Robert Kochs Suche nach einem Heilmittel gegen Tuberkulose[1]

Stefan H. E. Kaufmann

Berlin spielt seit dem 19. Jahrhundert, seit Robert Kochs Entdeckung des Tuberkuloseerregers *Mycobacterium tuberculosis*, eine zentrale Rolle in der Erforschung und Bekämpfung der Tuberkulose. Die Berliner Lungenklinik Heckeshorn steht somit an einem Schauplatz der Tradition von wissenschaftlicher Entdeckung, öffentlicher Anerkennung und auch politischer Einflussnahme. Es liegt daher wissenschaftshistorisch und auch geografisch nahe, sich hier mit dem wichtigsten Protagonisten der wissenschaftlichen Forschung und Bekämpfung der Tuberkulose zu befassen.

Robert Kochs Aufstieg vom Wissenschaftler zu einer weithin bekannten Persönlichkeit des öffentlichen Lebens begann mit seinem wegweisenden Vortrag über die Ätiologie der Tuberkulose, den er am 24. März 1882 vor der Physiologischen Gesellschaft zu Berlin hielt und in dem er erstmals die Tuberkulose als Infektionskrankheit definierte. Basis seiner Untersuchungen bildeten der Erregernachweis im erkrankten Gewebe, die Reinzucht der Erreger und die experimentelle Infektion von Versuchstieren mit isolierten Kulturen des Erregers. Aus seinen Experimenten zog er die Schlussfolgerung:

> „Alle diese Thatsachen zusammengenommen, berechtigen zu dem Ausspruch, dass die in den tuberculösen Substanzen vorkommenden Bacillen nicht nur Begleiter des tuberculösen Prozesses, sondern die Ursache desselben sind, und daß wir in den Bacillen das eigentliche Tuberkelvirus vor uns haben."

Kochs Vortrag fand großes Interesse in der Welt der Medizin und wurde kurz darauf, am 10. April 1882, in der Berliner Klinischen Wochenschrift veröffentlicht. In jenen Tagen wurde nahezu ein Drittel der Erwachsenensterblichkeit in den Hauptstädten Europas durch Tuberkulose verursacht. Im Preußen des Jahres 1887 beispielsweise war Tuberkulose Todesursache in 12,26 % aller Fälle, bei 25–40-Jährigen sogar in 41,3 % der Todesfälle. Zum Schluss seines Vortrages betonte Koch, dass Tuberkulose nicht länger als bloße Folge von sozialen Umständen zu sehen sei. Stattdessen müsse bei Maßnahmen zur Kontrolle der Tuberkuloseausbreitung in Betracht gezogen werden, dass es sich dabei um einen übertragbaren Erreger handele.

Es vergingen weitere acht Jahre, bis Robert Koch die Mittel verkündete, die zur Heilung der Tuberkulose dienen sollten. Er tat dies anlässlich des 10. Internationalen Medizinischen Kongresses 1890, der in Berlin stattfand und an dem mehr als 5 000 Ärzte und Wissenschaftler aus 40 Ländern teilnahmen. Publiziert wurden seine ersten Studien mit dem *Tuberkulin* in einer Sonderausgabe der Deutschen Medicinischen Wochenschrift mit dem Titel „Weitere Mittheilungen über ein Heilmittel gegen Tuberculose". Koch konnte nachweisen, dass Tuberkulose-Patienten mit spezifischen Symptomen (Fieber, Unwohlsein) auf die Verabreichung des Tuberkulins reagierten. Das infizierte Gewebe schwoll rasch an und rötete sich; eine Reaktion, die dann abklang und verschwand. Koch erkannte in diesen Vorgängen einen Wirtsabwehrmechanismus, nicht aber eine direkte Wirkung des Tuberkulins auf die Bakterien. In einem weiteren Artikel „Fortsetzung der Mittheilungen über ein Heilmittel gegen Tuberculose", der in der Deutschen Medicinischen Wochenschrift vom 15. Januar 1891 erschien, beschrieb Koch schließlich das Material seines Heilmittels als „Glycerinextrakt aus den Reinkulturen der Tuberkelbazillen".

---

[1] Überarbeitete Fassung des Beitrags Kaufmann S.H.E.: „Robert Koch: Höhen und Tiefen auf der Suche nach einem Heilmittel gegen Tuberkulose". Robert Koch Mitt. 2002; 26: 5–14.

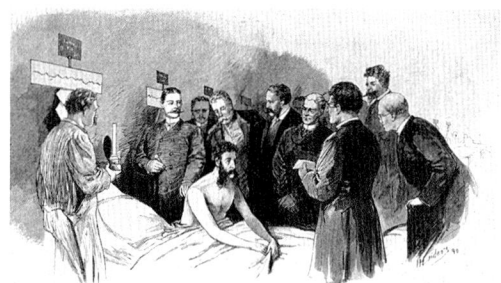

Abb. 1.1.1 Behandlung eines Tuberkulose-Patienten mit Tuberkulin.

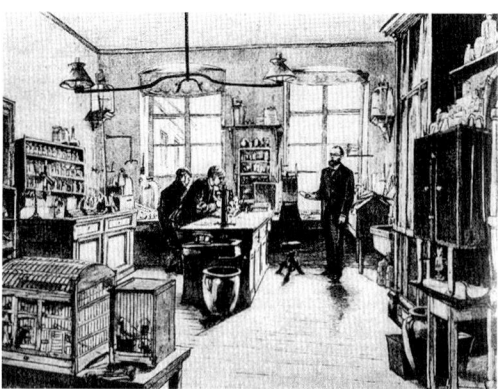

Abb. 1.1.2 Robert Koch (1843–1910) im Hygienischen Institut. Zeichnung von Curt Stoeving in „Gartenlaube" 1891.

Zu Beginn der weiteren Tuberkulin-Behandlung fielen die Berichte vielversprechend aus, doch wuchs bald die Kritik an der Methode. Im Februar 1891 wurde schließlich ein vom Gesundheitsminister Dr. *von Gossler* in Auftrag gegebener Bericht veröffentlicht, der die zur Verfügung stehenden klinischen Daten über die *Wirksamkeit des Tuberkulins* zusammenfasste. Demnach waren von 1769 Tuberkulose-Patienten, von denen 1061 Patienten mit Befall der inneren Organe mit Tuberkulin behandelt wurden, insgesamt 1% geheilt, 34% zeigten Besserung, 55% keine Anzeichen von Besserung und 4% waren verstorben. Weiterhin wurden 708 Patienten mit Tuberkulose der äußeren Organe (einschließlich Gelenke und Knochen) mit Tuberkulin behandelt. Davon waren 2% geheilt, 54% zeigten eine Besserung, 42% zeigten keine Zeichen der Besserung und 1% war verstorben. Dies zeigte, dass die Ergebnisse nach Tuberkulin-Behandlung sich nicht vom Verlauf der Tuberkulose von unbehandelten Patienten unterschieden. Insgesamt waren die Resultate der Studien ein herber Rückschlag im Kampf gegen die Seuche, und Koch wurde für sein überstürztes Vorgehen heftig angegriffen.

Die Ereignisse werfen die Frage auf, welche Motive Koch zu diesem hastigen Handeln getrieben hatten. Koch hatte lange gezögert, 1890 auf dem 10. Internationalen Medizinischen Kongress über Tuberkulin zu berichten. Er verstand seine Untersuchungen noch als unvollständig, hatte er doch nur wenige Tierexperimente an Meerschweinchen durchgeführt. Sein Vorgesetzter, Gesundheitsminister von Gossler, war jedoch von Kaiser *Wilhelm II.* gedrängt worden, auf dem Kongress etwas Aufsehenerregendes vorzustellen. Von Gossler seinerseits hatte dann wiederum Koch gedrängt, diesem Wunsch des Kaisers nachzukommen. Obwohl Koch in seinem Vortrag betonte, dass er bislang nur wenige Tierversuche durchgeführt hatte und überhaupt noch keine klinischen Studien, wurden seine Aussagen sowohl von der Zuhörerschaft als auch von der Öffentlichkeit nicht nur euphorisch aufgenommen, sondern auch überbewertet. Ärzte aus aller Welt pilgerten nach Berlin, um die Behandlungsmethoden mit eigenen Augen zu erlernen.

Robert Koch wurde zu einem *öffentlichen Helden*, zu einem Star. Ihm wurde von Kaiser Wilhelm II. das Großkreuz des Roten Adlerordens verliehen, und er erhielt die Ehrenbürgerschaft der Stadt Berlin. Der Kaiser lud ihn zu Privataudienzen ein und erklärte, dass alle Einnahmen aus der Entdeckung dem Entdecker gehörten, selbst wenn das Produkt in einem staatseigenen Labor entwickelt würde. Man nimmt an, dass die Hoechst AG die Exklusivrechte für die Herstellung des Tuberkulins für eine Mio. Mark erwarb, was selbsterklärend eine starke Motivation für Koch darstellte. Zudem war Koch unzufrieden mit seiner bisherigen Position als Professor für Hygiene, die Lehrverpflichtungen einschloss, da er sich verstärkt seiner Laborarbeit und der klinischen Forschung widmen wollte. Am sehnlichsten wünschte er sich ein neues Institut, das ihm die klinische Forschung mit Tuberkulin ermöglichen sollte, denn er war unbeirrt stets von dessen therapeutischem Potenzial überzeugt. Dieses Thema wurde sogar im preußischen Parlament debattiert, das den schnellstmöglichen Bau eines neuen Instituts für Infektionskrankheiten befürwortete. Schlussendlich wurde Kochs Ideallösung realisiert: Er wurde Direktor dieses neuen Instituts auf dem Campus des Universitätsklinikums Charité. Das Institut bestand aus dem sogenannten Triangel-Gebäude, in dem sich die Laboratorien und

Büros befanden und dessen Renovierung von der Stadt Berlin mit einer halben Mio. Mark finanziert wurde. Die klinischen Baracken mit 128 Patientenbetten konnten, als Provisorium für die nächsten 15 Jahre, sehr rasch errichtet werden.

Obwohl Tuberkulin als Heilmittel ein Fehlschlag war, wurde es doch das wichtigste Diagnostikum der Tuberkulose bis in die heutige Zeit. Koch blieb ein produktiver Wissenschaftler und führte noch zahlreiche bedeutende wissenschaftliche Untersuchungen durch, insbesondere zur Cholera und verschiedenen Tropenkrankheiten. Es gelang ihm, an seinem *Institut für Infektionskrankheiten* eine außerordentlich erfolgreiche Gruppe von Mitarbeitern zu vereinigen. Herausgestellt seien hier *Emil von Behring* und *Shibasaburo Kitasato* (die Entdecker der Antitoxin-Therapie gegen Diphtherie und Tetanus), *Paul Ehrlich* (Begründer der Seitenkettentheorie in der Immunologie und Vater der Chemotherapie), *Richard Pfeiffer* (der Entdecker der Immunlyse) und *August von Wasserman* (Erfinder der Syphilis-Diagnose). Zwei dieser herausragenden Wissenschaftler erhielten später den Nobelpreis: Behring 1901 und Ehrlich 1908. All dies half, Kochs Reputation gänzlich wiederherzustellen, doch musste er sich bis 1905 gedulden, bis ihm schließlich der Nobelpreis für seine Arbeiten zur Tuberkulose verliehen wurde. Robert Kochs Traum jedoch, die Tuberkulose siegreich zu bekämpfen, ging bis heute nicht in Erfüllung. Obwohl Medikamente für die Behandlung und ein Impfstoff zur Prävention im Kindesalter entwickelt wurden, bleibt die Tuberkulose eine eminente Bedrohung der Gesundheit des Menschen und erfordert dringlich neue Maßnahmen zu ihrer Verhütung und Kontrolle.

1.2 Die Tuberkulosebekämpfung in Berlin und die Vor- und Gründungsgeschichte von Heckeshorn

Manfred Stürzbecher

Unter den übertragbaren Krankheiten im 20. Jahrhundert nahm die Tuberkulose eine Sonderstellung ein. Sie stellte nicht nur ein Problem der aktuellen Seuchenbekämpfung dar, sondern war auch eine Frage der *Gesundheitsfürsorge*. Deshalb galt die Bekämpfung der Tuberkulose nach dem Gesetz zur Vereinheitlichung des Gesundheitswesens vom 3. Juli 1934 (und seinen drei Durchführungsverordnungen) nicht als eine Dienstaufgabe der Seuchenbekämpfung in den Gesundheitsämtern, sondern dafür waren bezirkliche Tuberkulosefürsorgestellen vorgesehen, in denen neben dem Arzt auch Fürsorgerinnen tätig waren. Im Hauptgesundheitsamt der Reichshauptstadt war die „Tuberkulosebekämpfung und -Fürsorge" dem Dezernat VI Sozialhygiene unter dem Abteilungsleiter Theodor Paulstich zugeordnet.

Da es in der ersten Hälfte des vorigen Jahrhunderts keine spezifische medikamentöse Therapie gegen die Tuberkulose gab, sondern sich spezielle Diät- und vor allem die Freiluft-Liegekuren als Behandlungsmethoden herausgebildet hatten, waren eigene Heilstätten in klimatisch begünstigten Landschaften entstanden. Diese Therapieform auch den weniger zahlungskräftigen Bevölkerungskreisen zugänglich zu machen, war die Zielsetzung der *Heilstättenbewegung*, die sowohl die Fürsorgestellen im ambulanten Bereich als auch die „Volksheilstätten" (teils in Trägerschaft von gemeinnützigen Vereinen, teils in Trägerschaft der Sozialversicherung) auf- und ausbauten. Die wirtschaftliche und politische Entwicklung, insbesondere nach dem Ersten Weltkrieg, führte dazu, dass diese zunächst vorwiegend von freien, gemeinnützigen Trägern geleistete Gesundheitspflege in die Hand der Kommunen und anderer öffentlicher Einrichtungen überging. Unabhängig davon gab es in der Diagnostik und Therapie, z. B. Pneumothorax und Thorakoplastik, Fortschritte, die einen größeren klinischen Aufwand erforderlich machten, sodass sich die Maßnahmen zur Bekämpfung der Tuberkulose je nach Erscheinungsform der Krankheit ausdifferenzierten.

Aufgrund einer lückenhaften Archivlage, gerade für die Zeit des Nationalsozialismus und des Zweiten Weltkrieges, ist es kaum möglich, einen Gesamtüberblick über alle in Berlin befindlichen stationären Einrichtungen für Tuberkulosekranke zu geben. Einen gewissen Einblick bietet das sogenannte „Graubuch" [1] (Tab. 1.2.**1**) von 1941, das einige Institutionen nennt. Allerdings sind dort weder alle Krankenhäuser erfasst, in denen akute Fälle von Tuberkulose behandelt wurden, noch sind die Fälle berücksichtigt, in denen Patienten von den Versicherungsträgern in die Heilstätten anderer Träger überwiesen wurden. Die Abgrenzung

Tab. 1.2.1 Krankenhäuser mit Tuberkulose-Abteilungen nach Graubuch 1941

A Städtische Krankenhäuser/Kurheime

Waldhaus Charlottenburg	
I. Abteilung (Ärztl. Dir. Prof. Dr. Ulrici)	215 Betten
II. Abteilung (Dir. Arzt Dr. Diehl)	235 Betten
Städt. Krankenhaus Hasenheide (Ärztl. Dir. Dr. Grass)	130 Betten
Städt. Dr. Heim-Hospital, Berlin-Buch	
Abt. für tuberkulöse Männer	177 Betten
Abt. für tuberkulöse Frauen	173 Betten
(Ärztl. Dir. Dr. Dr. Sommerkamp)	

B Heilstätten

Heilstätten Beelitz (Mark) Lungenheilstätte mit Tuberkulosekrankenhaus Träger: Landesversicherungsanstalt Berlin	
für Lungenkranke aller Stadien (Haut-, Knochen- und Gelenktuberkulose)	1 000 Betten
für innerlich Kranke ohne Tuberkulose	400 Betten
Kinderheim Wansdorf d. Reichshauptstadt*, Gesundheitsamt Spandau für tuberkulöse Männer und Frauen	70 Betten
Berliner Lungenheilstätte „Schöneberg" in Sternberg/Neumark (Dr. Schwalm)	102 Betten**
Berliner Kinderheilstätte „Schöneberg" in Wyk auf Föhr	200 Betten***

* Für tuberkulosegefährdete Kinder im Alter von 3 bis 14 Jahren.
** Für tuberkulöse Männer und Frauen. 200 Betten, davon 50 % Krankenhausbetten.
*** Für erholungsbedürftige Kinder, Station für asthmakranke Kinder, außerdem Sonderstation für knochentuberkulöse Kinder.

der stationären Betten für Tuberkulosekranke ist, wie auch die Anmerkungen der Tabelle zeigen, daher ausgesprochen schwierig. Während des Krieges wurden die Verhältnisse durch Einrichtung von Militärlazaretten, Auslagerung unterschiedlichster Einrichtungen des Gesundheits- und Sozialwesens, Zerstörungen usw. noch unübersichtlicher. Immerhin lässt sich für 1943 feststellen, dass insgesamt 12 000 TB-Kranke in die Heilstätten des Berliner Umlandes geschickt werden konnten [2].

Zudem kam es zu erheblichen *demografischen Veränderungen* in der Stadt, u. a. durch die Einberufung der männlichen Bevölkerung zur Wehrmacht, die Evakuierung von Müttern, Kindern und älteren Menschen und auch infolge der Konzentration von Arbeitskräften in „Lagern" mit schlechteren Wohnverhältnissen. Ein besonderes Problem stellte die Tuberkulose bei den damals sogenannten „Fremdarbeitern" dar, die von der immer geringer werdenden Lebensmittelzuteilung besonders betroffen waren. Der Bombenkrieg und die gegen Kriegsende einsetzende Flüchtlingsbewegung aus den „Ostgebieten" verschärften die Situation noch weiter. Die überlieferten Zahlen über die *Tuberkuloseerkrankungen in Berlin* um das Jahr 1945 sind wegen der weitgehend unbekannten Erfassungsgrundlagen wenig zuverlässig. Unbestreitbar ist, dass es zu einem Anstieg der Neuerkrankungen und zu einem schweren Verlauf der Erkrankung in allen Bevölkerungsschichten gekommen ist. Allgemein wird von einer Gesamtzahl von 65 000 Tuberkulosekranken ausgegangen; im Juni 1946 meldete der „Tagesspiegel" 50 000 Erkrankte, darunter 20 000 mit offener Tuberkulose [3]. Nach Curt Meyer [4] ließ sich eine erhöhte Tuberkulosemortalität und -morbidität in den Jahren von 1939 bis 1950 nachweisen, die erst ab 1948/49 eine rückläufige Tendenz zeigte. Im Zeitraum von 1948 bis 1952 sank die Zahl der gemeldeten Tuberkulosefälle von 31 105 auf 13 904, die Zahl der Todesfälle von 3 176 auf 1 626, wobei die Zahlen von 1952 einen nahezu gleich hohen Anteil im Westen wie im Osten aufwiesen [5].

Nach der Eroberung der Stadt durch die Rote Armee und dem Einzug der anderen drei Besatzungsmächte im Spätsommer 1945 stand zunächst die Bekämpfung der akuten Infektionskrankheiten im Vordergrund des behördlichen Interesses der deutschen Verwaltung; auch die Besatzungsmächte waren daran interessiert, ihre Soldaten entsprechend zu schützen. In der Gesundheitsverwaltung übten die vier Siegermächte durch besondere Sanitätsoffiziere das Direktionsrecht aus, wobei sich bald bemerkbar machte, dass sie sehr unterschiedliche Vorstellungen vom Wiederaufbau des Gesundheitswesens vertraten.

Offensichtlich haben die Sanitätsbeauftragten der Alliierten schon sehr früh auf die *Einrichtung besonderer Heilstätten* im Stadtgebiet gedrungen. Im sowjetischen Sektor waren die Institutionen der Tuberkulosebekämpfung zwar weitgehend erhalten, wurden aber in der ersten Nachkriegszeit von der Roten Armee genutzt. Schon bald machte sich in der Alliierten Kommandantur für Berlin auch auf diesem Gebiet die Sonderentwicklung zu

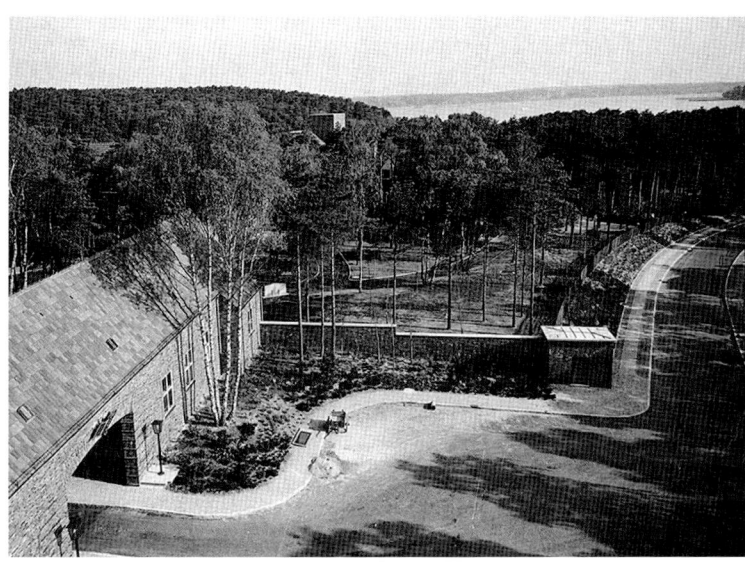

Abb. 1.2.1 Ehemaliger Haupteingang Landestuberkulosekrankenhaus Heckeshorn (Am Großen Wannsee 80).

einem sozialistischen Gesundheitswesen bemerkbar. Für den amerikanischen und britischen Sektor wurden sowohl von den Vertretern der Besatzungsmächte als auch von der Abteilung für das Gesundheitswesen des Magistrats (Landesgesundheitsamt) neben den Tuberkuloseabteilungen in den örtlichen Akut-Krankenhäusern zeitgemäße – der Notsituation der Nachkriegszeit angepasste – Nachfolgeeinrichtungen für die verloren gegangenen Heilstätten angestrebt.

Viele Einrichtungen zur Tuberkulosebekämpfung standen in Berlin 1945 nicht mehr zur Verfügung: die Heilstätten in Beelitz waren sowjetisches Militärlazarett, Sternberg lag östlich der Oder und damit im polnischen Hoheitsbereich, Müncheberg wurde bei Kampfhandlungen zerstört. Im Frühjahr 1946 waren zwar 14 Lungenheilstätten und zwei Kinderheilanstalten wieder zugänglich, konnten jedoch eine ausreichende Verpflegung der Patienten nicht gewährleisten [2]. Erste größere Verschickungen ins Umland fanden ab 1947/48 statt, nach 1949, mit der Teilung Berlins, konnten Patienten aus den Westsektoren nur noch bedingt in den im Ostsektor bzw. der DDR liegenden Heilstätten wie Buch, Birkenwerder oder Sommerfeld untergebracht werden. Die Grundlagen der alten Heilstättenbewegung waren demnach nach Kriegsende de facto nicht mehr vorhanden, insbesondere im Westteil der Stadt wurde dies spürbar. Hier entstanden neue Strategien der Tuberkulosebekämpfung, z. B. Reihenuntersuchungen in den Tuberkulosefürsorgestellen oder die möglichst flächendeckende „Calmette-Impfung", an der sich auch Karl Auersbach beteiligte.

Im August 1945 standen laut Landesgesundheitsamt in Berlin insgesamt nur 1577 Betten für die *stationäre Versorgung der Tuberkulosekranken* zur Verfügung [2]. Die Alliierten setzten sich daher 1946 zum Ziel, diese Zahl auf 7000 Betten zu erhöhen, bis 1948 verfügte Berlin dann immerhin über 6145 Betten. Der Aufbau der stationären Versorgung wurde oftmals durch die baulichen Gegebenheiten behindert, so verzögerte sich die Eröffnung der Tuberkuloseabteilung des Rudolf-Virchow-Krankenhauses mit 300 Betten, weil das Glas für die Fensterverglasung fehlte. Allerdings konnte dort die Lupusbekämpfung bis zur Eröffnung des Klinikums Steglitz fortgeführt werden. Die Hauttuberkulose wie überhaupt die extrapulmonalen Formen der Tuberkulose hatten praktisch ihre Bedeutung verloren, sodass kein Bedarf mehr an einer speziellen fürsorgerischen Betreuung dieser Patienten bestand.

Noch vor der Währungsreform und der Spaltung der Verwaltung 1948/49 müssen die US-Amerikaner und die Briten auf die Errichtung von speziellen Tuberkulose-Krankenhäusern in ihren Sektoren beim Landesgesundheitsamt gedrängt haben, wobei bisher kaum Einzelheiten über diese Verhandlungen und die beteiligten Personen ermittelt werden konnten. Aus dem Aktenbestand des Landesamtes für Gesundheit und Soziales Berlin (Krankenhausaufsicht) ist zu schließen, dass für diese Krankenhäuser eine Sonderstelle im Dezernat Sozialhygiene bestanden haben muss, und aus bürokratischen Details ist ersichtlich, dass die Magistrats- bzw. Senatsdirektoren Paul Piechowski, Erich Schröder und Barbara von Renthe-Fink sich immer wieder eingeschaltet haben.

Welchen Stellenwert der Tuberkulosebekämpfung und der Ausstattung der damit betrauten Häuser beigemessen wurde, machte Senator Dr. Conrad anlässlich der Einweihung eines neuen Gebäudes des „Städtischen Tbc-Krankenhauses Havelhöhe" (gegr. 1950) deutlich: Es sei nicht beabsichtigt, „die Tbc-Bekämpfung nur auf die Tbc-Krankenhäuser Havelhöhe und Heckeshorn zu beschränken. Diese sollten aber die beiden großen Tbc-Krankenhäuser Berlins werden." Es sei ebenso geplant, auch die Tbc-Abteilungen der städtischen Krankenhäuser weiter auszubauen [6]. Nach Angabe des Deutschen Zentralkomitees zur Bekämpfung der Tuberkulose (DZK) konnten 1952 in nur fünf Einrichtungen chirurgische Eingriffe wie Lungenresektionen durchgeführt werden, darunter die beiden Landestuberkulosekrankenhäuser Havelhöhe (Dr. Unholtz) und Heckeshorn (Dr. Auersbach, unter Leitung von Dr. Baukhage aus dem Städtischen Krankenhaus Hohengatow).

Die direkte Vorgeschichte von Heckeshorn ist insofern nicht einfach zu rekonstruieren, da weder bei der Hauptverwaltung noch im Bezirk bzw. dem jetzigen Träger des Krankenhauses Originalunterlagen der Nachkriegszeit überliefert sind. Schon im August 1945, wahrscheinlich schon zur Zeit des Einrückens der Amerikaner in ihren Sektor, war in neun Villen in der Straße Am Großen Wannsee ein *Städtisches Krankenhaus* mit 335 Betten eingerichtet worden. Wie sich aus dem Gutachten des Medizinalstatistikers Karl Freudenberg („Denkschrift über eine Zielplanung für die Berliner Krankenanstalten"), dem viele heute nicht mehr zugängliche Unterlagen zur Verfügung standen, aus dem Jahr 1961 ergibt, war diese Institution nur als Provisorium gedacht, das immerhin bis 1970 bestand. 1946 wurde die Gründung von Heckeshorn beschlossen:

> *„Die während des Krieges unzerstört gebliebenen Gebäude der ehem. Reichsluftkriegsschule wurden nach anfänglicher Nutzung durch die amerikanische Besatzungsmacht am 1.10.1946 der Stadt Berlin zur Errichtung eines Tuberkulose-Krankenhauses überlassen."*

Als drei „Besondere Einrichtungen" des Landestuberkulosekrankenhauses Heckeshorn nennt Freudenberg:

> *„1. Apotheke (versorgt auch Städt. Krankenhaus Wannsee)*
> *2. Sonderstation für tuberkulöse Schwangere*
> *3. Kinderstation mit Absonderung für Säuglinge zur BCG-Schutzimpfung."*

Aus dem Anstaltspass des Jahres 1963 ergibt sich, dass für Heckeshorn ordnungsbehördlich folgende Abteilungen von der Krankenhaus-Abteilung des Senators für Gesundheitswesen zugelassen waren:
1. Diagnostische Abteilung mit 75 Betten sowie Geschwulstberatungsstelle, Lungenfunktions- und Kreislauflabor, Endoskopische Abteilung.
2. Innere Abteilung mit 180 Betten, Stationen für konservative Therapie sowie Beschäftigungstherapie, Inhalatorium.
3. Chirurgische Abteilung mit 120 Betten sowie Wachstation, septische Abteilung, Entbindungsabteilung, Anästhesieabteilung.
4. Kinderabteilung mit 75 Betten, Quarantäne-Station, Behandlungs-Station, BCG-Station sowie Kindergarten und Schule.
5. Zentrallaboratorium mit Bakteriologischer Abteilung, Versuchstierstall, klinisch-chemisches Labor, hämatologisches Labor, Desinfektion.
   Außerdem: Röntgen-Abteilung mit Fotolabor, Pathologisch-zytologische Abteilung, Apotheke.

Diese Aufstellung gibt die ordnungsbehördliche Zulassung für die Städtische Lungenklinik Heckeshorn am Ende der Amtszeit von Karl Auersbach wieder, womit die erste Epoche dieses Spezialkrankenhauses abgeschlossen war. Trotz der Blockade der Westhälfte der Stadt durch die Sowjets gelang es Auersbach und seinen Mitarbeitern und später seinen Nachfolgern, diese neue Heilstätte zu einem funktionsfähigen Spezialkrankenhaus mit wissenschaftlichen Ansprüchen auszubauen.

Literatur

1 Die Einrichtungen des Wohlfahrts- und Gesundheitswesens sowie sonstigen gemeinnützigen Einrichtungen in der Reichshauptstadt Berlin, Archiv für Wohlfahrtspflege Berlin 1941
2 Dinter A. Seuchenalarm in Berlin. Teil II: Seuchengeschehen und Seuchenbekämpfung in Berlin nach dem II. Weltkrieg. Berlin: Frank Wünsche 1999
3 Der Tagesspiegel vom 5. Juni 1946, nach: Medizinische Klinik 1946; 7: 119
4 Meyer C. Die Entwicklung der Tuberkulose in Berlin. Beiträge zur Klinik der Tuberkulose 1951; 103: 408–428

5 Die anzeigepflichtigen übertragbaren Krankheiten in Berlin 1952 nach den sanitätspolizeilichen Angaben. Angaben des Senators für Gesundheitswesen, Abt. für Berichts- und Zahlenwertung. Berl. Ges.bl. 1953 (4); 11: 259. Vgl. auch Reinecke P. Tuberkulosefürsorge. Der Kampf gegen eine Geißel der Menschheit am Beispiel Berlin 1895–1945. Weinheim: Beltz 1988; Stürzbecher M. Die medizinische Versorgung und die Entstehung der Gesundheitsfürsorge zu Beginn des 20. Jahrhunderts. In: Mann G, Winau R (Hrsg.). Medizin, Naturwissenschaft, Technik und das zweite Kaiserreich. Göttingen: Vandenhoeck & Ruprecht 1977: 239–258

6 Schultze. Tbc-Krankenhaus Havelhöhe erweitert. Berl. Ges.bl. 1953; 3: 102

1.3 Tuberkulosebekämpfung in der Bundesrepublik Deutschland nach 1945 Eine Übersicht

Robert Kropp

Die Tuberkulose (TB), vor allem die Lungentuberkulose, war noch vor 100 Jahren in Deutschland wie weltweit die am meisten gefürchtete Seuche und raffte viele vorwiegend jüngere Menschen dahin, oft nach jahre- bis jahrzehntelangem Leiden [1]. 1880 z.B. litten im Deutschen Reich (ca. 80 Mio. Einwohner) 1,2 Mio. Menschen an dieser Krankheit; an ihr starben etwa 170 000 Menschen jährlich. Hingegen starben 1999 in der Bundesrepublik Deutschland etwa 500 Menschen an Tuberkulose. Die höchste Mortalität bestand allerdings schon Anfang des 19. Jahrhunderts und nahm seither langsam und kontinuierlich ab, lange vor der Verfügbarkeit der modernen medikamentösen Therapie, auch vor Beginn der intensiven Bekämpfungsmaßnahmen wie Heilstättenwesen, staatlicher Tuberkulosefürsorge, Kollapstherapie. Als Erklärung hat man deshalb den natürlichen Verlauf einer Seuche herangezogen, wie es von anderen Krankheiten bekannt war (Seuchenzüge, z.B. der Cholera) [2]. Der weitere Verlauf ist aus der Mortalitätskurve seit 1875 (Abb. 1.3.1) zu ersehen.

Bei genauer Betrachtung zeigt diese *Mortalitätsstatistik* zwei Unregelmäßigkeiten. Zwischen 1916 und 1920 (Tab. 1.3.1) und 1943 bis 1946 stiegen die jährlichen Werte deutlich an, um anschließend den kontinuierlichen, langsamen Abwärtstrend wieder aufzunehmen. Diese Zeitspannen koinzidieren mit den letzten Jahren der beiden

Tab. 1.3.1 Tuberkulosesterblichkeit im Deutschen Reich während des Ersten Weltkrieges [17]

Jahr	Tuberkulosetote
1914	92 916
1915	96 661
1916	105 258
1917	133 227
1918	147 740

Weltkriege und den ersten Nachkriegsjahren. Dieser Zunahme der Tuberkulosemortalität geht natürlich ein erheblicher Anstieg der Tuberkulosemorbidität voraus. Hierfür werden die schwierigen, weithin desolaten Verhältnisse in jenen Zeiten verantwortlich gemacht, vor allem die Vertreibung und Flucht vieler Menschen, die beengten Wohnverhältnisse, ungenügende Ernährung und langjährige Gefangenschaft [2,3].

Was konnte man nach dem Zweiten Weltkrieg gegen diese Entwicklung tun, außer zu versuchen, nach Kräften die Verhältnisse zu bessern? Zunächst konnten nur die vorhandenen Möglichkeiten (Tab. 1.3.2) intensiver genutzt werden.

Die Tuberkulosefürsorgestellen der Gesundheitsämter waren die wichtigsten Anlaufstellen.

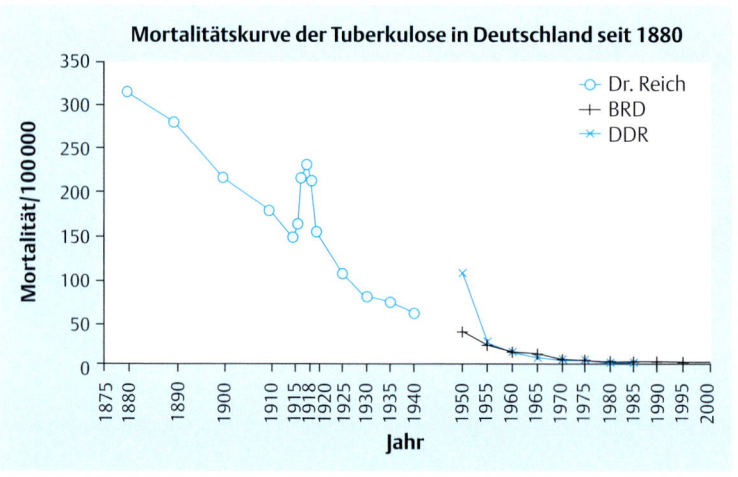

Abb. 1.3.1 Mortalitätskurve der Tuberkulose in Deutschland seit 1880 [18].

1.3 Tuberkulosebekämpfung in der Bundesrepublik Deutschland nach 1945

Tab. 1.3.2 Tuberkulose – Therapeutische Möglichkeiten seit 1854 (nach [18])

1854	Brehmer	Erste Heilstätte in Görbersdorf/Schlesien
1876	Dettweiler	Erste Volksheilstätte in Ruppertshain
1882	Forlanini	Künstlicher Pneumothorax
1888	Quincke/Spengler/Brauer/Sauerbruch	Thorakoplastik
1899		Erste Tuberkulosefürsorgestelle in Deutschland (Halle/Saale)
1913	Jacobaeus/Maurer	Thorakokaustik
1911–22	Stürtz/Felix/Sauerbruch	Phrenikotomie, Phrenikusquetschung, Phrenikusexhairese
1921	Calmette/Guerin	Einführung der BCG-Impfung
1931	Nissen	Pneumonektomie
1938	Monaldi	Kavernensaugdrainage

Tab. 1.3.3 Zahl der stationären Tuberkulose-Einrichtungen in der Bundesrepublik Deutschland (ohne Berlin) im Jahre 1952

Bundesland	Zahl der Heilstätten
Baden-Württemberg	115
Bayern	81
Hessen	54
Rheinland-Pfalz	19
Nordrhein-Westfalen	135
Niedersachsen	111
Schleswig-Holstein	51
Bundesrepublik Deutschland (ohne Berlin)	566

Betreuung des einzelnen Patienten möglich, konservativ (vor allem mittels der bewährten Liegekuren und diätetisch [4,5]) und/oder chirurgisch. Auch andere Gründe führten zur Errichtung neuer Tuberkuloseheilstätten. Hierfür ist Heckeshorn ein gutes Beispiel. Nach 1945 wurden zahlreiche neue Heilstätten eröffnet (Tab. 1.3.3) [6]. Ihre Größe (Bettenzahl) war ganz unterschiedlich, ihre Lage wurde nach lange bekannten Kriterien gewählt [4] (Mittelgebirgsklima, waldreiche, damit angeblich sauerstoffreiche Umgebung etc.). Als Beispiel seien die Neugründungen im Bundesland Hessen genannt,[2] ohne die Tuberkulosestationen an allgemeinen Krankenhäusern (Tab. 1.3.4) [6].

Diese neuen Sanatorien fanden nicht nur Zustimmung; vor allem die Bevölkerung in der näheren Umgebung wehrte sich, wie das folgende Beispiel zeigt:

„Schon bald kam es zu Beschwerden seitens der Bevölkerung. Entgegen der ursprünglichen Versicherung, im Sanatorium würden nur leichte Tuberkulosefälle und Rekonvaleszenten aufgenommen, seien Sterbefälle bekannt geworden; die Abwässerung sei vollkommen unmöglich; die Patienten durchfluteten das Dorf und besuchten die Wirtschaft (etwa 150 m vom Sanatorium entfernt). Auch der Kaufladen, der Lebensmittel und Spirituosen führt, wird von den Patienten aufgesucht. Hierbei wurde festgestellt, daß Gegenstände betastet werden, um dann doch nicht gekauft zu werden. Ein Teil der Patienten benahmen sich geradezu aufsässig gegenüber der Ortsbevölkerung. Es kommt vor, daß Frauen und Mädchen angesprochen werden (Wintermonate bei Dunkelheit)!

Hier erfolgte die ambulante Betreuung der Tuberkulosepatienten und hier wurden ihnen Ernährungshilfen, Wohnraumbeschaffung, andere Beratungen, Hilfen zur Wiedereingliederung in das Arbeitsleben angeboten. In den Gesundheitsämtern wurden die Umgebungsuntersuchungen und die Kontrolluntersuchungen nach Behandlungsende vorgenommen.

Die Kollapstherapie blieb die Behandlung der Wahl (Tab. 1.3.2). Die Pneumothorax-Behandlung war im Laufe der Jahre verbessert und ergänzt worden und durchaus erfolgreich.

Vor allem galt es, die *Ansteckungsfähigkeit der Tuberkulosekranken*, die Infektionskette, zu unterbrechen. Bewährte Maßnahme war die Isolierung der „offenen" Patienten, ihre Unterbringung in Sanatorien, also die „Heilstättenkur". In diesen Einrichtungen war natürlich auch eine konsequentere

---

[2] Ohne Anspruch auf Vollständigkeit.

Tab. 1.3.4 Heilstättengründungen in Hessen nach 1945

Jahr	Ort	Name der Heilstätte
vor 1944	Frankenberg/Eder	Tuberkuloseheim „Haus Waldfrieden"
1944	Gelnhausen	Orthopädische Klinik Gettenbach
1946	Heppenheim, Bergstraße	Lungenheilstätte
1946	Hofheim (Taunus)	Heilstätte
1946	Immenhausen	Lungenheilstätte Philippstift
1947	Bad Homburg v. d. H.	Tuberkuloseheilstätte
1948	Katzenfurt	Lungenheilstätte „Am Meißner"
1948	Lippoldsberg	Tuberkuloseheilstätte
1948	Neukirchen	Lungenheilstätte „Am Knüll"
1948	Obernhausen/Gersfeld	Sanatorium „An der Wasserkuppe"

… Eine große Anzahl Patienten laufen jeden Tag mehrmals durch das Dorf und werfen ohne Rücksicht auf die Kinder auf die Wege und Raine ihr Sputum aus, auf denen die Dorfkinder Ball spielen oder sich tummeln. Speihflaschen für den Auswurf werden, wie beobachtet, nicht mitgeführt. Die Bauern des Dorfes, deren Einnahmen zu 95 % aus der Milchwirtschaft kommen, befürchten eine Ansteckung ihrer Tbc-freien Milchkühe, da sich die Patienten gruppenweise auf den Wiesen aufhalten oder durch die Wiesen laufen. Der Viehbestand des Dorfes wurde unter Opfern vor einiger Zeit Tbc-frei gemacht." [3]

Man sieht, dass undiszipliniertes Verhalten der Patienten und vorwiegend die Angst vor der Krankheit Tuberkulose und vor Ansteckung Gründe dieser Beschwerden waren.

Hinzu kamen in den Nachkriegsjahren *neue Maßnahmen der Tuberkulosebekämpfung*. Die regelmäßigen Röntgenreihenuntersuchungen der Bevölkerung, die schon vor dem Krieg vereinzelt begonnen worden waren, wurden jetzt „flächendeckend" eingesetzt. In mehreren Bundesländern wurden sie per Gesetz verpflichtend. Mit ihnen gelang es, viele Tuberkulosen in früherem Stadium zu erkennen. Die Röntgenreihenuntersuchungen wurden um 1975/80 eingestellt, als mit dem weiteren Rückgang der Tuberkulose-Inzidenz die Ergiebigkeit dieser Methode „nicht mehr lohnend" war.

Bekannt war, dass ein deutlicher Anteil der Tuberkulosen durch das *Mycobacterium (M.) bovis* hervorgerufen wurde. Die Infektion durch bakterienhaltige Milch von tuberkulosekranken Rindern war eine bedeutsame Infektionsquelle für den Menschen. Nach Möllers [7] waren 10,21 % von über 93 000 menschlichen Tuberkuloseerkrankungen der Jahre 1928 bis 1952 durch *M. bovis* verursacht; hieran starben jährlich etwa 1000 Menschen. Von den Neuerkrankungen an Tuberkulose des Jahres 1949 erkrankten 10 % an *M. bovis*, von denen 1800 Patienten starben [8]. 1954 wurde bei 12,5 % der an Tuberkulose Erkrankten *M. bovis* gefunden [9]. Etwa 50 % der Kindertuberkulosen waren durch ihn verursacht [8]. Nach dem Versagen anderer Versuche der Bekämpfung der Rindertuberkulose gelang mit einem radikalen Verfahren die Eradikation der Rindertuberkulose. Hierzu wurden alle Rinder in allen Tierställen der Bundesrepublik regelmäßig tuberkulingetestet. Die positiv reagierenden wurden von den anderen Tieren getrennt, von der Milchproduktion ausgeschlossen und getötet (gekeult). Dieses Programm wurde von 1954 bis 1961 durchgeführt [10]. Damit war die Rindertuberkulose besiegt. Ähnlich ging man in der DDR vor.

Trotz großer Erfolge konnten all diese Behandlungsmöglichkeiten eine verlässliche, endgültige Heilung der Tuberkulose jedoch nicht garantieren. Diejenigen, die an einer Tuberkulose erkrankten, waren weiterhin gezeichnet, für Jahre leidend. Seit vielen Jahren hatte man nach effektiven Medikamenten gesucht – vergebens. Durch die Entdeckung der ersten (nicht gegen die Tuberkulose wirksamen) Antibiotika bzw. Chemotherapeutika [4] erhielt diese Suche einen entscheidenden Anstoß.

---

[3] Auszug aus den Unterlagen über das Sanatorium „An der Wasserkuppe", Obernhausen, die im Deutschen Tuberkulose-Archiv, Fulda, bewahrt werden.

[4] Sulfonamide durch Gerhard Domagk; Penicillin.

Tab. 1.3.**5** Tuberkulosemedikamente in historischer Reihenfolge (nach [18])

Medikament	Jahr	
Thioacetazon	1942	Domagk et al.
Para-Aminosalizylsäure	1944	Lehmann
Streptomycin	1944	Waksman et al.
Tetracycline	1945	Duggar
Viomycin	1946	Mayer
Isonikotinsäurehydrazid	1952	Offe et al.
Pyrazinamid	1952	Kushner et al.
Cycloserin	1952	Kurosawa
Thiocarlid	1954	Eisman et al.
Kanamycin	1955/58	Umezawa
Ethionamid/Protionamid	1956/57	Libermann et al.
Capreomycin	1960	Herr et al.
Ethambutol	1961/67	Wilkinson et al.
Rifampicin	1966	Maggi et al.

1944 fanden S. A. Waksman das Streptomycin [11] und J. Lehmann [12] die Para-Aminosalizylsäure (PAS). Seit 1940 arbeiteten G. Domagk und seine Mitarbeiter an der Entwicklung eines Tuberkulosemedikamentes auf der Basis der Sulfonamide und konnten 1946 das Thiosemikarbazon (Tb I, Conteben) anbieten [13]. Schließlich fanden 1951/52 drei Forschergruppen, unter ihnen Domagk [14], fast gleichzeitig das Isonikotinsäurehydrazid (Neoteben). Mit diesen und weiteren Medikamenten (Tab. 1.3.**5**) waren die Grundlagen für eine erfolgreiche Chemotherapie der Tuberkulose gegeben.

In den folgenden Jahren lernte man, mit diesen Medikamenten umzugehen. Die Dosierungen wurden standardisiert, Kontraindikationen erkannt, die Nebenwirkungen in Häufigkeit und Schwere einschätzbar. Die Mittel konnten nach ihrer Wirkstärke in eine Rangfolge gebracht werden. Die Kriterien für die Dauer der Behandlung wurden erarbeitet. Das Phänomen der bakteriellen Resistenz führte zur Notwendigkeit der kombinierten Therapie mit mehr als einem Medikament gleichzeitig [15]. Mit dieser korrekt durchgeführten Therapie konnte die Tuberkulose verlässlich geheilt werden.

Mitnichten wurde die antituberkulöse Chemotherapie sofort allseits begrüßt. Es hatte in den vorhergehenden Jahrzehnten zu viele Enttäuschungen gegeben. Auch waren die anfänglichen Schwierigkeiten und Rückschläge der neuen medikamentösen Behandlung nicht unbedingt ermutigend [16]. So dauerte es bis in die 60er-Jahre des letzten Jahrhunderts, bis diese Therapie überall anerkannt und akzeptiert wurde.

Die schwierige Akzeptanz der neuen Therapie war auch durch die überragende Dominanz der Heilstättenidee bedingt. Vielerorts wurde klar erkannt, dass durch die erfolgreiche, allen früheren Therapien überlegene Behandlung die bisher angewandten Verfahren und Einrichtungen überflüssig wurden und verlassen werden mussten; ihre Kenntnis ging seit den 1960er-Jahren großteils verloren, ihre Unterlagen und Materialien wurden entsorgt.[5] Die meisten, auch zahlreiche der schon viele Jahre zuvor gegründeten Heilstätten mussten schließen oder wurden anderen Bestimmungen zugeführt. Nur einzelne schafften mit viel Enthusiasmus, Energie und Überzeugungsarbeit den Übergang in eine moderne pneumologische Klinik.

Literatur

1 Ferlinz R. Die Tuberkulose in Deutschland und das Deutsche Zentralkomitee zur Bekämpfung der Tuberkulose. In: Konietzko N. 100 Jahre Deutsches Zentralkomitee zur Bekämpfung der Tuberkulose (DZK). Frankfurt/M.: pmi Verlagsgruppe 1996: 9–50
2 Löffler W. Geschichte der Tuberkulose. In: Hein J, Kleinschmidt H, Uehlinger E. Handbuch der Tuberkulose, Band I. Stuttgart: G. Thieme 1958
3 Bansi HW, Duesberg R. Der Gesundheitszustand der Heimkehrer. Arbeit und Gesundheit. Neue Folge H. 68. Stuttgart: G. Thieme 1959
4 Brehmer H. Die chronische Lungenschwindsucht und die Tuberkulose der Lungen. Berlin: Enslin (1. Aufl.) 1857
5 Dettweiler P. Die Behandlung der Lungenphthise in geschlossenen Anstalten mit besonderer Beziehung auf Falkenstein i. T. Berlin (2. Aufl.) 1884
6 Tuberkulose-Krankenanstalten im Deutschen Bundesgebiet. Düsseldorf: Niederrhein-Verl. 1952

---

[5] Wegen dieser Entwicklung wurde 1996 das Deutsche Tuberkulose-Archiv gegründet, um die Kenntnisse über die Tuberkulose und die früheren Bemühungen zu ihrer Beherrschung zu bewahren und die zugehörigen Materialien – soweit noch vorhanden – zu sammeln (www.deutsches-tuberkulose-archiv.de).

7 Möllers B. Die Tuberkulose. In: Kolle, Kraus, Uhlenhuth. Handbuch der pathogenen Mikroorganismen. Bd. V. Jena: Fischer 1928
8 Buchwald G. Der Rückgang der Schwindsucht trotz „Schutz"-Impfung. München: F. Hirthammer 2002
9 Ickert F. Über die bovine Tuberkulose beim Menschen. Der Landarzt 1954; 30: 556
10 Hünermund G, Kropp R. Die Bekämpfung und Ausrottung der Rindertuberkulose in Deutschland. Pneumologie 2006; 60: 772–776
11 Waksman SA, Bugie E, Schatz A. Isolation of antibiotic substances from soil microorganisms, with special reference to streptothricin and streptomycin. Proc. Staff Meet. Mayo Clin. 1944; 19: 537
12 Lehmann J. Para-aminosalicylic acid in treatment of tuberculosis: preliminary communication. Lancet 1946 (Jan 5): 15
13 Domagk G, Behnisch R, Mietsch F, Schmidt H. Über eine neue, gegen Tuberkelbazillen in vitro wirksame Verbindungsklasse. Die Naturwiss. 1946; 33: 315
14 Domagk G, Offe HA, Siefken W. Weiterentwicklung der Chemotherapie der Tuberkulose. Beitr. Klin. Tuberk. 1952; 107: 325
15 Redeker D. Zur Entwicklungsgeschichte der Tuberkulostatika und Antituberkulotika. Stuttgart: Dtsch. Apotheker Verl. 1990
16 Zierski M. Ursachen der Mißerfolge der Chemotherapie. Beitr. Klin. Tuberk. 1968; 138: 41
17 Voigt J. Tuberkulose. Geschichte einer Krankheit. Köln: Vgs Verl.ges. 1994
18 Konietzko N, Loddenkemper R (Hrsg.). Tuberkulose. Stuttgart, New York: Thieme 1999

2 Vom Tuberkulosekrankenhaus zum Zentrum für Pneumologie und Thoraxchirurgie

Robert Loddenkemper

Gründung als TB-Notkrankenhaus 1947

Am 1. April 1947 wurde von der amerikanischen Besatzungsmacht die spätere Lungenklinik Heckeshorn als Hilfskrankenhaus gegründet. Grund war die verheerende Tuberkulose-Epidemie, von der nach dem Zweiten Weltkrieg allein in Berlin 65 000 Menschen betroffen waren.

Der erste Ärztliche Direktor des Krankenhauses, Dr. Karl Auersbach, der seine klinische Ausbildung bei Prof. Gustav von Bergmann und Prof. Ferdinand Sauerbruch in der Charité erhalten hatte, schrieb 1954 [1]:

> „Mit dem beispiellosen Ansteigen der Tuberkulose nach dem Krieg wurde die Bettennot in Berlin, die schon durch den Verlust der Betten in Beelitz-Heilstätten groß geworden war, täglich drückender. Da entschloß sich die Stadtregierung im Herbst 1946, die von der amerikanischen Besatzungsmacht freigegebenen Gebäude auf dem Gelände der ehemaligen Reichsluftschutzschule in Wannsee, 13 Klinkerbauten verschiedener Größe und 17 Holzbaracken, die Krieg und Kriegsende unzerstört überstanden hatten, zu einem Tuberkulosekrankenhaus umzugestalten. Dies schien unter den damaligen Berliner Verhältnissen fast unmöglich. Es konnte sich zunächst nur darum handeln, Platz zu schaffen für schwerstkranke Offentuberkulöse, um diese während der ansteckungsgefährlichsten Wochen aus ihren auf engstem Raum zusammengedrängten Familien herauszunehmen. Die anfangs beschaffte Einrichtung bestand lediglich aus amerikanischen Feldbetten mit Decken sowie Eßbestecken, aus einem überalterten Philips-Halbwellenröntgengerät und einem einzigen Pneumothoraxapparat. Unter diesen Umständen drohte das Haus in den ersten Monaten bald zu einem reinen Absonderungs- und Sterbehaus zu werden, da die älteren Berliner Tuberkulosekrankenhäuser und -abteilungen ihre hoffnungslos Kranken hierher zu verlegen versuchten. Die fortgesetzten Anstrengungen der Gesundheitsverwaltung, diesen Zustand zu beenden und neben der Bettenvermehrung auch die Möglichkeit für eine ordnungsgemäße Behandlung der Kranken zu schaffen, zusammen mit der unermüdlichen Einsatzbereitschaft der Bediens-

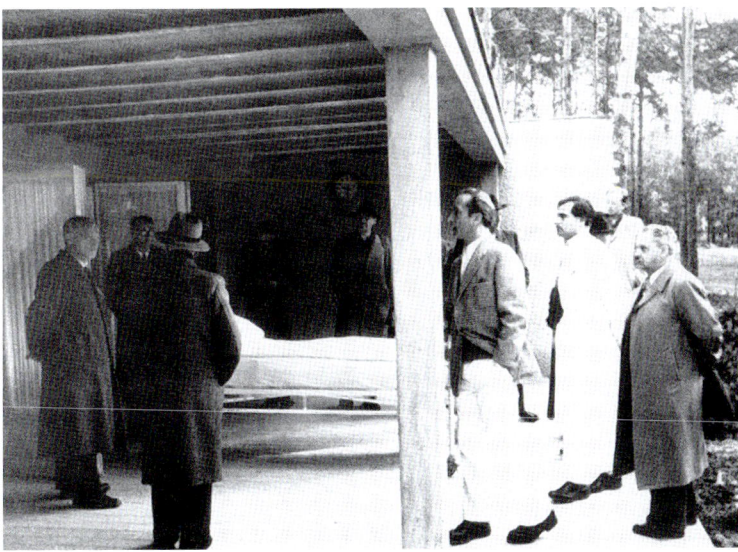

Abb. 2.1 Besichtigung einer Liegehalle, vorne Karl Auersbach (in weißer Hose), rechts von ihm Hans-Jürgen Brandt (im weißen Kittel).

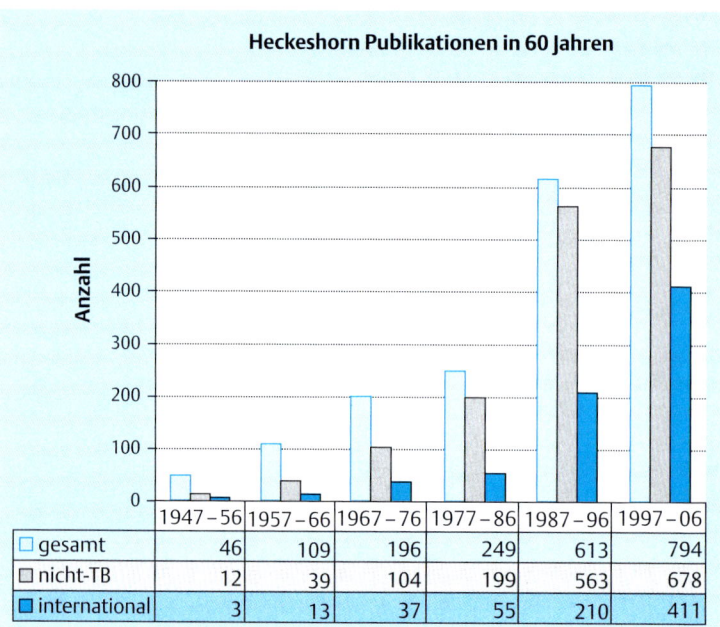

Abb. 2.2 Veröffentlichungen der Lungenklinik Heckeshorn 1947–2006.

teten des Hauses haben jedoch vermocht, aus dem, was anfangs kaum die Bezeichnung eines primitivsten Hilfskrankenhauses verdiente, ein angesehenes Tuberkulosekrankenhaus zu machen. Freilich war das meiste, was bis zur Beendigung der Berliner Blockade geschaffen werden konnte, Notbehelf, aber es reichte immerhin aus, z.B. 1948, nach Eintreffen des Streptomycins, hier das erste Berliner Meningitiszentrum zu errichten, in dem zeitweise 20 und mehr Kranke gleichzeitig behandelt wurden."

Heckeshorn hatte also früh wegen seiner Zugehörigkeit zum amerikanischen Sektor den Vorteil, schon bald über Streptomycin, das in den USA 1944 als erstes gegen die Tuberkulose wirksames Antibiotikum angewandt worden war, zu verfügen. So werden geradezu Wunderheilungen aus dieser Zeit berichtet, ganz besonders bei der kindlichen tuberkulösen Meningitis. Die erste Publikation aus Heckeshorn erschien dann bereits 1948 unter dem Titel „Die Wirkung des Streptomycins auf die Tuberkulose des Menschen" (K. Auersbach) [2]. Jedoch stellten sich schon bald Rückfälle ein, infolge der auch heute noch weltweit gravierenden Resistenzentwicklung, über die Karl Auersbach gemeinsam mit Ingeborg Schütz bereits 1950 unter dem Titel „Resistenz gegen TB" berichtete [3] und die folgerichtig dann zur Behandlung mit mehreren Antibiotika gleichzeitig führte.

Die wissenschaftliche Betätigung und die klinische Prüfung neuer Behandlungsarten wurde von Beginn an von der Senatsbehörde dem Tuberkulosekrankenhaus Heckeshorn als offizielle Aufgabe übertragen. Dies veranlasste auch die kritische Überprüfung aller „Routine-Entscheidungen" in der klinischen Praxis und stimulierte von Anfang an die Veröffentlichung von wissenschaftlichen Arbeiten in deutschen und internationalen Zeitschriften (Abb. 2.2).

Neben der Chemotherapie wurde in den ersten Jahren aber auch noch die Kollapstherapie der Tuberkulose, zum Teil kombiniert mit der Thorakoskopie nach Jacobaeus, betrieben. Unter Anleitung amerikanischer Thoraxchirurgen erfolgten schon früh bei lokalisierten Tuberkulosen auch Lungenresektionen.

Karl Auersbach schildert die weitere Entwicklung wie folgt [1]:

„Nach Beendigung der Blockade konnte daran gedacht werden, ordnungsgemäße Operationssäle und vorbildliche Laboratorien zu errichten sowie mit dem Bau neuer Krankenräume zu beginnen, welche die Holzbaracken nach und nach ersetzen sollen. Die sog. Unterkunftshäuser der ehemaligen Luftschutzschule, die einzigen festen Häuser, die anfangs als Stationen zur Verfügung standen, sind als Krankenräume für Patienten, die tagsüber auf den aus

umgebauten Baracken geschaffenen Hallen Freiluftliegekur durchführen, durchaus verwendbar. Für die Schwerkranken und solche Kranke, bei denen strenge Bettruhe/Liegekur angezeigt ist, waren neue Krankenräume zu bauen, und zwar wurde beschlossen, sechs Flachbauten zu je 40 Betten zu errichten, die beiderseits eines am Operationshaus mündenden Verbindungsganges stehen sollten. Bei der finanziellen Lage Berlins mußte es als Vorzug betrachtet werden, daß jede Einheit für sich allein errichtet und sofort benutzt werden kann. ... Die Liegeterrassen ... liegen unmittelbar vor den Krankenzimmern. Daher können die Betten, die sämtlich mit Rädern versehen sind, mit Leichtigkeit auf die Terrasse gefahren werden."

Letztendlich wurden fünf der geplanten sechs Flachbauten errichtet (vgl. Abb. 5.**6**), die dann noch bis zum Umzug in das Hochhaus 1988 benutzt wurden (vgl. auch Abb. 7.**1**).

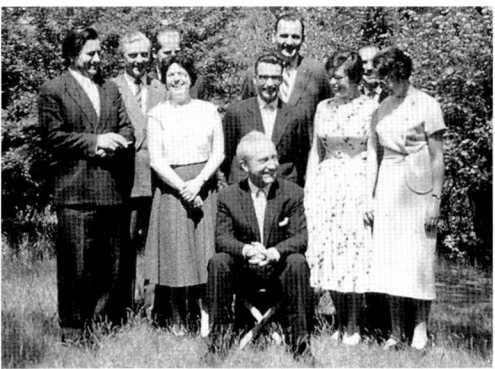

Abb. 2.**3** In Auersbachs Garten: vorn sitzend Karl Auersbach, hinter ihm stehend Karl Bartmann und Günter Freise, rechts Barbara Loerbroks und Ingeborg Schütz, ganz links Hans-Jürgen Brandt.

Allmähliche Spezialisierung auf andere Lungenkrankheiten

Auersbach gelang es bereits in den ersten Jahren, ein Team mit verschiedenen Spezialisten, die vorwiegend aus der Medizinischen Klinik II der Charité (Gustav von Bergmann) kamen, aufzubauen. Hans-Jürgen Brandt, der für die Entwicklung der Endoskopie und der Lungenfunktion entscheidend war, kam 1949. Günter Freise, der spätere Chefarzt der Thoraxchirurgie, Ingeborg Schütz, Bruno Dieckmann als Tuberkulosespezialist, Heinz Grunze als Pionier der Thoraxzytologie, Johannes Villnow als Pathologe, später Barbara Loerbroks als Röntgenologin und Jutta Mai gehörten zu diesem Team (Abb. 2.**3**). Mit Karl Bartmann konnte schon zu Beginn der 50er-Jahre ein hochkompetenter Mikrobiologe gewonnen werden, der sich rasch einen internationalen Ruf erwarb. Zusammen mit Günter Freise veröffentlichte er u. a. eine heute noch international zitierte Arbeit über „Mikrobiologisch bestimmte Isoniazid-Konzentrationen im Gewebe von Tier und Mensch", in welcher der Nachweis geführt wurde, dass sich die Medikamente ausreichend auch in Tuberkulomen anreichern [5].

Stolz schilderte Auersbach die Situation 1954 [1]:

„Die rein medizinische Einrichtung des Hauses kann man bereits jetzt als abgeschlossen bezeichnen. Die selbstverständliche Ruhebehandlung wird ergänzt durch die verschiedensten Formen der Chemotherapie, deren ständige Kontrolle durch eine mit allen Möglichkeiten einschließlich eigener Tierzucht ausgestattete bakteriologisch-serologische Abteilung im Hause selbst gewährleistet ist. Die Röntgenabteilung entspricht neuesten Anforderungen. Von zwei Vierventilapparaten werden insgesamt ein Siemens-Telepantoskop, ein Universalplanigraph, ein Flachblendentisch und der Arbeitsplatz für Thoraxfernaufnahmen versorgt. Die einzelnen Stationen sind zusätzlich für die orientierende Durchleuchtung und etwa notwendige Bettaufnahmen mit Halbwellenapparaten ausgerüstet. Das Gasstoffwechsellaboratorium mit dem großen Knippingschen Apparat in Verbindung mit einem Wirbelstromergometer und einem Universal-Oxymeter dient sowohl der versicherungsmedizinischen Beurteilung als auch der Untersuchung der für die aktive Behandlung vorgesehenen Kranken. Die aktive Therapie selbst umfaßt alle Formen vom Pneumothorax bis zu den Resektionen verschiedenen Ausmaßes. Da mit Ausnahme der Strangdurchtrennung sämtliche Eingriffe, auch die diagnostischen wie Bronchoskopie und -graphie, in Allgemeinbetäubung vorgenommen werden, erfährt die Anästhesiologie besondere Pflege. Sie ist aus naheliegenden Gründen mit der Bronchologie zu einer Abteilung zusammengefaßt."

Immer noch stand aber die Tuberkulose im Mittelpunkt der Aktivitäten. Waren in den ersten zehn Jahren von 56 Veröffentlichungen lediglich zwölf zu nichttuberkulösen Themen, so betrafen im Zeitraum von 1957 bis 1966 bereits 39 von insgesamt 109 Veröffentlichungen unspezifische Lungenkrankheiten (Abb. 2.**2**). Schon früh wurde eine Geschwulstberatungsstelle im Auftrag des Senats in Zusammenarbeit mit dem Bezirksamt Zehlendorf dem Krankenhaus angegliedert und bereits Anfang der 60er-Jahre entwickelte sich die enge und fruchtbare Zusammenarbeit mit der strahlentherapeutischen Abteilung im Rudolf-Virchow-Krankenhaus.

Neue Struktur mit Einführung des Department-Systems 1964

1963 verunglückte Karl Auersbach, seit 1947 Ärztlicher Direktor, tödlich bei einem Verkehrsunfall. Schon zuvor gab es Überlegungen, wie die Klinik in Zukunft qualitativ hochwertig weitergeführt werden sollte. Die Pneumologie hatte sich zu diesem Zeitpunkt schon so weit spezialisiert, dass keiner mehr das gesamte Gebiet vollkommen beherrschen konnte. Dementsprechend wurden Spezialabteilungen für die verschiedenen Gebiete bereits in Absprache mit Prof. Karl Ludwig Radenbach, der 1964 die Nachfolge von Auersbach als Ärztlicher Direktor antrat, im Sinne eines Department-Systems gebildet, das aus den angloamerikanischen Ländern erstmals für Deutschland eingeführt wurde. Es wurde eine Gliederung in zunächst sechs, später in acht Abteilungen vorgenommen: die Diagnostische (H.-J. Brandt), die Innere (K.L. Radenbach) und die Chirurgische (G. Freise) sowie die Kinderabteilung (R. Rohr) als die vier klinischen Abteilungen, das Zentrallabor mit Mikrobiologie und klinisch-chemischem Labor (K. Bartmann), die Röntgenologie (später zusammen mit der Nuklearmedizin) (B. Loerbroks), seit 1967 das Pathologie-Institut (H. Preußler) und Mitte der 70er-Jahre die Abteilung für Anästhesie (U. Kuhl).

Voraussetzung für die Gliederung in so viele Abteilungen war eine sinnvolle Aufgabenabgrenzung mit Bildung von Schwerpunkten und eine enge Kooperation zwischen den Abteilungen [6]. Dies glückte unter der kompetenten, integrierenden Leitung von Karl Ludwig Radenbach. Regelmäßige, dreimal wöchentlich stattfindende klinische Konferenzen, auf denen alle erstmals diagnostizierten bzw. aufgenommenen Patienten vorgestellt wurden, sorgten ebenso wie die wöchentliche gemeinsame pathologische Konferenz und das wöchentliche wissenschaftliche Kolloquium, auf dem den Klinikärzten neue diagnostische und therapeutische Verfahren bekannt gemacht wurden, für den engen Zusammenhalt. Auch niedergelassene Fachärzte hatten die Möglichkeit, Problemfälle direkt in den klinischen Konferenzen vorzustellen. Die bereits seit über 40 Jahren gemeinsam mit den Strahlentherapeuten des Rudolf-Virchow-Klinikums stattfindende wöchentliche Bestrahlungskonferenz kann als Vorläufer der Tumorkonferenzen gelten, die heute in jedem onkologischen Zentrum zum Standard zählen [7].

Mit Karl Ludwig Radenbach wurde als Ärztlicher Direktor ein herausragender Kenner der Chemotherapie der Tuberkulose und der Lungenkrankheiten von der Universitätsklinik Frankfurt am Main gewonnen. Zusammen mit Ingeborg Schütz, Karl Bartmann, später Hans-Jürgen Hussels, Manfred Wundschock und Wolfgang Matthiessen wurden wichtige multizentrische Tuberkulosetherapiestudien im Rahmen der „Wissenschaftlichen Arbeitsgemeinschaft zur Therapie von Lungenkrankheiten (WATL)" initiiert [8], sodass Heckeshorn bald eines der in Deutschland führenden Tuberkulosezentren war. Dies spiegelt sich auch in der Beteiligung an mehreren Empfehlungen des Deutschen Zentralkomitees zur Bekämpfung der Tuberkulose (DZK) wider.

Kamen 1947 nur Tuberkulosekranke zur stationären Behandlung, so litten 1967 nur mehr die Hälfte der Patienten an einer Tuberkulose. Die Tuberkulosepatienten wurden in den fünf Flachbauten untergebracht, darunter war auch eine geburtshilfliche Station für tuberkulöse Mütter, zeitweise mit eigenem Kreißsaal, und einem eigenen, waldnah gelegenen Komplex für die Kinderabteilung.

In dem Jahrzehnt zwischen 1967 und 1976 machte erstmals die Zahl der Veröffentlichungen zu nichttuberkulösen Themen (n = 104) mehr als die Hälfte aller Publikationen (n = 196) aus (Abb. 2.**2**).

Schon früh waren in Heckeshorn, besonders durch Brandt, die Bronchoskopie und die diagnostische Thorakoskopie eingeführt worden [9,10]. Heinz Grunze war auf dem Gebiet der Lungenzytologie einer der weltweit führenden Pioniere, der bereits 1955 sein Grundlagenbuch „Klinische Zytologie der Thoraxkrankheiten" veröffentlichte [11]. Die zytologische Diagnostik wurde dann später durch Ziya Atay in Zusammenarbeit mit dem Pathologen Horst Preußler weiterentwickelt. Zusammen mit Werner Schlungbaum führte Brandt 1958 die endobronchiale Radiotherapie mit Kobalt ein [13], die dann 1983 in der erstmalig in Heckeshorn durchgeführten endobronchialen Kombinationstherapie von Laserkoagulation und Brachytherapie resultierte [14], heute weltweit zum Standard gehörend.

Parallel dazu erfolgte die Entwicklung der thoraxchirurgischen Verfahren unter Günter Freise, der auch schon früh die Skalenuslymphknotenbiopsie nach Daniels und besonders die Mediastinoskopie nach Carlens propagierte [15]. Letztere wurde durch den japanischen Gastchirurgen Yoshihito Takeno, dem noch viele weitere Gastärzte aus Japan folgten, nach Japan exportiert [16]. Ge-

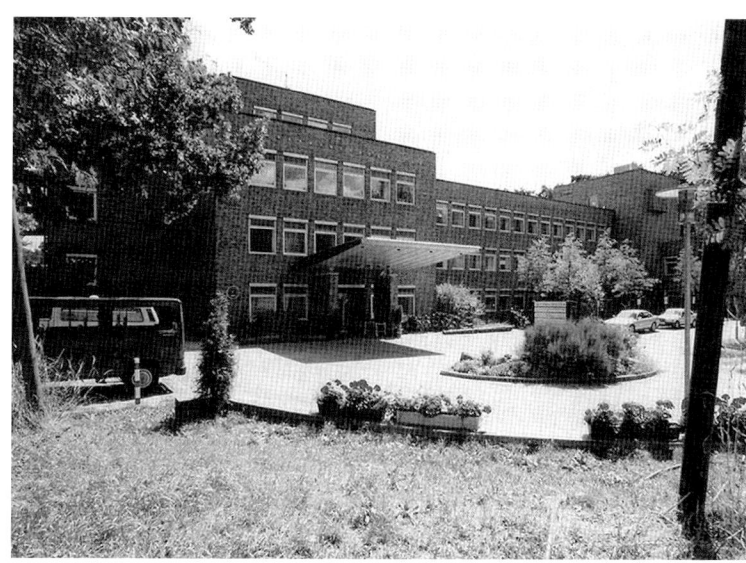

Abb. 2.4 Eingang des „Diagnostikums" (Haus D; Foto: Thomas Hochmuth).

meinsam mit Prof. Schumacher, der Diagnostischen und der Röntgenabteilung entwickelte er auch die perthorakale Implantation von Radio-Gold-Seeds, vor allem bei solitären, inoperablen Bronchialkarzinomen [17]. 1975 wurde Günter Freise verabschiedet, der sich einen exzellenten Ruf als Thoraxchirurg erworben hatte. Sein Nachfolger wurde sein Schüler Achim Gabler, der sich später zum Thema der offenen Lungenbiopsie habilitierte [18].

Ich selbst hatte als junger Arzt auf der Aufnahmestation der Diagnostischen Abteilung 1967/68 unmittelbar im Anschluss an meine Medizinalassistenzzeit das Glück, den lebhaften und anregenden Betrieb in Heckeshorn sehr intensiv miterleben zu dürfen. In meinem anschließenden Jahr als Research Fellow in Chicago konnte ich dann feststellen, wie fortschrittlich Heckeshorn auf dem Gebiet der Pneumologie auch im internationalen Vergleich war. Die amerikanischen Kollegen verlangten von mir, jeweils meine praktisch-klinischen Kenntnisse auch mit veröffentlicher Literatur zu belegen. So lernte ich dann erstmals in der Chicagoer Universitätsbibliothek die umfangreiche Heckeshorner Literatur zu den verschiedensten Themen kennen.

1970 wurde die Klinik, die seit 1959 den Namen „Städtische Klinik für Lungenkrankheiten" trug, in „Lungenklinik des Städtischen Krankenhauses Heckeshorn" umbenannt. Von den 196 wissenschaftlichen Veröffentlichungen der Jahre 1967 bis 1976 behandelten bereits mehr als die Hälfte, nämlich 104, verschiedenste Themen bei nichttuberkulösen Lungenkrankheiten (Abb. 2.2). Bereits 20% hiervon wurden in diesem Zeitraum international veröffentlicht. 1965 wurde im Gedenken an Karl Auersbach ein internationales Symposium durchgeführt, u. a. mit den international ausgewiesenen G. Canetti aus Frankreich [19] und John Crofton aus Edinburgh als Referenten [20].

1976 wurde die Lungenklinik Heckeshorn mit der geriatrischen Abteilung und dem Behring-Krankenhaus aufgrund einer Änderung des Landeskrankenhausgesetzes zum Krankenhausbetrieb von Berlin-Zehlendorf zusammengefasst. Weil Karl Ludwig Radenbach damit überhaupt nicht einverstanden war, lehnte er die Position eines Ärztlichen Direktors für das Gesamtkrankenhaus ab, was er später sehr bereut hat.

30 Jahre Lungenklinik Heckeshorn – ein neues Diagnostikum als Geburtstagsgeschenk

Anerkennung fand die fachliche Kompetenz Heckeshorns durch entsprechende Neubauten, die von der Senatsbehörde Schritt für Schritt realisiert wurden (1970 Institut für Pathologie und Klinische Zytologie, 1977 Diagnostikum). Im Hochhaus (1970) mit seinen sieben Stockwerken wurde eine geriatrische Klinik eingerichtet, 1988 wurde es mit dem Umzug der Bettenstationen aus den 50er-Jahre-Flachbauten und der Kinderabteilung Teil der Lungenklinik.

Zum 30. Geburtstag 1977 stellte Karl Ludwig Radenbach mit Stolz fest [21]:

„Während sich die Lungenklinik bis 1959 überwiegend mit Diagnose und Behandlung der Tuberkulose befaßte, hat sich seitdem ihr Schwergewicht auf Diagnose, konservative und operative Behandlung aller Krankheiten der Atmungsorgane im Kinds- und Erwachsenenalter verlagert. Mit seinen Einrichtungen, seinen wissenschaftlichen Arbeiten und seiner Struktur ist Heckeshorn wohl weniger in Zehlendorf und in Berlin als in der Bundesrepublik Deutschland und im Ausland ein fester Begriff und in mancherlei Hinsicht Vorbild für andere Lungenkliniken geworden."

Im Diagnostikum (vgl. Abb. 2.**4**) fanden die Diagnostische Abteilung und die Röntgen- und nuklearmedizinische Abteilung (seit 1970 M. Lohding) endlich eine adäquate Unterbringung. Neben zwei Aufnahmestationen für Patienten mit diagnostisch ungeklärten Krankheiten der Atmungsorgane und einer Sonderstation für die Absonderung von Patienten mit Infektionskrankheiten (später Privatstation) wurde auch eine der ersten pneumologischen Intensivstationen in Deutschland gegründet, in welcher auch schwerstkranke tuberkulöse Patienten behandelt wurden [22, 23]. Hier wurden auch erstmals in Deutschland respiratorisch insuffiziente Patienten in eine häusliche Beatmung (Heimbeatmung) entlassen (1983), die wegen ihrer zugrunde liegenden Krankheiten nicht vom Respirator entwöhnt werden konnten [24]. Die Röntgenabteilung mit Nuklearmedizin, Fotolabor und Archiv fand hier eine ebenso großzügige räumliche Ausstattung wie das Atmungs- und Kreislauflabor, die Endoskopie mit Bronchoskopie und Thorakoskopieraum, ein Allergielabor sowie die Geschwulstberatung.

1980 fand vom 17.–20. September unter der Leitung von Karl Ludwig Radenbach als Präsident der „Deutschen Gesellschaft für Lungenkrankheiten und Tuberkulose" in Berlin deren 29. Kongress statt. Tagungsort sollte ursprünglich die Kongresshalle („Schwangere Auster") sein, die vier Monate zuvor jedoch einstürzte. Mit dem Ersatztagungsort am Funkturm fand der Kongress eine adäquate Unterbringung. Auf diesem Kongress erfolgte auch die Umbenennung in „Deutsche Gesellschaft für Pneumologie (DGP)", was dem internationalen Trend entsprach.

In diesen Jahren hatte Heckeshorn inzwischen einen Ruf nicht nur auf dem Gebiet der Tuberkulose, sondern auch auf dem der Tumoren der Atmungsorgane, besonders dem Bronchialkarzinom, dem Pleuramesotheliom und den intrathorakal metastasierten Tumoren (am häufigsten Mammakarzinome) entwickelt [26, 27]. Über die WATL gingen von hier multizentrische Studien zur Sarkoidose aus, dann auch zur Therapie des Bronchialkarzinoms [8].

Generationswechsel 1983 bis 1990

Im Oktober 1983 wurden Prof. Radenbach und Prof. Brandt gleichzeitig in den Ruhestand verabschiedet. Nachfolger Radenbachs als Chefarzt der Inneren Abteilung der Lungenklinik Heckeshorn und als stellvertretender Ärztlicher Direktor des Krankenhauses Zehlendorf wurde PD Dr. Robert Loddenkemper, kommissarische Chefärztin der Diagnostischen Abteilung wurde Brandts langjährige Oberärztin Jutta Mai. PD Dr. Achim Gabler, Chefarzt der Thoraxchirurgie, starb im folgenden Jahr völlig unerwartet an einem Tumorleiden, was ein sehr schmerzlicher Verlust besonders in diesen Zeiten des Umbruchs war. Nach kurzer kommissarischer Leitung durch Dr. Siegfried Liebig übernahm 1985 Prof. Dr. Dirk Kaiser die Leitung. 1986 wurden gleichzeitig Dr. Hans-Jürgen Hussels, Chefarzt des Zentrallabors (Nachfolger: Prof. Dr. Harald Mauch), Dr. Siegfried Otto als Chefarzt der Kinderabteilung (Nachfolger: Prof. Dr. Ulrich Wahn) und Radenbachs langjähriger Oberarzt Dr. Bruno Dieckmann, den Auersbach ebenfalls aus der Charité abgeworben hatte, verabschiedet, 1987 dann der Chefarzt der Röntgenologie und Nuklearmedizin, Dr. Meinhard Lohding (Nachfolgerin: Dr. Annegret Grassot). 1990 übernahm Prof. Hartmut Lode die Leitung der Diagnostischen Abteilung, es folgte eine „Querteilung" der Inneren und der Diagnostischen Abteilungen in „Pneumologie I" (Prof. Lode) und „Pneumologie II" (Prof. Loddenkemper).

In dieser Zeit des personellen Umbruchs konnte nicht nur die Kontinuität in der klinischen Versorgung gewahrt werden. Die wissenschaftlichen Aktivitäten der Klinik wurden, besonders durch Prof. Wahn und seine Mitarbeiter auf dem Gebiet des kindlichen Asthma bronchiale [28, 29] und Prof. Lode und seine Mitarbeiter auf dem Gebiet der pneumologischen Infektiologie [30, 31], erheblich gesteigert. Kamen zwischen 1977 und 1986 249 wissenschaftliche Publikationen aus Heckeshorn, davon 199 zu nichttuberkulösen Themen, so steigerte sich diese Zahl im Zeitraum von 1987 bis 1996 auf 613 Veröffentlichungen, davon mehr als ein Drittel in internationalen Zeitschriften (Abb. 2.**2**).

Der 40. Geburtstag 1987 wurde mit einem internationalen Thorakoskopie-Symposium gefeiert [32]. Der von Heckeshorn ausgerichtete norddeutsche Kongress im Palasthotel an der Museumsinsel führte erstmals die Kollegen und Kolleginnen der beiden Teile Deutschlands zusammen, symbolträchtig am 3. Oktober 1991, dem ersten Jahrestag der Wiedervereinigung [33]. 1994 wurde von R. Loddenkemper als Präsident der Deutschen Gesellschaft für Pneumologie der 36. Kongress der DGP in den Räumen der Technischen Universität ausgerichtet [34]. Dieser Kongress mit erstmals mehr als 2000 Teilnehmern war gleichzeitig der Ausgangspunkt tief greifender Reformen der DGP, womit es gelang, die Kräfte innerhalb der Pneumologie zu bündeln und die Pneumologie nach außen zu stärken.

Parallel wurde in den frühen 90er-Jahren auch der Schritt der Eingliederung der Pneumologie als Subspezialität in die Innere Medizin vollzogen, zudem kam es international zur Anerkennung der pädiatrischen Pneumologie als Subspezialität innerhalb der Kinderheilkunde, später wurde dann unter wesentlicher Mitwirkung von Dirk Kaiser die Deutsche Gesellschaft für Thoraxchirurgie gegründet.

1992 wurde der Neubau der Thoraxchirurgie mit großem Operationstrakt, moderner postoperativer Intensivstation und postoperativer Bettenstation in Betrieb genommen. Untergebracht wurden hier auch großzügig das Institut für Mikrobiologie, Immunologie und Laboratoriumsmedizin sowie die Abteilung für Anästhesie. Zuvor waren die für den Neubau eines Bettenhauses für die Lungenklinik Heckeshorn vorgesehenen Mittel umgewidmet worden für den Neubau des Behring-Krankenhauses, das in einem vor der Jahrhundertwende wahrlich nicht als Krankenhaus errichteten Gebäude untergekommen war.

Seit 1996 hat das Deutsche Zentralkomitee zur Bekämpfung der Tuberkulose (DZK) seinen Sitz in der Lungenklinik Heckeshorn (Generalsekretär Prof. Dr. R. Loddenkemper) [35], womit die Tradition am Standort in Berlin wieder aufgenommen wurde.

Standortdiskussion, Trägerwechsel und örtliche Verlagerung

Der Fall der Mauer 1989 entfachte lebhafte Diskussionen über zukünftige Strukturen auf den verschiedensten Gebieten, natürlich auch im Krankenhausbereich. Es kam zu Schließungen und Umwandlungen von Krankenhäusern und es blieb nicht aus, dass auch über die Lungenklinik Heckeshorn diskutiert wurde. Über ihren Fortbestand als Zentrum für Pneumologie und Thoraxchirurgie gab es dank des koordinierten Einsatzes aller Chefärzte bald keinen Zweifel, zumal die Chefärzte aller vier klinischen Abteilungen mit ihren jeweiligen Fachgebieten in der „FOCUS"-Liste der 1000 besten Ärzte eine ausgezeichnete Platzierung erhalten hatten [36].

Der Ruf der Lungenklinik Heckeshorn als Spezialklinik für alle Lungenkrankheiten hatte sich auch international verbreitet. Die Gesamtzahl der Publikationen zwischen 1997 und 2006 betrug 794, davon 678 zu nichttuberkulösen Themen. Erstmals erschien mehr als die Hälfte (n = 411) in englischer Sprache (Abb. 2.2). Es wurden auch große internationale Kongresse in Berlin organisiert, z.B. die Kongresse der European Respiratory Society 1997 (R. Loddenkemper, H. Lode), der European Society of Clinical Microbiology and Infectious Diseases 1997 (H. Lode) der European Academy of Allergy and Clinical Immunology 2001 (U. Wahn) mit jeweils mehreren 1000 Teilnehmern. Dazu haben zahlreiche Gastärzte und Gastärztinnen aus dem In- und Ausland Heckeshorn in den vergangenen sechs Jahrzehnten besucht.

Jedoch kam schon früh der Umzug in das Behring-Krankenhaus und dann später auch die Trägerfrage von politischer Seite und vonseiten der Krankenkassen in die Diskussion. Der Umzug in den Altbau des Behring-Krankenhauses, der von Senatsseite und damaliger Krankenhausleitung geplant war [37], konnte gemeinsam abgewehrt werden, jedoch wurde bei der Neubildung des Berliner Senats 1999/2000 beschlossen, nicht nur die Lungenklinik Heckeshorn, sondern auch die Orthopädische Universitätsklinik Oskar-Helene-Heim auf das Gelände des Behring-Krankenhauses unter der Trägerschaft der Stiftung Oskar-Helene-Heim zu verlagern. Dies brachte immerhin den Vorteil, dass das Behring-Krankenhaus und die Lungenklinik Heckeshorn nicht dem späteren Vivantes-Betrieb zugehörten, in welchem alle anderen städtischen Krankenhäuser Berlins zusammengefasst worden sind. Die Orthopädie mit ihrer Universitätsabteilung zog bereits im Jahr 2000 um, für den Umzug der Lungenklinik Heckeshorn mussten die baulichen Voraussetzungen für den Erhalt von Struktur und Funktion als Lungenzentrum erst noch geschaffen werden. Leider wurden die Empfehlungen zu „Strukturreformen in der Berliner Hochschulmedizin" nicht umgesetzt, die von einer vom Berliner Senat eingesetzten Expertenkommission 2002 wie folgt gegeben wurden: „In der Pneumologie sind die Universitätsklinika in Berlin bisher nicht ausgewiesen. Hier sollte keine Arrondierung, sondern die Kooperation mit der kommunalen Klinik Heckeshorn bzw. künftig dem Behring-Krankenhaus gesucht werden." Modelle hierfür waren u.a. unsere pädiatrisch-pneumologische

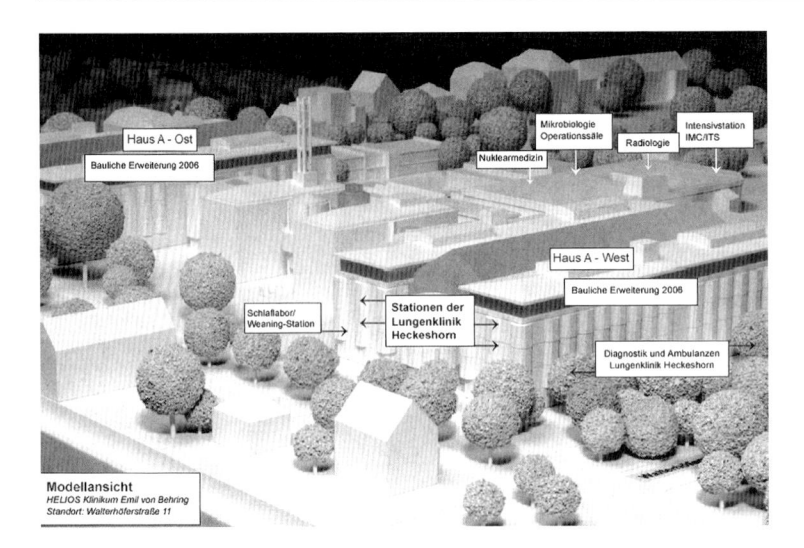

Abb. 2.5 Modell des HELIOS Klinikums Emil von Behring mit den Stationen und Funktionsbereichen der Lungenklinik Heckeshorn.

Kinderabteilung und die Ruhrlandklinik in Essen, wo jeweils eine Kooperation mit den Universitätsklinika realisiert worden war.

Die ersten Schritte zur Zusammenführung auf dem Gelände des Behring-Krankenhauses waren bereits die Einführung einer gemeinsamen Pathologie im Jahre 1990 sowie die Bildung einer gemeinsamen Anästhesie-Abteilung (Prof. Martin Brandl) nach dem frühen Tod von Chefarzt Dr. Ulrich Kuhl im Jahr 2001. 2004 wurden die Röntgenabteilungen nach dem Weggang von Dr. Annegret Grassot in Heckeshorn und PD Dr. Dietrich Banzer im Behring-Krankenhaus zu einem gemeinsamen Institut für Diagnostische und Interventionelle Radiologie unter Leitung von Dr. Roland Bittner aus dem Universitätsklinikum Rudolf Virchow zusammengelegt. Zu diesem Zeitpunkt, ab Mitte 2004, hatte bereits die private Klinikkette HELIOS die „Zentralklinik Emil von Behring" unter dem Namen „HELIOS Klinikum Emil von Behring" übernommen. Diese Entscheidung wurde – vorbereitet vom neuen Verwaltungsdirektor Werner Ukas – vom Kuratorium der Stiftung Oskar-Helene-Heim unter der Leitung von Staatssekretär Dr. Hermann Schulte-Sasse und dem ehemaligen Staatssekretär Gerhard Naulin getroffen, da die wirtschaftliche Entwicklung eine Privatisierung notwendig machte.

Nach dem Ausscheiden von Prof. Lode und Prof. Loddenkemper wurden zum 1. Januar 2006 die beiden pneumologischen Abteilungen unter Leitung von PD Dr. Torsten Bauer, der aus dem Universitätsklinikum Bergmannsheil in Bochum (Prof. Dr. G. Schultze-Werninghaus) kam, zusammengelegt [38].

Bereits im Jahr 2005 erfolgte die Auslagerung der Apotheke in das HELIOS Klinikum Berlin-Buch. Im Sommer 2006 wurde das Institut für Mikrobiologie, Immunologie und Laboratoriumsmedizin unter Leitung von Prof. Mauch in das Labor auf dem Behring-Gelände eingegliedert. Im September 2006 zog die Abteilung für pädiatrische Pneumologie unter HELIOS-Flagge in den Campus Benjamin Franklin der Charité um. Zu Beginn des Jahres 2007 nach Fertigstellung der Neu- und Umbauten auf dem Behring-Gelände konnten dann alle Heckeshorner Abteilungen dort einziehen unter Beibehaltung des Markennamens „Lungenklinik Heckeshorn".

Schon zum 50-jährigen Jubiläum der Lungenklinik 1997 wurde festgestellt, dass durch die Unterbringung in einem Schwerpunkt-Krankenhaus „durch gemeinsame Nutzung der Funktionsabteilungen, wie Anästhesiologie, Radiologie, Pathologie, Laboratoriumsmedizin, Immunologie und Mikrobiologie, ein Spareffekt" zu erwarten sei [39]. „Auch die engere Zusammenarbeit mit den kardiologischen, gastroenterologischen, allgemeinchirurgischen (jetzt auch orthopädischen sowie plastisch-chirurgischen) und traumatologischen Abteilungen könnte sich vorteilhaft auswirken. Voraussetzung für den Umzug ist jedoch, dass Struktur und Funktion der Lungenklinik erhalten werden, sodass die Qualität der Patientenversorgung auch zukünftig sichergestellt bleibt." Diese Voraussetzungen scheinen jetzt unter der Regie von HELIOS/Fresenius in Kooperation mit der Stiftung Oskar-Helene-Heim erfüllt [39].

Literatur

1. Auersbach K. Die Entwicklung des Landestuberkulosekrankenhauses Heckeshorn Berlin. Berlin 1954
2. Auersbach K. Die Wirkung des Streptomycins auf die Tuberkulose des Menschen. Ärztl. Wschr. 1948; 3: 428–433
3. Auersbach K, Schütz I. Resistenz gegen TB. I. Klin. Wschr. 1950; 28: 373–374
4. Bartmann K. Isoniazid. Möglichkeiten und Grenzen seiner Wirkung. (Habilitation) Freie Universität Berlin 1962
5. Mitchison DA. The diagnosis and therapy of tuberculosis during the past 100 years (Centennial Review). Am. J. Respir. Crit. Care Med. 2005; 171: 699–706
6. Radenbach KL, Bartmann K, Brandt HJ, Freise G, Hussels H, Loerbroks B, Otto H, Schütz I. Fünf Jahre Department-System in einer Spezialklinik. Dt. Ärztebl. 1969; 66: 3075-81
7. Radenbach KL. Pneumologische Onkologie in der Lungenklinik Heckeshorn des Krankenhauses Zehlendorf von Berlin mit institutionalisierter, primär interdisziplinärer Kooperation. Symposium „Chemotherapie in der Krebsbehandlung" der Kaiserin-Friedrich-Stiftung für das ärztliche Fortbildungswesen und Deutsche Krebsgesellschaft, Landesverband Berlin, Berlin 23.11.1977. Berlin: Eigenverl.: 23–25
8. Kropp R. Die Wissenschaftliche Arbeitsgemeinschaft für die Therapie von Lungenkrankheiten und der Beginn kontrollierter, multizentrischer Studien in Deutschland. Pneumologie 2004; 58: 176–178
9. Brandt HJ. Instrumentarium zur diagnostischen Bronch-Endoskopie. Fortschr. Med. 1952; 70: 318–321
10. Brandt HJ. Die Thorakoskopie bei Erkrankungen der Pleura und des Mediastinums. Internist 1964; 5: 391–395
11. Grunze H. Klinische Zytologie der Thoraxkrankheiten. Mit Beiträgen zur Technik der Materialgewinnung von H.-J. Brandt. Stuttgart: Ferdinand Enke 1955
12. Atay Z. Die Cytopathologie der mesenchymalen Geschwüste am Thorax. (Habilitation) Medizinische Hochschule Hannover 1972
13. Brandt HJ, Schlungbaum W. Die endobronchiale Bestrahlung des Bronchuskarzinoms. Strahlentherapie 1958; 105: 207–217
14. Macha HN, Mai J, Stadler M, Koch K, Loddenkemper R, Krumhaar D, Schumacher W. Neue Wege der Strahlentherapie des Bronchialkarzinoms. Die endobronchiale Kleinraumbestrahlung mit der Iridium-192-High-dose-After-Loading-Technik in Kombination mit dem Neodyn-YAG.Laser. Dtsch. Med. Wochenschr. 1986; 111: 687–691
15. Freise G, Rensch H. Ergebnisse der Skalenuslymphknotenbiopsie nach Daniels und der Biopsie des oberen vorderen Mediastinums nach Carlens. Thoraxchirurgie 1967; 15: 133-41
16. Takeno Y. Mediastinoscopy. Tokio: Igaku Shoin Ltd. 1976
17. Freise G. Die Behandlung des peripheren Bronchialkarzinoms mit Radio-Gold-Implantation. Fortschr. Röntgenstr. 1971; 114: 232–238
18. Gabler A. Zur Auswahl der Gewebeproben bei der offenen Lungenbiopsie unter besonderer Berücksichtigung der „Lingulabiopsie". Eine prospektive Untersuchung mit Möglichkeiten zur kontrollierten Prüfung im individuellen Vergleich (intrapatient comparison). (Habilitation) Freie Universität Berlin 1983
19. Canetti G. Wege zur Ausrottung der Tuberkulose. Berl. Ärztebl. 1965; 78: 723–724
20. Crofton J. Aufgaben und Ziele der modernen Lungenklinik. Münchn. Med. Wochenschr. 1965; 107: 1924–1931
21. Radenbach KL. 30 Jahre Heckeshorn: Ein neues Diagnostikum als Geburtstagsgeschenk. Berl. Ärztekammer 1977; 2: 65–70
22. Loddenkemper R, Grosser H. Tuberkulose als intensivmedizinisches Problem. Intensivmed. 1980; 17: 187–190
23. Erbes R, Oettel K, Raffenberg M, Mauch H, Schmidt-Ioanas M, Lode H. Characteristics and outcome of patients with active pulmonary tuberculosis requiring intensive care. Eur. Respir. J. 2006; 6: 1223–1228
24. Loddenkemper R, Grosser H, Mai J. Nächtliche Heimbeatmung bei Patienten mit chronischer respiratorischer Insuffizienz infolge Thoraxdeformität und neuromuskulärer Schwäche. Prax. Klin. Pneumol. 1987; 41: 445–448
25. Radenbach KL, Wolfart W (Hrsg.). Verhandlungsbericht 29. Kongreß, Deutsche Gesellschaft für Lungenkrankheiten und Tuberkulose. Berlin, 17. bis 20. September 1980. Prax. Klin. Pneumol. 1981; 35: 549–1074
26. Brandt HJ, Loddenkemper R. Voraussetzungen für die operative, radiologische und zytostatische Behandlung intrathorakaler Tumoren. Prax. Pneumol. 1981; 35: 851–864

27 Matthiessen W. Interdisziplinäre Zusammenarbeit und multimodale Therapie in der pneumologischen Onkologie – Forderung ohne Alternative. Prax. Klin. Pneumol. 1981; 35: 865–868

28 Wahn U. Das atopische Syndrom. Klinik, Prävention, Therapie. Internist 1986; 27: 381–387

29 Niggemann B. Untersuchungen zur Wertigkeit zellspezifischer Entzündungs-Mediatoren für ein Monitoring allergisch und bakteriell induzierter Entzündungen in vivo. (Habilitation) Freie Universität Berlin 1995

30 Schaberg T, Lode H. Therapie der ambulant erworbenen Pneumonien. Dtsch. Med. Wochenschr. 1991; 116: 1917–1920

31 Schaberg T. Adhäsionsmoleküle der CD11/CD18-Familie auf humanen Alveolarmakrophagen und Monozyten. (Habilitation) Freie Universität Berlin 1994

32 Loddenkemper R (Hrsg.). Verhandlungsbericht Thorakoskopie-Symposium. Berlin, Lungenklinik Heckeshorn, 18.–19. September 1987. Pneumologie 1989; 43: 45–134

33 Loddenkemper R (Hrsg.). Tagungsbericht 22. Wissenschaftliche Tagung der Norddeutschen Gesellschaft für Lungen- und Bronchialheilkunde e.V. Berlin, 3.–5. Oktober 1991, „Interstitielle Lungenkrankheiten". Pneumologie 1992; 46: 255–314

34 Loddenkemper R, Schönfeld N. (Hrsg.). 36. Kongreß der Deutschen Gesellschaft für Pneumologie. Kurzfassungen der freien Vorträge und Poster. Pneumologie 1994; Suppl 2: 551–688

35 Loddenkemper R. 100. Namenstag des DZK. Pneumologie 2006; 60: 560–561

36 FOCUS Ratgeber Medizin. Die 1000 besten Ärzte. München: C. Bertelsmann 1993

37 Dötsch B. Patienten-Standard wie vor 20 Jahren. Zwei Toiletten für 50 Kranke? Kritik am Umzug der Lungenklinik Heckeshorn ins Behring. Berl. Morgenpost 3.3.1997

38 Editorial: In Berlin geht eine große Ära zu Ende. Der Pneumologe 2006; 3; 7–8

39 Loddenkemper R. 50 Jahre Lungenklinik Heckeshorn: Rückblick – Ausblick (Editorial). Atemw.- u. Lungenkrkh. 1997; 3: 109–110

Sieg über die Schwindsucht? Tuberkulosepatienten nach 1945

„Ich habe den großen Vorzug gehabt, die Entstehung der Chemotherapie-Ära mitzuerleben. Es war eine faszinierende Zeit. Ich erinnere mich, dass nach Einführung der INH-Behandlung berichtet wurde, unser Koch sei zu Auersbach gekommen und habe um Erhöhung seines Budgets gebeten, weil er die Leute nicht mehr satt bekam. Die Schwindsucht schien besiegt.

Mit Eintreffen der Chemotherapie machten wir die wunderbare Erfahrung, dass Patienten, deren Heilung nie für möglich gehalten werden konnte, plötzlich gesund wurden. Die großen Kavernen verschwanden, das Allgemeinbefinden besserte sich, die Patienten hatten wieder Hoffnung. Ich habe das als etwas ganz Besonderes empfunden, weil ich zuvor in dem kleinen Tuberkulosekrankenhaus in Potsdam, das ich leitete, bevor ich nach Heckeshorn kam, nur Liegekur und Lebensmittel-Sonderzuteilung und Lebertran anbieten konnte. Und dann kamen z. B. die jungen Soldaten mit einer Tuberkulose aus der Gefangenschaft, glücklich, wieder zu Hause zu sein – mussten dann bald ins Krankenhaus, durften sich wegen Infektionsgefahr ihren Familien nicht nähern, siechten dahin und starben. Das war manchmal furchtbar!

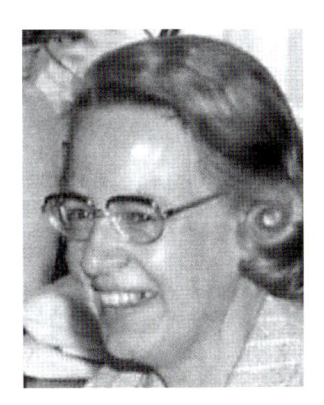

Ich habe aber auch miterlebt, wie die anfängliche Freude über den Erfolg der Chemotherapie in Enttäuschung umschlug, weil die Bakterien resistent wurden und vielen dann nicht mehr zu helfen war. Bis man die kombinierte Chemotherapie erfand. Damit war dann der Sieg über die Tuberkulose endgültig errungen."

Dr. Ingeborg Schütz
(von 1949 – 1975 Assistenz- und Oberärztin in Heckeshorn)

Ein klassischer Tuberkulosepatient auf der Intensivstation 1984

„Der erste Tuberkulosepatient auf der Intensivstation, dem ich 1984, damals Medizinstudent und als Extrawächter auf der Intensivstation tätig, in Heckeshorn begegnete, hatte eine ausgedehnte bilaterale Tuberkulose, die zu einer schweren Ateminsuffizienz mit Beatmungspflichtigkeit führte.

Der Patient war in einem desolaten Allgemeinzustand infolge seiner Obdachlosigkeit. BVG-Mitarbeiter hatten ihn an der damaligen Endstation Wannsee der S-Bahnlinie aufgefunden. Über Monate wurde er beatmet und antituberkulös behandelt und erholte sich nach und nach. Unter Beatmung erlitt der Patient mehrere Pneumothoraces, die über mehrere beidseitige Saugdrainagen über lange Zeit behandelt werden mussten. In den 80er-Jahren wurden einige Tuberkulosepatienten mit ähnlicher Geschichte auf der Intensivstation versorgt. Bei einigen gelang dem Sozialdienst des Hauses, der immer einbezogen wurde und dessen Aufgabe es war, sich um solche Fälle zu kümmern, sie weitgehend zu resozialisieren. So gab es einen Patienten, der ca. zwei Jahre nach seiner Entlassung zu Besuch kam und keiner erkannte ihn: Er war inzwischen als selbstständiger Unternehmer tätig. Er wurde also nicht nur als obdachloser Tuberkuloser ausgeheilt, sondern zugleich in ein bürgerliches Leben zurückgeführt. Ein anderer besuchte die Intensivstation wiederholt über ca. zwei Jahre (mit Kuchen!), um sich über den Verbleib der Pflegekräfte, die ihn über Monate gepflegt hatten, zu informieren."

Dr. Reinhard Erbes

3 Abteilungen und medizinische Schwerpunkte

3.1 „Das Schlimmste, was einer Lunge passieren kann, ist, dass sie von einem Chirurgen behandelt wird": die Anfänge der Chirurgie in Heckeshorn

Nach Aufzeichnungen von Dr. Epifanio Allica und Dr. Ingeborg Schütz, zusammengestellt von Vera Seehausen

Die Anfänge

Mit Unterstützung amerikanischer Chirurgen und des Chefarztes von Hohengatow, Dr. Baukhage, richtete Karl Auersbach die Lungenchirurgie in Heckeshorn ein, die ab 1950 maßgeblich von Dr. Günter Freise ausgebaut und geprägt wurde.

Dr. Ingeborg Schütz, Stationsärztin im OP, über die Anfänge der Heckeshorner Chirurgie:
„Für die erste Lungenresektion zog Auersbach einen Kollegen aus den USA heran. Er selbst befasste sich nur mit der kleinen Chirurgie, die der Tuberkulosebehandlung vorbehalten war, und arbeitete mit Dr. Baukhage, dem Chefchirurgen aus Hohengatow, zusammen. Aber wer in Deutschland hatte schon Erfahrungen auf diesem Gebiet? Der Kollege aus USA war nur einmal bei uns. Danach operierte Baukhage. Er hatte bei den ersten Operationen neben sich einen Anatomieatlas liegen! Trotz der mangelnden Routine gab es kaum Komplikationen."
„Dazu kam, dass unser Operationssaal – eine hochtrabende Bezeichnung – ein ehemaliger Büroraum der damaligen Heeresluftschutzschule war: viel zu klein, schlecht belüftet: Im Sommer stellten wir große Aluminiumplatten als Sonnenschutz vor die Fenster. Trotzdem war ein Pfleger stets damit beschäftigt, uns den Schweiß von der Stirn zu wischen. Ein einziger kleiner Vorraum war Umkleide-, Wasch- und Vorbereitungsraum. Da kam es dann schon mal vor, dass die Putzfrau ihr Korsett auf die Aktentasche unseres Chirurgen gelegt hatte."

In den Anfängen der Thoraxchirurgie in Heckeshorn standen Operationen der Tuberkulosepatienten im Vordergrund, insbesondere Kollaps-Operationen. Die Gefahr der Nachblutung bei der Pneumolysenoperation konnte durch eine von Karl Auersbach und Hans-Jürgen Brandt entwickelte Methode gebannt werden: Zusätzlich zu einem Thorakeurynter („Gummiballon") setzten sie eine Saugdrainage ein, mit der Nachblutungen kontrollierbar wurden und die zudem das Abhusten für die Patienten erleichterte. Dieses Vorgehen wurde später an den pneumonektomierten Patienten vorgenommen [1]. Mitte der 1950er-Jahre löste die Lungenresektion die Kollapstherapie weitgehend ab; die wesentliche Verbesserung der Wirkung und Verträglichkeit der Tuberkulosemittel führte dazu, dass chirurgische Maßnahmen in der Tuberkulosebehandlung beinahe überflüssig wurden bzw. nur noch zur operativen Beseitigung von Defektheilungen und Komplikationen erforderlich waren. Zu dieser Zeit nahmen die Lungentumoren zu. Die Operationen erfolgten unter Anwendung der Pneumonektomie, der Lobektomie und auch der Segmentresektion, die Freise erstmals 1956 durchführte. Die Lungenchirurgie stand also innerhalb kurzer Zeit vor neuen Aufgabenfeldern: Radiotherapie und Chirurgie waren bis in die 1970er-Jahre die wesentlichen therapeutischen Maßnahmen für die Behandlung von Lungentumoren. In der Zusammenarbeit mit dem Rudolf-Virchow-Krankenhaus – Strahlenklinik – (unter der Leitung von Prof. Dr. Schumacher) erfolgte die perkutane Bestrahlungstherapie von operierten und nicht operierten Patienten. Zusammen mit der radiologischen (und nuklearmedizinischen) Abteilung wurde zusätzlich die Implantation von Radio-Gold-Seeds und Radio-Jod-Seeds durchgeführt. Diese Patienten erforderten eine besondere Postimplantations-Betreuung.

Die Akteure

Chirurgie und Anästhesie haben in Heckeshorn stets gut zusammengearbeitet. Günter Freise und der Oberarzt und spätere Leiter der Anästhesie-Abteilung (ab 1976) Wilhelm Schüler bildeten ein eingespieltes, erfolgreiches Team: „Wilhelm wusste, dass Günter pünktlich um 8 Uhr zu operieren begann – mit oder ohne Anästhesie" (Allica). Freise, der in der Chirurgie mit dem Schwerpunkt Urologie begonnen hatte, kam 1953 nach Heckeshorn, wo er 1957 als Oberarzt und später als Chefarzt die Leitung der chirurgischen Abteilung übernahm, bis er 1975 in den Ruhestand verabschiedet wurde.

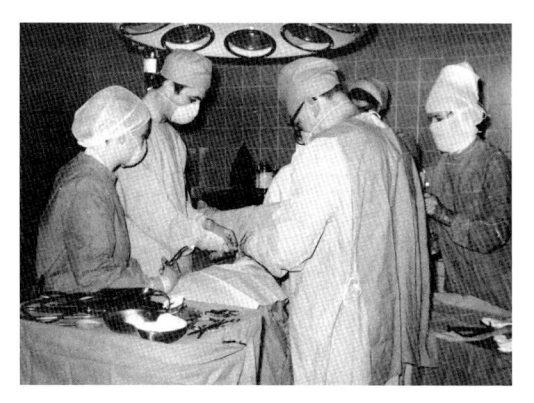

Abb. 3.1.**1** Operation Anfang der 1970er-Jahre, rechts Günter Freise, links Achim Gabler.

Karl Ludwig Radenbach über Günter Freise 1975:
„Ihr persönlicher Ruf führte dazu, dass Allgemeinchirurgen und Professoren aus dem Ausland zu Ihnen kamen, um bei Ihnen die Lungenchirurgie zu erlernen. ... Wenngleich Sie kein Chirurg waren, der aus Lust am Operieren Eingriffe vornahm, so waren Sie doch einer der wenigen Operateure, die blitzschnell arbeiten können. ... Nur um zu zeigen, dass Sie das können, haben Sie einmal eine rechtsseitige Lungenoberlappenresektion vom Hautschnitt bis zur Wundnaht in 36 Minuten durchgeführt. Humorvoll sagten Sie bei solchen Gelegenheiten, nur Ihre Faulheit, allzulange im Operationssaal herumzustehen, sei der Grund für die Schnelligkeit. Jeder wußte, daß das nicht stimmt, denn Sie waren nicht nur ein schneller, sondern vor allem ein sicherer und exakter Operateur. ... Häufig in fachlich-sachliche Diskussionen verwickelt, waren Sie sonst aber wenig redselig. Das höchste Lob, ‚is aba janz scheen jeworden', war eine seltene Bemerkung." [6]

Seit 1965 unterstützte Dr. Achim Gabler die chirurgische Abteilung, ab 1966 als Oberarzt, ab 1976 dann als Chefarzt und Leiter der Abteilung bis zu seinem frühen Tod 1984. Gabler setzte Schwerpunkte in der Behandlung intrathorakaler Tumoren und erbrachte den Nachweis der Nützlichkeit der Operation des Bronchialkarzinoms mit mediastinalen Lymphknotenmetastasen. 1983 habilitierte er sich mit einer prospektiven Untersuchung über die offene Lungenbiopsie. Er führte die „Pneumologischen Streitgespräche" ein, die ab 1992 gewissermaßen ihre Fortsetzung fanden in den „Thoraxchirurgischen Symposien" von Prof. Dr. Dirk Kaiser, der 1985 die Leitung der Abteilung übernahm.
Aus dem Nachruf auf Gabler:

„Fast täglich stand er den Angehörigen seiner Patienten gegen Abend zu einem Gespräch zur Verfügung.

Zu seinem Ruf als geschickter Operateur erwarb er sich damit einen Namen als kompetenter Berater tumorkranker Patienten und derer Familienangehörigen ... Sein stets um Ausgleich bemühtes Wesen hat viel zur Stabilisierung des oft unruhigen klinischen Alltags getan." [5]

Dr. Siegfried Liebig, insgesamt von 1968 bis 1985 in Heckeshorn, übernahm 1973 als frisch anerkannter Facharzt für Lungenkrankheiten die Leitung der Wachstation und wurde später unter Gabler zweiter Operateur. 1973 kam auch Dr. Epifanio Allica als Facharzt für Chirurgie nach Heckeshorn (bis 2002), um die „nur" thoraxchirurgisch tätigen Lungenärzte bei Problemen der allgemeinen Chirurgie zu unterstützen.

„Funktionsgerechtes Operieren" lautet das Motto, unter dem die Chirurgie in Heckeshorn stand. Von internistischer Seite wurde der Chirurgie durchaus mit Skepsis begegnet: „Als ich 1973 nach Heckeshorn kam, war es üblich, dass der Neuankömmling sich den verschiedenen Chefs vorstellte. Ich hielt mich vorerst an diese Regel, nachdem die zuständige Sekretärin mir Gesprächstermine vermittelt hatte. Von den Gesprächen sind mir vor allem die Worte einer der damaligen Koryphäen der Klinik in Erinnerung geblieben. Mit der Zigarette in der Hand sagte er mir: ‚Wissen Sie, das Schlimmste, was einer Lunge passieren kann, ist, dass sie von einem Chirurgen behandelt wird.'" (Allica)

1977 wurde Dr. Ulrich Kuhl (1940–2001), von der Freien Universität kommend, zunächst Oberarzt und 1978 als Nachfolger Schülers Chefarzt der Anästhesie. Zusammen mit Gabler und Allica führte er – damals eine Pioniertat – die präoperative Eigenblutentnahme ein, darüber hinaus die routinemäßige Doppellumenintubation zur getrennten Beatmung sowie die intraoperative Überwachung aller Vitalfunktionen einschließlich der Blutgaskontrollen [4]. Kuhl galt als Pragmatiker, den nichts so leicht erschüttern konnte und der stets – nomen est omen – „cool" blieb.

Für eine reibungslose Zusammenarbeit im OP und auf den Stationen sorgte auch das Pflegepersonal, beispielhaft die damalige OP-Schwester Charlotte Gerulis, Schwester Otti Nußbaum von der Station 11, Schwester Kim Rindermann von der Station 2 sowie die langjährige Sekretärin Karin Blaehr, die immer für Ärzte, Pflegepersonal und Patienten eine große Hilfe war. Schon Freise hob „den Erfolg eines gemeinschaftlichen Bemühens einer ganzen Mannschaft" hervor, „einer Teamarbeit, bei der jedem einzelnen der Abteilung durch seinen Einsatz ein Anteil und Verdienst am Fortschritt zusteht und ihm dafür gedankt werden muß" [2].

Die Arbeitsschwerpunkte

Das Aufgabenspektrum der Chirurgie war weit gefasst.

Gängige *diagnostische Eingriffe* waren und sind die offene Lungenbiopsie, Mediastinoskopie, Biopsie und Entfernung von peripheren Lymphknoten, Knochenpunktion und Lymphografie. Ein häufiger Eingriff war die Apico-Dorsal-Drainage, die eine Eintrittsstelle im Thoraxraum ermöglicht und dem Patienten dazu verhilft, besser und schmerzfrei zu atmen.

> „Eine geistig behinderte Patientin wurde mit einer offenen schweren Lungentuberkulose auf der Station ‚Flachbau 2' aufgenommen. Sie war sehr unruhig und kachektisch und verweigerte jede Nahrung, trotz aller Bemühungen der Schwestern.
> Die **Witzelfistel** war schließlich die Rettung. Durch den angelegten dicken Katheter konnten die Nahrung und die notwendigen Medikamente zugeführt werden; der Zustand der Patientin stabilisierte sich. Der Erfolg wurde erreicht durch eine alte, fast vergessene chirurgische Maßnahme." (Allica)

Neben den klassischen Lungenkrebsoperationen werden aber auch Operationen zur Behandlung von Komplikationen nach Strahlentherapie durchgeführt, z.B. Magenhochzug oder retrosternaler Bypass mittels Darm bei Ösophagusstenosen, Resektionen oder Implantationen von Ösophagusendoprothesen wie Celestin- oder Höring-Tuben.

> „Eine besondere Erwähnung verdient der **Instabile Thorax**.
> Es waren Zeiten mit sehr eingeschränkten finanziellen Möglichkeiten. 1973 hatten wir z.B. auf der Wachstation nur ein einziges Beatmungsgerät. Gelegentlich halfen wir uns mit einem Anästhesiegerät. Die Berliner Kliniken überwiesen uns die ersten traumatischen Fälle mit instabilem Thorax, verursacht durch multiple Rippenbrüche, sowie mit Hämatothorax oder Pneumothorax. In jener Zeit war die ‚Allgemeine Osteo-Synthese' die bevorzugte Behandlung bei Knochenbrüchen. So begannen wir die Behandlung von Rippenbrüchen mit einer Halbrohrplatte, die wir später auf traumatische Brüche des Brustbeins, die eine Instabilität des Thorax verursachten, ausweiteten." (Allica)

Eine weitere Aufgabe der chirurgischen Abteilung – in Zusammenarbeit mit der Abteilung für *Gynäkologie und Geburtshilfe* der Universitätsklinik in der Pulsstraße – war die Behandlung schwangerer Frauen mit Tuberkulose oder TB-Verdacht. Sie wurden während und nach der Entbindung betreut. Dafür stand ein eigener Kreißsaal zur Verfügung, außerdem eine Entbindungsstation mit mehreren Hebammen im sogenannten „Flachbau 2". Die Neugeborenen wurden in der Säuglingsstation der Kinderabteilung weiter überwacht und betreut. Ab Anfang der 80er-Jahre, nachdem die Tuberkulose ihren Schrecken verloren hatte und eine Isolierung der tuberkulösen Schwangeren nicht mehr für notwendig erachtet wurde, wurde auch der Kreißsaal kaum mehr benutzt (abgesehen davon, dass er über mehrere Jahre als Drehort für die Fernsehserie „Schwester Stefanie" diente).

Bei Notfalleinsätzen im Kreißsaal wurde der am schnellsten erreichbare Arzt gerufen und in der Hektik auch mal ein Notruf aus dem Kreißsaal von der Pforte besonders dringlich weitergeleitet: „Machen Sie schnell, der Muttermund ist schon fünfmarkscheingroß!"

In der wöchentlichen gynäkologischen Sprechstunde wurden alle Patientinnen untersucht, um eine mögliche Ausdehnung der Tuberkulose auf den genitalen Bereich abzuklären. Darüber hinaus waren die Beseitigung von narbigen Stenosen und die Einengung der Gebärmuttertuben bei Genitaltuberkulose durch chirurgische Rekanalisation von großer Bedeutung.

Freise und Gabler entwickelten das Konzept, nach dem die Tuberkulose des genitalen und die des Harnsystems zusammen zu betrachten wären (*Urogenital-Tuberkulose*) und arbeiteten hier eng mit der Abteilung für Urologie der Universitätsklinik in Steglitz zusammen. Die chirurgische Arbeit bestand in erster Linie darin, die Nierenfunktion zu kontrollieren und aufrechtzuerhalten (z. B. durch zystoskopische Einlegung einer Ureter-Schiene).

Die *thorakale Sympathektomie* war ein weiteres Spezialgebiet von Freise und Gabler: Patienten mit pathologischer Schweißbildung an den Händen operierten sie mit einer axillären Minithorakotomie für die Durchtrennung des sympathischen Grenzstranges. Die Ergebnisse waren sehr gut und besonders beeindruckt und dankbar waren die Patienten.

Patientenaufklärung, heute eine Selbstverständlichkeit, wurde schon von Freise und auch Gabler großgeschrieben. Die Patienten wurden umfassend informiert, um eine gute Kooperation und Mitverantwortung zu gewährleisten. In der gablerschen Zeit entwickelte sich, wie Allica berichtet, in der Patientenaufklärung eine besondere Form des Vertrauens zwischen dem Patienten und dem Operateur und so war es möglich, in persönlichen Gesprächen eventuelle Wissenslücken zu schließen.

Allicas Resümee seiner Heckeshorner Jahre:
„Wir waren uns bewusst, dass wir dieselben Kranken behandelten, sodass viele Entscheidungen, für die eine Abteilung zuständig war, mit der anderen freundschaftlich beraten wurden. Wir waren eine Gruppe von Ärzten mit unterschiedlichen Fähigkeiten und verschiedener medizinischer Ausbildung, die zu jenem Zeitpunkt, bezüglich der Arbeit, die wir ausübten, bereit war, sich in dieselbe Richtung zu bewegen."

Literatur

1 Freise G, Schüler W. Gleichzeitige Saugdrainage und Thorakeuryse nach Pneumonektomie. Prax. Pneumol. 1964; 18: 299–304
2 Freise G. 25 Jahre Lungenchirurgie in Heckeshorn. Berl. Ärztebl. 1976; 89(14): 736–739, (15): 777–782
3 Gabler A. 15 Jahre Erfahrungen mit Thorakorynther bei Pneumonektomien. Prax. Pneumol. 1974; 28: 1045–1052
4 Kuhl U, Zschau J, Werich HM, Wieske P. Analyse der postoperativen Beatmung nach thoraxchirurgischen Eingriffen. Atemw.- u. Lungenkrkh. 1987; 19(3): 96–100
5 Liebig S, Radenbach KL. In memoriam Priv.-Doz. Dr. Achim Gabler. Prax. Klin. Pneumol. 1984: 38
6 Radenbach KL. Dr. Günter Freise verabschiedet [unveröffentlichte Laudatio, gehalten am 8.11.1975 im Rahmen der wissenschaftlichen Sitzung der Lungenklinik Heckeshorn und des Berufsverbandes der Ärzte für Lungen- und Bronchialkunde e.V.]

3.2 Thoraxchirurgie in der Lungenklinik Heckeshorn im Zeitraum 1985 bis 2006

Dirk Kaiser

Die Chirurgie der Lunge, vorgenommen von operierenden Lungenfachärzten, wurde in Heckeshorn auf hohem Niveau praktiziert. Dr. Epifanio Allica, Oberarzt und Facharzt für Chirurgie, konnte als einziger erforderliche Operationen an anderen Organen fachgerecht durchführen, seien es akute Erkrankungen des Magens, des Darmtraktes oder seien es Veränderungen an Knochen.

Bei meinem Amtsantritt im August 1985 waren alle Assistenten der chirurgischen Abteilung bis auf eine Ausnahme (Dr. Braun) Pneumologen. Während der vierjährigen Ausbildung zum Lungenfacharzt rotierten die *Weiterbildungsassistenten* über die drei klinischen Abteilungen und waren in der Regel zwei Jahre in der chirurgischen Abteilung tätig. Deswegen war es erforderlich, dass der Chefarzt der chirurgischen Abteilung auch die Weiterbildungsberechtigung für das Fach Lungen- und Bronchialheilkunde besaß. Ebenso wie Allica kam ich aus der klassischen chirurgischen Laufbahn und hatte 1975 den Facharzt für Chirurgie an der Universitätsklinik Freiburg gemacht. In Freiburg war zum damaligen Zeitpunkt die einzige universitäre selbstständige thoraxchirurgische Abteilung etabliert, an welcher ich die Zusatzqualifikation im Teilgebiet Thorax- und Kardiovaskularchirurgie erreichte. Da mein Chef Wilhelm Wolfahrt auch in dem Gebiet Lungen- und Bronchialheilkunde weiterbildungsermächtigt war, konnte ich bei meinem Antritt in Berlin neben der Weiterbildungsermächtigung für das Fach Chirurgie und das Teilgebiet Thorax- und Kar-

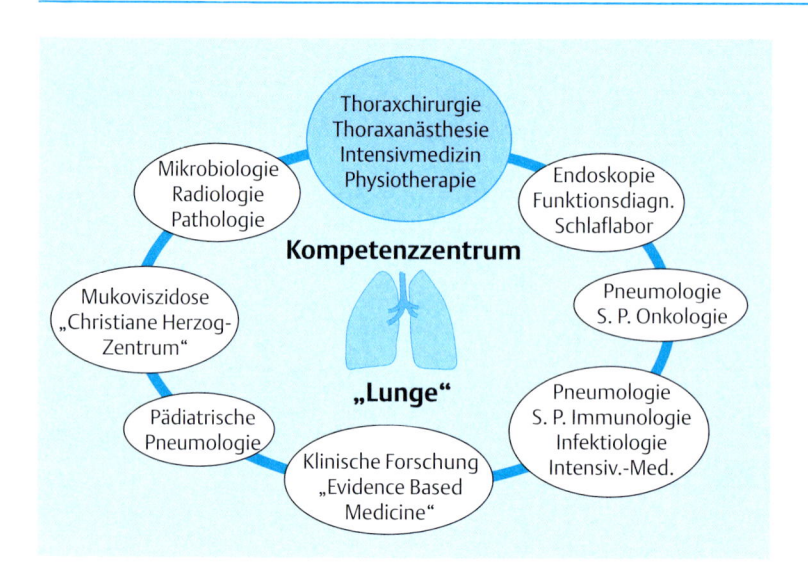

Abb. 3.2.1 Kompetenzzentrum Lunge.

diovaskularchirurgie auch zwei Jahre Weiterbildungsberechtigung im Fach Lungen- und Bronchialheilkunde bekommen.

Als weiterbildungsberechtigter Stellvertreter und Oberarzt kam 1986 der Thorax- und Kardiovaskularchirurg und Lungenfacharzt Dr. Dietmar Frey nach Heckeshorn. Somit verfügte Heckeshorn über zwei Weiterbildungsberechtigte für das Fach Chirurgie (ein Jahr), für das Teilgebiet Thorax- und Kardiovaskularchirurgie (ein Jahr) und für (zwei Jahre) im Fach Lungen- und Bronchialheilkunde. Das alte Heckeshorner Modell mit der *Rotation der Lungenfachärzte* konnte also fortgesetzt werden; zusätzlich konnten wir jetzt auch im Teilgebiet Thorax- und Kardiovaskularchirurgie weiterbilden.

Die Spezialisierung im Fach Chirurgie nahm weiter zu. 1991 gründete sich die Deutsche Gesellschaft für Thoraxchirurgie, deren Sekretär ich bis 1997 war und der ich dann 1997 bis 1999 als Vize- und 1999 bis 2001 als Präsident vorstand. 1992 wurde die Spezialität Thoraxchirurgie als eigener Schwerpunkt mit drei Jahren Weiterbildungszeit im Deutschen Weiterbildungsrecht etabliert.

Nahezu zeitgleich wurde das Gebiet Lungen- und Bronchialheilkunde abgeschafft und war fortan lediglich ein Schwerpunkt im Gebiet Innere Medizin. Jeder, der den Schwerpunkt Lungen- und Bronchialheilkunde erwerben wollte, musste gleichzeitig Internist sein. Das *Heckeshorner Department-System* und das Rotationssystem in der Ausbildung der Assistenten musste der Struktur des deutschen Weiterbildungsrechtes geopfert werden.

Auf der Suche nach einer neuen Struktur orientierten wir uns am Center of Excellence bzw. *Kompetenzzentrum*. Nach dem Motto „alle Disziplinen arbeiten am selben Organ, aber mit unterschiedlichen Methoden" bauten wir das „Kompetenzzentrum Lunge" auf mit der Abteilung Pneumologie I (Infektiologie, Immunologie, Intensivmedizin, Funktionsdiagnostik), der Abteilung Pneumologie II (Onkologie, Endoskopie) und der Abteilung für Thoraxchirurgie (Diagnostik und operative Behandlung der thorakalen Erkrankungen mit Ausnahme von Herz und Speiseröhre).

Zukunftsweisend war die Entscheidung, dass alle drei Chefärzte dieser Abteilungen im diagnostischen Bereich selbstständig tätig werden konnten und freien Zugang zu der Endoskopie und auch der Lungenfunktionsdiagnostik hatten. Eine Struktur, die wegweisend für andere Kliniken wurde.

Mit der Inbetriebnahme des Neubaus im Jahre 1992 verfügte die Abteilung für Thoraxchirurgie über drei hochmoderne tagesbelichtete OPs und eine Intensivüberwachungseinheit mit getrennt schleusbaren Zimmern und voller Klimatisierung. Ganz im Sinne des Kompetenzzentrums und der fachbezogenen Spezialisierung führte die chirurgische Abteilung der Lungenklinik nur noch Eingriffe an den thorakalen Organen durch [1].

Besondere Schwerpunkte der Klinik für Thoraxchirurgie waren und sind auch heute noch *die große onkologische Chirurgie* mit der Operation von Mediastinaltumoren einschließlich der Resektion großer Gefäße mit Gefäßersatzplastiken [2]. Ebenso wurde die Lungenkrebschirurgie weiter ausge-

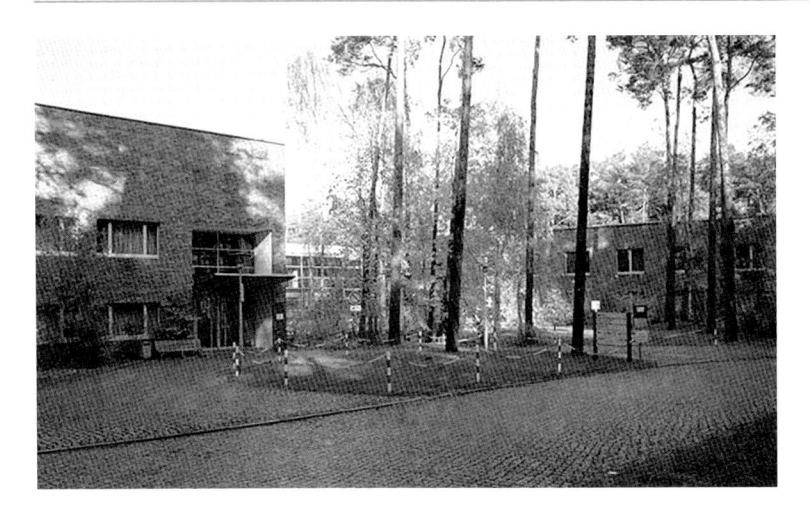

Abb. 3.2.2 Haus C und E (Neubau für Thoraxchirurgie und Institut für Mikrobiologie, Immunologie und Laboratoriumsmedizin; Foto: Thomas Hochmuth).

baut, wobei zur Vermeidung der Pneumonektomie in zunehmendem Maße broncho- und angioplastisch erweiterte Resektionen durchgeführt wurden [3]. Von 1985 bis ca. 1990 implantierten wir bei nicht radikal operablen Patienten mit Lungenkrebs im Sinne der interstitiellen Brachytherapie Radio-Jod-Seeds [4].

Die *septische Chiru*rgie bei Pleuraempyemen einschließlich Muskelplastiken aller Art [5] wurden ebenso intensiviert wie die konservative Behandlung des Pleuraempyems mittels Doppellumenspüldrainage und Varidase-Installation [6], seit 1985 ergänzt um die Indikationsstellung und Operation von Bronchiektasenerkrankungen [7], sowie die Chirurgie von Pilzinfektionen bei immunsupprimierten Patienten in Kooperation mit dem Klinikum Westend der Freien Universität [8].

Seit 1986 behandelten wir das *kleinzellige Lungenkarzinom* multimodal mit neoadjuvanter Chemotherapie, Operation, adjuvanter Chemotherapie, Mediastinal- und Hirnbestrahlung [9]. Ebenso wurde die adjuvante Chemotherapie beim *nicht kleinzelligen Lungenkarzinom* bei fortgeschrittenen Karzinomen erfolgreich eingesetzt [10] und durch Fallverlaufsbeobachtungen dokumentiert. Diese Therapieoptionen gelten mittlerweile als Standard in der onkologischen Lungenkrebschirurgie.

Das *Pleuramesotheliom* behandelten wir seit 1986 durch palliative Dekortikation und adjuvante Chemotherapie [11] und erreichten mittlere Überlebenszeiten wie bei der radikalen P3D [12]. Die *Metastasenchirurgie* der Lunge wurde bis 1992 regelhaft transsternal einzeitig-zweiseitig durchgeführt und dann abgelöst von der Thorakotomie und dem zweizeitigen Vorgehen unter Einsatz des Lasers [13].

Als sich 1991 die *Schlüssellochchirurgi*e auch an den thorakalen Organen durchsetzte, zählte unsere Klinik zu den ersten, die diese Techniken in großem Stile umsetzten. Indikationen waren pleurale Erkrankungen, Erkrankungen des Mediastinums und Erkrankungen des Lungenparenchyms bis zur minimalinvasiven Lobektomie bei benignen Lungenerkrankungen [14]. Der Einstieg in diese Technik wurde uns insbesondere dadurch erleichtert, dass wir bereits Erfahrungen gesammelt hatten im thorakoskopischen Operieren über das Mediastinoskop (vorrangig bei der Beihandlung von Spontanpneumothoraces [15], Pleuraempyemen [16] und Hämatothorax [17]).

Zur Eröffnung unseres Neubaus 1992 (Abb. 3.2.2) starteten wir mit dem Thema „Funktionsverbessernde Operationen am Thorax" das *1. Berliner Thoraxchirurgische Symposium*, das seitdem ein Forum für die Thoraxchirurgen Deutschlands bildet, um über strittige Fragestellungen untereinander und mit den Pneumologen zu diskutieren. Als ich damals über unsere Ergebnisse der *Emphysemchirurgie* beim großbullösen Emphysem berichtete [18], kommentierten dies die Pneumologen skeptisch: „Wie können Sie bei einem Patienten, der eh' keine Luft bekommt, noch Lungengewebe abschneiden? Hierzu ist man nur berechtigt, im Sinne der Bullektomie, d.h. in dem man eine einzelne Blase abträgt." Zwei Jahre später war die Operationstechnik der sogenannten Volumenreduktion weltweit beim Lungenemphysem etabliert.

Gestärkt durch unsere persönlichen Erfahrungen in der Operation des bullösen Emphysems beschäftigten wir uns in größerem Stile mit der Volumenreduktion thorakoskopisch videoassistiert.

Den Eingriff führten wir in der Regel einzeitig beidseits thorakoskopisch durch [19].

Unsere Abteilung entwickelte sich in den letzten 20 Jahren zu einem Zentrum für Thoraxchirurgie mit hohen Fallzahlen und geringsten Letalitäten [20].

Neben den klinischen Aktivitäten setzten wir auch berufspolitische und fachwissenschaftliche Schwerpunkte, so z.B. mit dem Jahreskongress der Berlin-Brandenburgischen Chirurgen zum Thema Metastasenchirurgie 1998 und dem Kongress unserer Fachgesellschaft „Übung macht den Meister" 2005, mit 350 Besuchern der bis dahin größte Kongress dieser Art in Deutschland [21].

In der gemeinsamen Weiterbildungskommission des Berufsverbandes und der chirurgischen wissenschaftlichen Fachgesellschaften gelang es, eine neue *Weiterbildungsordnung* zu entwickeln, die alle chirurgischen Disziplinen über einen gemeinsamen Commun Trunk vereinte. Das Gebiet Chirurgie gliederte sich in acht Facharztbereiche, von denen man nach einer Weiterbildungszeit von acht Jahren zwei erreichen und führen konnte [22]. Der hohe Spezialisierungsgrad in den einzelnen operativen Disziplinen legte es nahe, die einzelnen Disziplinen in einem Großklinikum zu vereinigen. Das Kompetenzzentrum Lunge sollte eingebettet werden in ein Großklinikum mit weiteren Kompetenzzentren.

Mit dem Umzug an den Standort Behring werden die Quervernetzungen zwischen konservativer Disziplin, Pneumologie und Thoraxchirurgie im Sinne des Kompetenzzentrums nicht verloren gehen. Die Struktur des Kompetenzzentrums Lungenklinik Heckeshorn wird an einen anderen Standort transferiert, an dem auch andere Kompetenzzentren wie das Orthopädie- und das Bauchzentrum (Viszeralchirurgie und Gastroenterologie) etabliert sind und zusammenwirken.

Literatur

1. Specht G, Kaiser D. 50 Jahre Deutsche Chirurgie – Der Weg zur Spezialisierung – Thoraxchirurgie. Der Chirurg BDC 1993; 32: 226
2. Kaiser D, Oerter R. Erweiterte transsternale Thymektomie bei Myasthenie. Aktuelle Neurologie 1998; 25: 68–69
3. Kaiser D. Chirurgie der Lungen- und Bronchien. In: Gschnitzer F (Hrsg.). Breitner chirurgische Operationslehre Band II. München et al.: Urban und Schwarzenberg 1989: 27–132
4. Schaberg T, Becker J, Bender J, Allica E, Kaiser D. Interstitial brachytherapy in the treatment of bronchogenic carcinoma with spezial regard to $T_3 N_0 N_1 M_0$. Methodology and early results. Thorac. Cardiovasc. Surg. 1987; 35 (Special Issue I): 56–57
5. Frey DJM, Klapa J, Kaiser D. Thoraxfenster und sekundäre Thorakoplastik zur Sanierung therapierefraktärer Pleuraempyeme. Thorac. Cardiovasc. Surg. 1990; 38 (Spezial Issue I): 8
6. Frey DJM, Klapa J, Kaiser D. Spüldrainage und Fibrinolyse zur Behandlung des metapneumonischen Pleuraempyems. Pneumologie 1999; 53: 596–604
7. Kaiser D. Ergebnisse der chirurgischen Therapie bei Bronchiektasen. Atemw.- u. Lungenkrkh. 1990; 16: 164–168
8. Bolwin M, Schwerdtfeger R, Kaiser D. Indikation zu thoraxchirurgischen Eingriffen bei immunsupprimierten knochenmarkstransplantierten Patienten. Thorac. Cardiovasc. Surg. 1992; 40 (Special Issue I): 28
9. Allica E, Serke M, Loddenkemper R, Kaiser D. Multimodales Therapiekonzept beim kleinzelligen Bronchialkarzinom im Stadium I–III A. Fallverlaufsstudie über 15 Jahre. Deutsche Gesellschaft für Chirurgie. Kongressband 2001: 596–600
10. Schildge J, Fiebig HH, Heuss H, Kaiser D. Wachstum des nicht kleinzelligen Bronchialkarzinoms auf der thymusaplastischen Nacktmaus: Korrelation zu Tumorstadien, klinischem Verlauf und Prognose. Prax. Klin. Pneumol. 1987; 41: 682–683
11. Schildge J, Fiebig HH, Heuss H, Ortlieb H, Kaiser D. Die postoperative Therapie des diffusen malignen Pleuramesothelioms mit Doxirubicin und Cisplatin – klinische Ergebnisse. Z. Thorax-, Herz- und Gefäßchirurgie 1989; 3 (Suppl. I): 110–111
12. Kaiser D. Mesotheliom und Überlebenschancen: Berufskrankheiten 2004. Oehme J (Hrsg.). Berlin: Erich Schmidt 2005: 37–44
13. Lauer C, Kaiser D, Farke M, Roozro-Gousheh S. Ergebnisse nach pulmonaler Metastasenchirurgie. Chir. Prax. 2006; 66: 103–113
14. Kaiser D, Enker IG, Hartz C. Video-assisted Thoracoscopic Surgery – Indications, Results, Complications and Contraindications. Thorac. Cardiovasc. Surg. 1993; 41; 1–5
15. Kaiser D, Wolfart W. Therapeutische Prinzipien zur Behandlung des Spontanpneumothorax unter besonderer Berücksichtigung der thorakoskopischen Emphysemblasenabtragung und Fibrinklebung. Prax. Klin. Pneumol. 1983; 37: 379–982
16. Barner S, Kaiser D, Wolfart W. Die Thorakoskopie, eine Methode zur Behandlung des gekam-

merten Pleuraempyems. Prax. Klin. Pneumol. 1985; 39: 505–507
17 Kaiser D. Thorakoskopische Hämatomausräumung beim unvollständig entleerten Hämatothorax. Hefte Unfallheilk. 1987; 189: 328–332
18 Mohnke M, Schildge J, Kaiser D. Die operative Behandlung des bullösen Emphysems. Z. Herz-, Thorax- und Gefäßchir. 1989; 3: 63–66
19 Leschber G, Kaiser D. Funktionsverbessernde Eingriffe am Lungenparenchym beim großbullösen Lungenemphysem mittels minimalinvasiver Chirurgie. Pneumologie 1994; 48: 596
20 Kaiser D. Chirurgische Techniken und Limitationen bei Lungentumoren. Journal für Anästhesie und Intensivbehandlung 2006; 4: 26–27
21 Kaiser D. Übung macht den Meister. 14. Jahrestagung der Deutschen Gesellschaft für Thoraxchirurgie. Berlin Medical 03. Berlin: Grosse Verl. 2005: 16–17
22 Kyriss T, Veit S, Friedel G, Kaiser D, Toomes H. Chirurgisches Curriculum – Ein Modell aus der Thoraxchirurgie. Der Chirurg 2005; 11: 1–5

3.3 Die Entwicklung der Onkologie in Heckeshorn

Wolfgang Matthiessen

Der Begriff der Onkologie, auch der pneumologischen Onkologie, entwickelte sich erst Anfang der 1970er-Jahre. Die systemische konsequente Chemotherapie der Tuberkulose hatte gerade ihren Siegeszug hinter sich, war aber noch nicht überall etabliert, und die Thoraxchirurgen, die bislang Tuberkulosechirurgie betrieben hatten, widmeten sich inzwischen auch der Operation des Bronchialkarzinoms. Obgleich sie alle primär internistische Pneumologen und keine chirurgischen Fachärzte waren, verstanden sie ihr Handwerk sehr gut, ihre internistische Herkunft machte sie für die interdisziplinäre Kooperation empfänglicher. Aufgrund des Rotationssystems in der Facharztausbildung kannte jeder internistisch-pneumologische Facharzt auch die Möglichkeiten und Probleme der Thoraxchirurgie. Jeder wusste also, was der andere tat und konnte.

Auch war die Strahlentherapie fester Bestandteil des therapeutischen Repertoires [1]. Landauf, landab beklagte man sich zwar über die schlechte onkologische Versorgung in Deutschland, die onkologische Versorgung des Bronchialkarzinoms in den Lungenkliniken war aber nach dem Stand der damaligen Möglichkeiten von hoher Qualität.

Die erste Beschäftigung mit nichttuberkulösen Lungenkrankheiten, also auch mit Bronchialkarzinomen, erfolgte in Heckeshorn bereits ab den 1950er-Jahren mit der Einrichtung einer Geschwulstberatungsstelle (1954) und der Zusammenarbeit mit den Strahlentherapeuten des Rudolf-Virchow-Krankenhauses ab 1962; erste Publikationen erschienen ab Mitte der 60er-Jahre [1]. Als ich 1970 nach Heckeshorn kam, war es üblich, dass die Assistenzärzte an jedem Mittwoch Nachmittag Referate über die jüngsten Arbeiten hielten, die in den medizinischen Fachzeitschriften erschienen waren. Mein erstes Thema war eine Arbeit über neue Möglichkeiten einer zytostatischen Therapie des kleinzelligen Bronchialkarzinoms von der Essener Arbeitsgruppe um Prof. C.G. Schmidt, einem der ersten Onkologen in Deutschland. Cyclophosphamid war am häufigsten in Monotherapie in hohen Dosen mit vielen Nebenwirkungen eingesetzt worden, aber auch Vincristin und Methotrexat hatten Wirkung gezeigt. Wir nahmen dies als Anregung und entschlossen uns, eine *kombinierte Chemotherapie* mit diesen Zytostatika selbst zu versuchen. Die Parallele zur kombinierten Chemotherapie der Tuberkulose hinsichtlich der Vermeidung oder Verzögerung von sekundären Resistenzen war uns durchaus bewusst. Durch Adriamycin als weiteres Medikament gelang etwas später eine zusätzliche Verbesserung der Therapie [2]. So etablierte sich in Heckeshorn relativ früh die kombinierte intermittierende Chemotherapie als regelmäßig eingesetzte Behandlungsmaßnahme. Die Kombination mit der Strahlentherapie als Konsolidierung war ein weiterer wichtiger Schritt. Interaktionen zwischen Strahlentherapie und Adriamycin verstärkten allerdings die Toxizität der Bestrahlung im Sinne gehäufter Strahlenpneumonien, was durch das Schumachersche Regime der hypofraktionierten Strahlentherapie mit hohen Einzeldosen bei uns noch augenfälliger wurde als bei den damals sonst üblichen Strahlentherapieregimen [3].

Etwa zur gleichen Zeit kamen viele Patienten mit *pulmonal metastasiertem Mammakarzinom* in die Lungenklinik, die meist mit wenig Erfolg mit

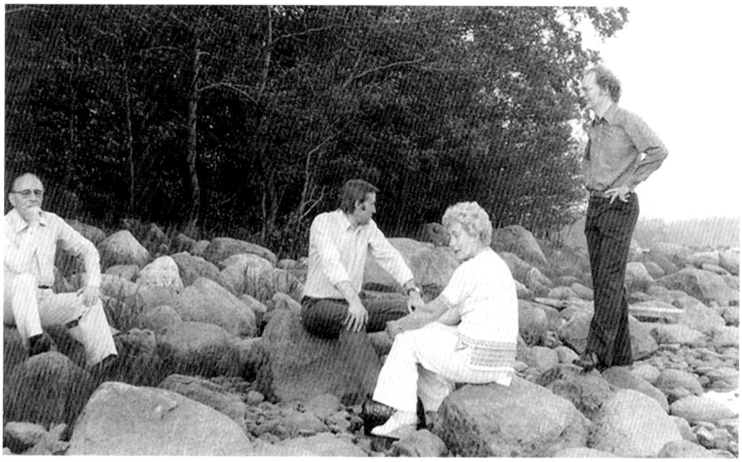

Abb. 3.3.1 Pause während eines Kongresses in Finnland (1978), von links nach rechts Karl Ludwig Radenbach, Robert Loddenkemper, Jutta Mai und Wolfgang Matthiessen (stehend).

oraler Hormontherapie vorbehandelt worden waren. Wir übertrugen unsere frischen Erfahrungen mit der intravenösen kombinierten Chemotherapie des kleinzelligen Bronchialkarzinoms auf das pulmonal metastasierte Mammakarzinom – und waren damit eine Zeit lang paradoxerweise das einzige Zentrum in Berlin, das diese Mammakarzinome konsequent intravenös zytostatisch behandelte. Da die pulmonale Metastasierung abgesehen von gut erkennbaren Rundherden häufig erst spät erkannt wurde, untersuchten wir die Manifestationsformen und Ausbreitungswege des Mammakarzinoms in der Lunge [4]. Mit dem damals neuen Medikament Adriamycin wurde die Behandlung noch effektiver; regelmäßig wurden Patienten mit metastasierten Mammakarzinomen in Heckeshorn behandelt.

Das junge Gebiet der internistischen Onkologie entwickelte sich natürlich auch in anderen Berliner Kliniken rasch und 1984 erfolgte die Gründung eines Berliner Tumorzentrums, zu dem wir Heckeshorner von Anfang an gehörten.

Beim *nicht kleinzelligen Bronchialkarzinom* waren Operation und Strahlentherapie damals die einzigen Behandlungsmöglichkeiten. Eine kontrollierte Studie aus der Schweiz unter Leitung von Prof. Brunner hatte gezeigt, dass eine postoperative orale zytostatische Behandlung die Operationsergebnisse sogar verschlechterte. Damit war über die Chemotherapie des nicht kleinzelligen Bronchialkarzinoms für lange Zeit ein vernichtendes Urteil gesprochen. Dies änderte sich erst, als mit Ifosfamid ein neues Derivat der Oxazaphosphorine auf den Markt kam, das offensichtlich auch bei dieser Tumorform wirksam war; es war allerdings erst breit anwendbar, nachdem passende Antiemetika gefunden worden waren. Dies war ein wesentlicher Fortschritt, weil dadurch das Odium der „Vergifter" von den zytostatisch behandelnden Ärzten genommen und die Skepsis der Kollegen uns gegenüber abgemildert wurde, denn es war keineswegs unumstritten, den Patienten eine Zytostase anzubieten. Durch die Kombination mit Adriamycin und später den Derivaten der Vinkaalkaloide und der Phosphodiisomerasehemmer (Vindesin, Vinblastin) stand eine wirksame zytostatische Therapie des nicht kleinzelligen Bronchialkarzinoms zur Verfügung, allerdings reichte die Wirksamkeit lange nicht an die der Chemotherapie des kleinzelligen Karzinoms heran.

Wer die Zytostase als Behandlungsmöglichkeit der Bronchialkarzinome erwog und Patienten entsprechend behandelte, musste sich notgedrungen auch mit der *Palliativtherapie*, und vor allem der Schmerzbehandlung im Finalstadium der Patienten auseinander setzen. Lange bevor eine orale Opiatbehandlung allgemein anerkannt und üblich war, haben wir diese angewandt. Neben der kurzen Wirkdauer mit vielen Einzeldosen pro Tag (z. B. Polamidon-Tabletten) machte auch das Betäubungsmittelgesetz Probleme, da auf *einem* Rezept immer nur die maximale Tagesdosis des Opiats rezeptiert werden durfte. Wegen eines zu geringen Umsatzes wurden dann orale Opiate sogar aus dem Handel genommen. Schließlich wurde das Problem von einigen Anästhesiologen aufgegriffen, die Deutschland auf schmerztherapeutischem Sektor als onkologisches Entwicklungsland einstuften. Endlich wurde die insuffiziente Schmerzbehandlung allgemein anerkannt, das Betäubungsmittelgesetz revidiert und Anfang der 1980er-Jahre kamen neue orale Opiate auf den Markt.

Aus der klinischen Tuberkuloseforschung waren den Pneumologen kontrollierte klinische Prüfungen geläufig. Insbesondere Prof. Radenbach, der Chefarzt der Inneren Abteilung, hatte sich auf diesem Gebiet große Verdienste erworben und maßgebliche Studien über die WATL (Wissenschaftliche Arbeitsgemeinschaft für die Therapie von Lungenkrankheiten) initiiert und geleitet. Wir versuchten diese Methode auch auf die noch in den Kinderschuhen steckende klinische Onkologie anzuwenden, z. B. mit der kontrollierten klinischen Prüfung zur *Therapie des metastasierten Mammakarzinoms* an verschiedenen Berliner Kliniken mit onkologischen Abteilungen. In mehreren Untersuchungen konnten wir die Problematik einer Strahlensensibilisierung durch Zytostatika in Kombination mit Strahlentherapie belegen.

Mit unserem Antrag an das Bundesforschungsministerium für eine kontrollierte klinische Prüfung zur postoperativen adjuvanten zytostatischen Therapie des nicht kleinzelligen Bronchialkarzinoms mit Adriamycin und Ifosfamid waren wir 1985 offensichtlich noch zu früh, obwohl wir die Effektivität dieses Chemotherapieregimes vorher beim metastasierten nicht kleinzelligen Karzinom belegt hatten. Der Antrag wurde als bedenklich und nicht durchführbar abgelehnt und auch im eigenen Haus gab es Probleme bei der Aufklärung der Patienten über die Randomisierung, da die Patienten mit einer Zufallszuteilung zur Gruppe der nur Resezierten oder der zusätzlich adjuvant Behandelten nicht einverstanden waren. Die Zeit war offenbar noch nicht reif für einen solchen Therapieansatz.

Der Weg zu einer modernen Onkologie war angesichts einiger Hindernisse und Widerstände, auch unter den Kollegen, nicht einfach. Wir waren von einer Begeisterung für die Sache getragen und haben uns manchmal auch verbissen vorwärts gekämpft; für das ein oder andere früh erkannte Problem fanden wir angemessene Lösungen. Um unser Wissen in wissenschaftliche Arbeiten von Rang umzusetzen, fehlte es allerdings in einer auf die Versorgung der Patienten orientierten Klinik oftmals an Arbeitszeit und Ressourcen.

Das Heckeshorner onkologische Konzept wurde 1998 in einem Buch ausführlich und unter Beteiligung aller Fachrichtungen dargestellt [5].

Literatur

1 Loerbroks B, Schumacher W. Behandlungsergebnisse und intrathorakale Strahlenreaktionen bei der Therapie des Bronchuscarcinoms mit schnellen Elektronen. I. Behandlungsergebnisse. II. Strahlenreaktionen. Beitr. Klin. Tuberk. 1965; 131: 131–143, 144–167

2 Matthiessen W, Pochhammer KF. Neuere Aspekte der internistischen Therapie des Bronchialkarzinoms. In: Fetzer J, Füllenbach D, Gabel H (Hrsg.). Adriamycin – Neue Möglichkeiten der Chemotherapie: Solide Tumoren, Hämoblastosen. Freiburg: Kehrer 1977: 137–145

3 Matthiessen W. Verminderte Strahlentoleranz des Lungengewebes unter kombinierter Bleomycin-Betatronbestrahlung des differenzierten bronchogenen Plattenepithelkarzinoms. In: Forschbach G (Hrsg.). Fortbildung in Thoraxkrankheiten, Bd. 8. Stuttgart: Hippokrates-Verl. 1978: 83–97

4 Matthiessen W, Pochhammer KF. Manifestationsformen des intrathorakal metastasierten Mammakarzinoms. Med. Klin. 1977; 72: 406–409

5 Loddenkemper R (Hrsg.). Das Bronchialkarzinom und andere bronchopulmonale Tumoren. Stuttgart: W. Kohlhammer 1998

Wir berichten Ihnen über

Herrn Priv.-Doz. Dr. med. W. MATTHIESSEN

geb. 7.6.1940, der sich vom 2.1.1971 bis zum 15.7.1992 in unserem Hause befand.

Diagnosen (Zustand nach 21 Jahren Heckeshorn):
- Rezidivgefährdung
- schwerer CT-Abusus mit gelegentlicher Entzugssymptomatik
- beginnende MRT-Abhängigkeit

Der Patient wurde erstmals 1970 in unserem Hause vorstellig, wo anläßlich einer Patienten-Vorstellung bereits erste Hinweise auf einen schweren Röntgenbildabusus auffielen. Es ließen sich zum damaligen Zeitpunkt bereits erste schwere psychische Erregungszustände beim Anblick von Röntgenbildern erkennen. Aus der Alt- und Privatanamnese des Patienten ist auch schon ein gewisser Hang zu photographischen Abbildungen bekannt.

Sozialanamnese: In Köln geboren, soll der Patient ein medizinisches Studium in Marburg begonnen haben. Eine gewisse frühe Unstetigkeit läßt der Umstand erkennen, daß der Patient mehrfach seinen Studienort wechselte und über Kiel und Wien schließlich in Freiburg sein Examen gemacht hat. Auch in den nächsten Jahren hat sich diese Tendenz fortgesetzt, wobei es Herrn Matthiessen zunächst nach Berlin trieb (1968!), wohin er nach kurzem Zwischenaufenthalt in Essen 1969 wieder zurückkehrte. Auch beruflich ist aus den Anfangsjahren eine gewisse Flatterhaftigkeit zu erkennen, da der Patient, zunächst pädiatrisch interessiert, in der Kinderklinik im Wedding seine Arbeit aufnahm und während des erwähnten Aufenthaltes in Essen eine Stelle als Pathologe annahm. Diese hat er jedoch nach kurzer Zeit – wahrscheinlich wegen Mangel an Röntgenbildern – aufgegeben. Es folgte eine kurze Berufsepisode im Krankenhaus Am Kreuzberg, von wo aus er – wie bereits oben erwähnt – anläßlich einer Patientenvorstellung den ersten Kontakt mit unserem Hause aufnahm. In diesem Ereignis sehen wir retrospektiv den Auslöser für die schwere Röntgen- und CT-Abhängigkeit sowie den Morbus Heckeshorn.

Beurteilung und Verlauf: Nachdem zu Beginn des Aufenthaltes in unserem Hause zunächst eine ausgeprägte Affinität zu Infektionskrankheiten auffiel, folgten im späteren Verlauf auch Phasen, in denen sich Herr Matthiessen vorwiegend mit malignen Erkrankungen beschäftigte.

In beiden Fällen war von Anfang an die Fixierung auf bildgebende Verfahren auffällig, wobei er sich bei Beschäftigung mit diesen zum Teil in euphorische Erregungszustände steigerte. Aus seiner privaten Beschäftigung mit archäologischen Fragestellungen läßt sich die Tatsache erklären, daß Herr M. gerade alte Röntgenbilder bevorzugte.

Von Mitarbeitern wird immer wieder berichtet, daß er wiederholt nach Röntgenverläufen und alten CT-Aufnahmen verlangte. In solchen Situationen kam es immer wieder zu Unruhezuständen, Blutdruck- und Pulsanstiegen sowie einem leichten Tremor.

Nach erstem Kontakt mit der Strahlenabteilung des Rudolf-Virchow-Krankenhauses hatte sich diese Symptomatik noch verstärkt. In diesem Zusammenhang ist wohl auch die Fixierung auf die sogenannten Sidos-U-Pläne zu sehen, auf die der Patient immer wieder zu sprechen kommt. Wir empfehlen, wenn das Thema auf das sog. „Eckenphänomen" kommt, den Patienten nicht mit Widersprüchen zu beunruhigen.

Die schwere Entzugssymptomatik des Patienten wird durch die Tatsache unterstrichen, daß Herr Matthiessen wiederholt versucht hat, sich mehrjährige CT-Verläufe zu verschaffen.

Nachdem sich der Zustand von Herrn Matthiessen auf hohem Niveau stabilisiert hat, können wir ihn am 15.6.1992 in Ihr Haus verlegen. Wir möchten jedoch auf den Umstand hinweisen, daß sich in Ihrer näheren Umgebung keine CT-Anlage sowie keine Nuklearmedizinische Abteilung befindet, so daß mit einem schweren Röntgenbild- und CT-Entzug gerechnet werden muß. Gegebenenfalls würden wir den Patienten zu einer erneuten weiteren Betreuung wieder in unser Haus aufnehmen.

Für die Anfangszeit des Aufenthaltes bei Ihnen empfehlen wir jedoch wöchentliche Vorstellungen zu unserem beliebten Studentenunterricht oder in der Geschwulstberatung.

Medikation: Im Anfall hohe Dosen von CT-Bildern (optische Anwendung).

Wir bedauern die Aufnahme von Herrn Matthiessen durch Ihr Haus.

3.4 Wie kommt man nach Heckeshorn?

Monika Serke
(Assistentin von 1979 bis 1981, Onkologin von 1992 bis heute)

Teil I (1979 – 1982):
Wie kommt man 1979 nach Heckeshorn?

Meine Dissertation hatte ich in der „Asthma-Poliklinik" unter Prof. Kunkel, damals im „alten Virchow-Klinikum", angefertigt. Wir behandelten dort viele Patienten mit Allergien der oberen Atemwege und Asthma-Patienten, die immer wieder die Lungenklinik Heckeshorn erwähnten. Dies schien eine hoch kompetente *Lungeninsel* weitab von der Stadt zu sein, häufig bei schwersten Fällen indiziert. Offenbar wurde dort gute Lungenmedizin gemacht, ein wenig von Thomas Manns „Zauberberg-Atmosphäre" schimmerte bei den Erzählungen allerdings durch.

Auf Stellensuche nach dem Examen bewarb ich mich u. a. in Heckeshorn. Das Vorstellungsgespräch bei Prof. Brandt hatte es in sich: Ein Schiller-Zitat konnte ich nicht sofort flüssig fortsetzen, auch das folgende Goethe-Zitat und ein Statement zur aktuellen Situation von Theater und Politik in Berlin gelangen nicht reibungslos … letztlich konnte ich mit meiner Querflöte und mit einem Konzert in der Philharmonie punkten und wurde eingestellt. Brandt erwies sich dann als ein auch pneumologisch wohlinformierter, Ideen sprühender Chef.

Vor allem die ersten Jahre waren hoch informativ und die Stationsärzte halfen der jungen Kollegin, sich schnell einzuarbeiten und Handlungsfähigkeit und Verantwortlichkeit zu lernen. Die Stationsschwester Christa hatte alle Fäden in der Hand: Sie wusste über alle und alles Bescheid und war Herrscherin über die Station inklusive Essenswagen, aus dem sie mit der Kelle den Patienten das Essen nach Wunsch und Bedarf zuteilte – manchmal auch uns Ärzten. Auch gemeinsame Frühstücke boten Gelegenheit zu Gesprächen.

Vor den *Chefvisiten* einmal pro Woche verteilte die Stationsschwester die Röntgentüten am Fußende des Bettes, die Bilder wurden bei Bedarf aus der Tüte gezaubert. Wir jungen Kolleginnen standen vor der Chefvisite entweder mit Kamm und Bürste vor dem Spiegel oder lasen nochmals die wesentlichen Dinge nach, um am Bett alle Fragen beantworten zu können.

Auch mein weibliches Rollenverhältnis in der Medizin wurde hier geprägt: Oberärztin Mai setzte sich durch in der Endoskopie und auf der Station. Eine Kollegin mit vier Kindern war als Stationsärztin tätig und brachte Familie, Beruf und Facharztausbildung gut unter einen Hut, damals keine Selbstverständlichkeit!

Die *Endoskopie* wurde von den Oberärzten erledigt, vor allem die starre Bronchoskopie. Der Untersucher oder die Untersucherin, auf einem hohen Drehschemel thronend, schob beeindruckend große Geräte in eng erscheinende Luftwege und entnahm Proben. An einer „Teaching"-Optik konnte

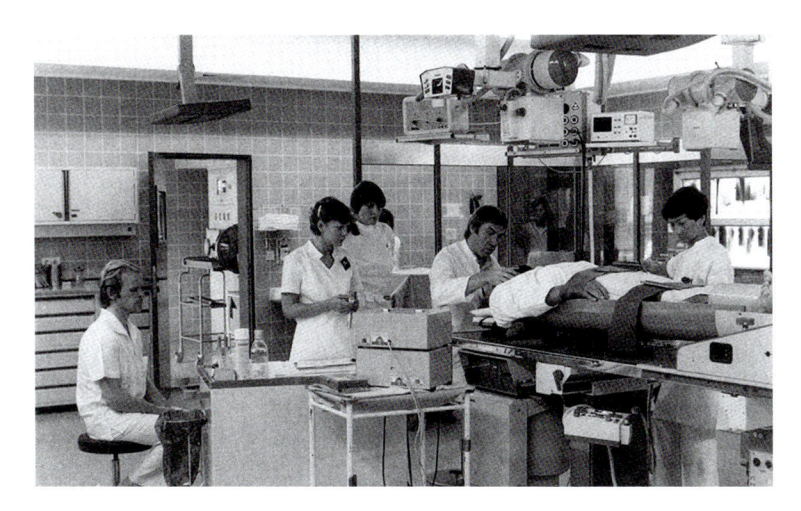

Abb. 3.4.**1** Robert Loddenkemper während der Bronchoskopie, rechts Dr. Jarmila Zschau-Volansky (Oberärztin Anästhesie), ganz links Heinz Sawitzki (leitender Endoskopiepfleger).

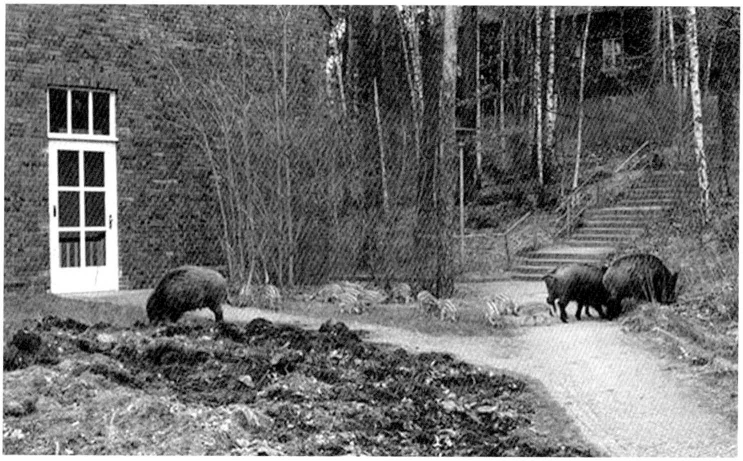

Abb. 3.4.2 Wildschweine mit Frischlingen vor dem Hörsaal (Foto: Thomas Hochmuth).

man zusehen, aber vor Ehrfurcht erstarrt sah ich selten etwas. Die pneumologische *Intensivstation* war als EDV-gestützte Station mit zentraler Monitorüberwachung neu eingerichtet. Hier wurde nach Herzenslust verkabelt und monitoriert. Es herrschte ein beeindruckendes Kabelwirrwarr, neben Brandt bedienten der Physiker Dr. Joachim Bender und der damalige Oberarzt Dr. Robert Loddenkemper virtuos Geräte und Monitore. Sie interpretierten Beatmungs-, Druck- und EKG-Kurven und perfektionierten die Beatmungsmedizin.

Für den „Hausdienst" nutzten wir ein Bereitschaftszimmer in einem der kleinen Backsteinhäuser und betreuten das Diagnostikum, das alte Haus C (heute Haus K) und die „Baracken", also die Flachbauten 1 bis 5. Das waren lange Wege, die man als junge Assistentin auch nachts und sonntags (damals natürlich über 24 Stunden) zurücklegte. Einmal wäre ich vor Schreck fast gestorben, als nachts auf dem Weg zur Station 5 plötzlich aus dem Nichts ein großes dunkles Wesen auftauchte: Es war ein Reh. Auch der Gang zum weit abseits gelegenen Laborgebäude, in das man nächtliche Blutkulturen tragen musste, wurde zur Mutprobe.

Im Sommer lagerten die Patienten und ihre Angehörigen häufig auf großen Decken weit verteilt im Gelände und an Sonntagen musste ich oft einige Picknickdecken absuchen, um einen meiner Patienten zu finden.

Freitags fand von 14 bis 15 Uhr die *Pathologiekonferenz* statt, die „kalte Platte", auf der die Sektionen der letzten Woche demonstriert wurden. Ich bedaure die Kollegen von der onkologischen Station, die nach „geheimnisvollen" Chemotherapien Verläufe von dennoch verstorbenen Patienten schilderten. Die Onkologie, die damals in den Stationen 1 bis 5 praktiziert wurde, wirkte auf Unbeteiligte damals eher experimentell.

Im April 1981 wechselte ich zu meinem Doktorvater an die Asthma-Poliklinik. Nach den Etappen Allergologie, Innere Medizin, Hämatologie/Onkologie, Heirat, zwei Kinder und Beginn in der Sozialmedizin bekam ich 1992 das Angebot, als Oberärztin in der pneumologischen Onkologie die Nachfolge von Wolfgang Matthiessen anzutreten, der als Chef nach Coswig gewechselt war.

Teil II: Onkologie 1992 bis heute

Die Lungenklinik hatte sich mittlerweile gewandelt: Der Neubau der Thoraxchirurgie war fertig, es gab eine neue Generation von Chef- und Oberärzten und eine neue strukturelle Aufteilung der Abteilungen. Die Stationsschwester war noch da, allerdings mit kürzerer Arbeitszeit und aus dem Essenswagen mit individueller Zuteilung war ein Tablettsystem geworden. Die Kommunikation zwischen Ärzten und Schwestern erfolgte jetzt über gemeinsame Visiten und auch über Planetten und gezogene Reiter (d.h. Krankenakten).

In der Endoskopie war die flexible Bronchoskopie eingezogen, man konnte beim wachen Patienten untersuchen und auf dem Monitor die Untersuchung verfolgen. Das geheimnisvolle Hantieren im Inneren des Patienten war zu einer leicht zu beobachtenden Technik geworden und weniger ehrfurchtgebietend.

In meinem Tätigkeitsschwerpunkt *Onkologie* stieg ich nun von der kurativen Hochleistungshämatologie auf die überwiegend palliative Therapie des Lungenkrebses um. Die Chemotherapie war ein etabliertes Therapieverfahren geworden. Ich erinnere mich an Reihen von BHL-Tomografien (Bronchus-Hilus-Lunge), die wir mit Eifer interpretierten, um Tumorstrukturen als Therapiekontrolle zu erkennen und zu beurteilen. In der Bildgebung hielten die ersten CTs Einzug.

Die Patienten bekamen Chemotherapien über mindestens fünf Tage und blieben häufig über einige Zyklen für einige Wochen stationär. Wir kannten daher unsere Patienten gut und betreuten sie während ihres gesamten Tumorverlaufs, anfangs mit Chemotherapie, später mehr in palliativ-lindernder Absicht bis hin zur Sterbebegleitung. „Einmal Heckeshorn, immer Heckeshorn" war ein Motto, das für viele galt.

Die in der Lungenklinik so homogenen Patientengruppen mit Lungenkarzinomen eigneten sich optimal für die vielen großen multizentrischen *Studien*, ein „Studienarzt" war allein für die Betreuung der Studien zuständig. Die Patienten lernten, dass sie nicht als „Versuchskaninchen" galten, sondern die Möglichkeit bekamen, unter optimalen Bedingungen Zugang zu neuen Medikamenten oder Therapieverfahren zu erlangen. Auf diese Weise konnten Patienten bei uns schon sehr frühzeitig mit neuen Medikamenten (z. B. Alimta beim Pleuramesotheliom, Docetaxel oder Tyrosinkinase-Hemmer) in der Zweitlinientherapie behandelt werden, bevor dies allgemeiner Therapiestandard wurde.

Im Laufe der Jahre verkürzte sich die Liegezeit der Patienten aufgrund von verkürzten Chemotherapien. Unser Ehrgeiz bestand darin, tumorbedingte Komplikationen rechtzeitig zu erkennen und zu vermeiden, wir optimierten die Schmerz- und Sauerstofftherapie, wenn notwendig. Dies veränderte den Charakter der onkologischen Station von einem familiären längerfristigen Aufenthalt hin zu einer effizienten *Chemo-, Notfall- und auch Palliativstation*. Nach wie vor kamen die Patienten bei Verschlechterungen zu uns, viele Patienten erlebten mit ihren Angehörigen bei uns ihre letzten Tage und Stunden, was heute Palliativtherapie genannt wird. Nicht zuletzt unser engagiertes, überwiegend aus koreanischen Schwestern bestehendes, sehr patienten- und pflegeorientiertes Team erleichterte den Patienten ihre schwierige Situation.

In den letzten Jahren ergaben DRGs (diagnosis related groups, d. h. Honorierung nach Diagnosen und nicht nach Liegetagen) und auch der Wechsel zu einem Klinikkonzern neue Aspekte: Zufriedene Patienten sollten sich auch betriebswirtschaftlich in Bettenbelegung und Fallzahlen niederschlagen, die Dokumentationsarbeit nahm zu und auch die viel kürzere Liegezeit bedeutete bei gleicher Personalausstattung deutlich mehr Arbeit für die Ärzte. Aus dem Studienarzt wurden zwei „Study Nurses". Viele Patienten fragen mittlerweile – mit Internetausdrucken in der Hand – nach neuen Studien und neuen, auch experimentellen Therapieoptionen. Glücklicherweise konnte die *Psychoonkologie* etabliert werden, anfangs konsiliarisch, inzwischen über eine fest angestellte Psychoonkologin, die uns in der professionellen psychologischen Betreuung der Patienten bei Diagnostik und Therapie bösartiger Lungenkrankheiten unterstützt. Ins Klinikum Emil von Behring wollen wir als komplette Lungenklinik einziehen und den Fundus der Erfahrungen einer „Spezialklinik im Walde" in ein großes Haus integrieren, ohne unser Spezialistentum aufgeben zu müssen.

3.5 Die Geschwulstberatungsstelle – Anlaufstelle für alle Ratsuchenden

Gespräche mit Dr. Ingrid Broll und Dr. Nicolas Schönfeld, aufgezeichnet von Vera Seehausen

1954 wurde die Geschwulstberatungsstelle in Heckeshorn eingerichtet, damals noch unter dem Namen „Krebsberatungsstelle für Bronchuskarzinom". Als bezirkliche Beratungsstelle im Rahmen des öffentlichen Gesundheitsdienstes war sie zwar dem Gesundheitsamt Zehlendorf unterstellt, stand aber zugleich unter der dienstlichen und fachlichen Aufsicht des Landestuberkulosekrankenhauses Heckeshorn, d. h. seit 1964 der Diagnostischen Abteilung von Chefarzt Dr. Hans-Jürgen Brandt. Ihre Sonderstellung, die enge Anbindung an eine Fachklinik und die Spezialisierung allein auf „Geschwülste im Brustkorb", stand immer wieder zur Disposition und musste dem Bezirksamt gegenüber gerechtfertig werden.

Die Heckeshorner Geschwulstberatung – im Klinikjargon kurz „GB" genannt – wurde schnell zu einer stark in Anspruch genommenen diagnostischen Anlaufstelle mit steigenden Patientenzahlen.

Seit 1964 war sie mit einer halben Arztstelle besetzt, bereits zwei Jahre später beantragte Brandt

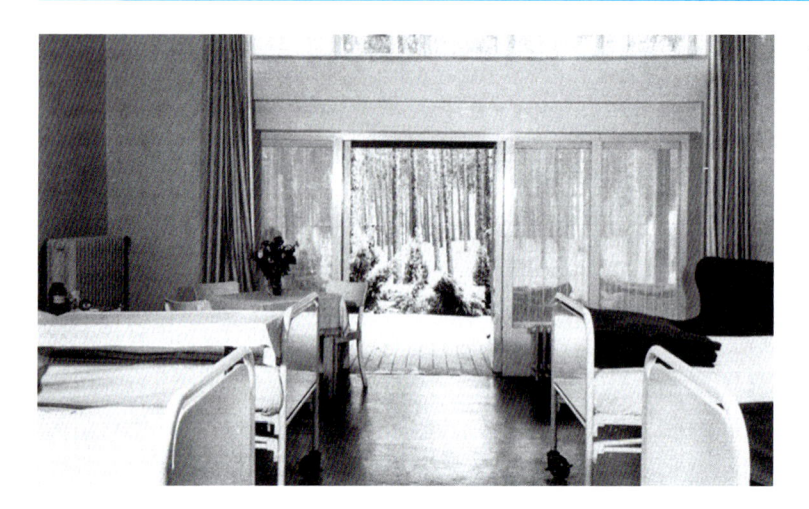

Abb. 3.5.1 Blick aus einem der Krankenzimmer in den Flachbauten (Pavillons).

die Aufstockung auf eine volle Obermedizinalratsstelle, da wegen der steigenden Patientenzahlen die personelle Kapazität nicht mehr ausreiche und die Erfahrung gezeigt habe, dass die „ärztliche Tätigkeit in der GB … nur durch einen erfahrenen und routinierten Facharzt für Lungenkrankheiten ausgeübt werden kann", denn die meisten Patienten hatten bereits niedergelassene Fachärzte aufgesucht und wurden von diesen zur weiteren Untersuchung Heckeshorn zugewiesen.

Die beantragte Vollzeitstelle übernahm zum 1.1.1971 Dr. Wolfgang Hoffmann (1923–1979), der bis dahin die halbe Stelle in der GB innegehabt hatte. Das Konzept der GB sah vor, dass deren Leiter oder Leiterin in den Klinikalltag integriert war, d. h. oberärztlichen Dienst auf der Station leistete, an den klinischen und theoretischen Konferenzen teilnahm und sich an der chef- bzw. oberärztlichen Rufbereitschaft beteiligte. Gleichzeitig konnte die GB auch auf Ressourcen des Hauses zurückgreifen, z. B. auf die Assistenz bei Narkose-Bronchoskopien und Vertretung im Falle von Krankheit bzw. Urlaub. Ca. 70 % der Arbeitszeit galt der Geschwulstberatung, 30 % dem klinischen Betrieb von Heckeshorn.

Nach dem Tod von Hoffmann 1979 übernahm Dr. Ingrid Broll, die bereits seit 1970 in Heckeshorn arbeitete, die Geschwulstberatung (bis zu ihrer Pensionierung 1996). Den personellen Wechsel nahm der Bezirk zum Anlass, die Zuständigkeiten und den Sonderstatus der GB erneut zur Diskussion zu stellen. Vor allem ging es um die Spezialisierung und enge Anbindung an Heckeshorn, konkret um die ausschließliche Beschäftigung „mit Geschwülsten im Bereich des Brustkorbs" und die Konzentration auf „prästationäre Diagnostik und poststationäre Überwachung von Geschwulstkranken der Lungenklinik Heckeshorn". Brandt stellte die fachliche Notwendigkeit einer engen Zusammenarbeit und den Status der GB als „selbstständigen Funktionsbereich" innerhalb der Diagnostischen Abteilung heraus. – Die Frage, „inwieweit die Geschwulstberatungsstelle Heckeshorn in der bisherigen Form weiterbetrieben werden kann", war damit fürs erste vom Tisch.

Gerade in den ersten Jahren kamen die Patienten nicht nur aufgrund von Zuweisungen durch niedergelassene Ärzte, sondern vielfach auch über die bezirklichen Tbc-Fürsorgestellen zur Geschwulstberatung. Bereits Mitte der 1960er-Jahre waren nur noch 50 % der Neuaufnahmen Tuberkulosefälle, der Anteil an Krebserkrankungen überwog und stieg an bis auf 80 %. Sowohl bei den tuberkulösen als auch bei den Krebserkrankungen führten die verbesserten Behandlungsmethoden und -bedingungen zu einer intensiveren und längeren Betreuung in der Nachbeobachtungszeit bzw. Nachsorge, die ebenfalls von der GB durchgeführt wurde.

Oft kam der Patient mit einem Brief des zuweisenden Arztes in die GB-Sprechstunde. Es folgte eine erste Anamnese, nach Bedarf wurden auch neue Untersuchungen (Röntgen, Lungenfunktionsleistungen) vor Ort angeordnet oder auch Röntgenbilder von anderen Kliniken angefordert. Der voruntersuchte Patient wurde erforderlichenfalls auf die zuständige Abteilung verwiesen und ggf. stationär aufgenommen; bei richtiger Vordiagnose konnten so zwei bis vier Liegetage eingespart werden.

An einem schönen Sommertag hatten gleich drei bis vier Patienten eine nahezu ähnliche „Störung" auf dem Röntgenbild: eine ungewöhnliche, nicht weiter diagnostizierbare Verschattung … bis sich dann herausstellte, dass sich eine Marienkäferplage bis in den Röntgenapparat „vorgearbeitet" hatte, ein Marienkäfer also das immer gleiche Bild verursachte.

Den weiteren Behandlungsverlauf konnte die GB durch die Teilnahme an den regelmäßigen ärztlichen Konferenzen, vor allem mit den Strahlentherapeuten, verfolgen; der direkte Kontakt mit dem Patienten erfolgte erst wieder bei der Entlassung und Nachsorge. Die GB erstellte auf Basis der Krankenakte und des Entlassungsbriefes der Station einen abschließenden Bericht, den der Patient am gleichen Tag zusammen mit dem Arztbrief erhielt.

Analog zu den früheren Tuberkulosepässen wurden für die Krebspatienten Chemotherapiepässe ausgestellt, in denen die Medikation und notwendigen Nachkontrollen verzeichnet wurden. Sie bildeten die beste Grundlage für eine sorgfältige Nachsorge, zu der die Patienten von der GB einbestellt wurden. Vordiagnose und Arztgespräch nahmen häufig viel Zeit in Anspruch, die GB war auch eine erste Anlaufstelle für die Ängste und Probleme der Patienten. Unterstützt wurden die Patienten auch von den Sozialarbeiterinnen der bezirklichen Fürsorgestellen. In der Geschwulstberatung selbst waren neben der leitenden Ärztin in der Regel zwei Arzthelferinnen tätig, auch die vom Bezirk getragene Ausbildung zur Arzthelferin (heute: medizinische Fachangestellte) kann bis dato dort absolviert werden.

Die Geschwulstberatungsstelle hat trotz der Spezialisierung bis in die Gegenwart den grundlegenden Charakter einer frei zugänglichen Beratungsstelle gewahrt, d. h. jeder Ratsuchende kann sich auf eigenen Wunsch oder auf Vermittlung eines Arztes untersuchen und beraten lassen, sei es zur Vorsorge, zur Beurteilung bereits erhobener Befunde oder zur Nachsorge. Die Einrichtung war und ist als erste fachkundige Anlaufstelle für neue Patienten dabei auch eine kostengünstige Einrichtung, da die Vordiagnostik entweder eine stationäre Aufnahme vermeiden oder die Liegezeit verkürzen konnte. Auch die zuweisenden niedergelassenen Ärzte sehen den Vorteil einer mit dem Zentrum verbundenen Beratung und dann ggf. weiteren Einweisung in die Klinik, ohne dass die Anbindung ihres Patienten an die eigene Praxis dadurch gelockert wird.

Mit der Wende 1989/90 stiegen zwar die Patientenzahlen in der GB an (durch Zuwachs aus dem Ostteil Berlins und aus dem Umland), der Status der GB stand jedoch trotzdem abermals zur Diskussion, letztendlich mit dem Ergebnis, dass weder der Bezirk noch der Berliner Senat die weitere Finanzierung übernahm. Nicht berücksichtigt wurde dabei, dass das Angebot der Geschwulstberatung eine subsidiäre Leistung für Vorsorgewillige als auch (und vor allem) für Krebspatienten erbrachte, die kaum an anderer Stelle so ausführlich beraten werden konnten. Weil sowohl die Krankenhausärzte als auch die Krankenhausträger und Zuweiser vom besonderen Wert der Institution überzeugt waren, übernahm die Klinik ab 2003 schließlich ganz die Finanzierung der Beratungsstelle. Seit 1996 wird die GB von den Ärzten der Pneumologischen Abteilung II durchgeführt (Dr. Monika Serke, Dr. Nicolas Schönfeld und Kollegen). Nach Zusammenlegung der beiden pneumologischen Abteilungen im Jahr 2006 wurde die Beratungsstelle organisatorisch in eine umfassende Anlaufstelle der Lungenklinik für alle komplementären Leistungen zur vollstationären Versorgung (vor- und nachstationäre Untersuchungen, ambulante Patienten) integriert.

Ein besonderes Anliegen von Dr. Ingrid Broll war der Arbeitskreis Rauchen und Gesundheit, den sie initiierte und der sich für rauchfreie Krankenhäuser, Entwöhnungskurse und allgemeine Antirauchkampagnen einsetzte, z. B. auch in Schulen. Inzwischen ist diese Initiative, in der sich auch Mitarbeiter des Gesundheitsamtes, Lehrer, Ärzte und andere Berufsgruppen engagierten, übergegangen in die Kampagne „Rauchfrei in Berlin".

In Heckeshorn selbst konnte sie ihr Anliegen „rauchfreies Krankenhaus" kaum durchsetzen, nicht allein wegen ihrer vielen rauchenden Kollegen, die den Zusammenhang zwischen Rauchen und Lungenfunktion nicht ausreichend wahrnehmen, sondern auch aus der ärztlichen Skepsis heraus, dass die zumeist rauchenden Patienten nicht so schnell entwöhnt werden können. Brolls vorbildliches Engagement fand später seine Fortsetzung in der Beteiligung der Klinik an verschiedenen Initiativen, darunter die Teilnahme an der bezirklichen Kampagne „Leben ohne Qualm" und die Schaffung mehrerer rauchfreier Stationen (2004), der Beitritt zum Deutschen Netz rauchfreier Krankenhäuser, die Initiierung der Projektinitiative des Tumorzentrums Berlin zur Raucherprävention bei Schülern (2006) sowie indirekt – über das politische Engagement des Heckeshorner Arztes Dr. Nicolas Schönfeld – die erfolgreiche Antragstellung der bündnisgrünen Fraktion im Abgeordnetenhaus, dass alle Berliner Krankenhäuser per Gesetz rauchfrei werden müssen (Umsetzung bis Ende 2007).

Raucher-Sprüche

„Rauchen ist nur was für Gesunde."
Hans-Jürgen Brandt

„Rauchen muss ich, wenn ich schon so krank bin."
Patient

„Heckeshorn ist die einzige Kneipe Berlins, in der Röntgenbilder gezeigt werden."
Allgemeines Urteil über Heckeshorn

„In der einen Hand die Zigarette, in der anderen das Sektglas – wie soll ich da noch bronchoskopieren?"
Jutta Mai

„Haben Sie schon mal einen Wegweiser gesehen, der mitgeht?"
Das war Brandts Reaktion auf die Kritik eines Patienten, der ihm vorhielt, er als Raucher könne nicht glaubhaft Nikotinverzicht von seinen Patienten verlangen.

Mehr als unklug ist es, wenn Patienten trotz Lungenemphysem oder COPD weiterrauchen. Lebensgefährlich und hochexplosiv ist es allerdings, mit Sauerstoffmaske zu rauchen.

Auch Patienten mit Trachealkanüle ließen sich nicht abhalten – sie hielten einfach ihre Kanüle zu und pafften weiter.

Bräunlich verfärbte bis verkohlte Nachttischschubladen – zweckentfremdet als Aschenbecher – traten vermutlich gerade in Lungenkliniken wie Heckeshorn gehäuft auf.

3.6 Die interdisziplinäre Zusammenarbeit der Lungenklinik Heckeshorn mit der Strahlenklinik des Rudolf-Virchow-Krankenhauses

Karin Koch, Jürgen Pannhorst, Bodo Theophil

Der Beginn der Zusammenarbeit

1962 wurden wöchentliche Tumorkonferenzen in der Lungenklinik Heckeshorn zur interdisziplinären Behandlung der Bronchialkarzinome und anderer bronchopulmonaler Tumoren gemeinsam mit den Strahlentherapeuten des Rudolf-Virchow-Krankenhauses eingeführt. Prof. Dr. Karl-Ludwig Radenbach, Prof. Dr. Hans-Jürgen Brandt und Prof. Dr. Werner Schumacher etablierten eine langjährige enge Zusammenarbeit, die auf klinischem und wissenschaftlichem Gebiet höchst erfolgreich war und bis heute ist.

Die Strahlentherapie im Rudolf-Virchow-Krankenhaus

Die Entwicklung des Strahleninstituts im Rudolf-Virchow-Krankenhaus ist ein Beispiel für das Zusammenwirken von Patientenversorgung, wissenschaftlichem Denken und forschender Tätigkeit. Schumachers Name steht in direkter Folge von Prof. Levy-Dorn, Dr. Bucky und Prof. Cramer, dessen Nachfolge er nach der Teilung des Zentralen Strahleninstituts für die Abteilung Strahlentherapie und Nuklearmedizin antrat.

Im April 1968 wurde die neue Strahlenklinik mit drei Krankenstationen und 80 Betten in Betrieb genommen. Schumacher hatte eine Institution geschaffen, die über alle modernen Möglichkeiten auf dem Gebiet der Krebsbekämpfung mit Radionukliden und perkutaner Strahlentherapie verfügte, bereits seit 1961 ein 35-MeV-Betatron und bald auch ein zweites 45-MeV-Betatron besaß. Bis 1986 hatte Schumacher (1920–2000) die Leitung der Klinik inne, sein Nachfolger wurde Prof. Dr. med. Dr. h. c. Roland Felix. Die Strahlenklinik wurde zur „Klinik für Strahlenheilkunde des Campus Virchow-Klinikum der Charité – Universitätsmedizin Berlin". Nach den Oberärzten Dr. Bodo Theophil (bis 1978), PD Dr. Karin Koch (bis 1993) und Dr. Jürgen Pannhorst (bis 2001) übernahm Dr. Renate Ulrich die „strahlentherapeutische Betreuung" von Heckeshorn.

Die Tumorkonferenzen in Heckeshorn

Um die Behandlung der an Bronchialkarzinomen erkrankten Patienten durch interdisziplinäre, gemeinschaftliche Entscheidungen zu optimieren, wurde eine in der Lungenklinik Heckeshorn wöchentlich stattfindende Tumorkonferenz unter Beteiligung der Chef-, Ober- und Assistenzärzte aller diagnostisch und therapeutisch tätigen Abteilungen initiiert. Es wurden alle Patienten präsentiert, bei denen eine Strahlentherapie geplant war, Zwischenuntersuchungen gemeinsam bewertet und Ergebnisse der Nachsorgeuntersuchungen vorgestellt (insgesamt zwischen 20 und 40 Patienten). Um die Größe des zu bestrahlenden Zielvolumens und die Strahlendosis wurde gerungen, die Ergebnisse wurden dann sofort diktiert. So erreichten wir eine zuverlässige Dokumentation für die Beurteilung der Behandlungsergebnisse und die Fortschritte der Bestrahlungsmethodik.

In den bis Anfang der 1980er-Jahre nikotinlastigen Konferenzen wurden alle von Schumacher mit Konfekt versorgt, eine Pause mit „Strahlenbrötchen", die Brandt organisiert hatte, ermöglichte Gespräche auch über andere Themen. Anfangs wurden die Patienten, mit Vespertüte und Apfel versorgt, in Bussen der Feuerwehr in das 20 km entfernte „Virchow" zur Bestrahlung gebracht, später erfolgten die Transporte mit Taxis oder seltener mit Krankenwagen. Der neuzeitige, von Schumacher entwickelte Fraktionierungsrhythmus (Verteilung der Einzelstrahlendosis auf eine, höchstens zwei Fraktionen pro Woche) bot hinsichtlich der notwendigen Fahrten von Wannsee zum Wedding eine für die Patienten vertretbare Lösung.

Die wöchentliche Fraktionierung

Die Elektronen des Betatrons konnten Dosisverteilungen erzeugen, die günstiger als die mit Röntgenstrahlen herstellbaren Verteilungen waren. Auf der Basis strahlenbiologischer Erkenntnisse entwickelte Schumacher ein Fraktionierungsschema mit einer einmal wöchentlichen Bestrahlungsdosis von anfangs bis zu 9 Gray, später von 4 bis 5 Gray, z. B. 40 bis 60 Gray in acht bis zwölf Wochen. Es wurde so der Effekt der höheren Einzeldosis bei guter Verträglichkeit des gesunden Gewebes durch die protrahierte Bestrahlungszeit genutzt. Die akute Toxizität war gering, das Myelon wurde nicht mit mehr als 50 % der Maximaldosis belastet, eine erhöhte Rate an Spättoxizitäten konnten wir nicht bestätigen. Durch die längere Behandlungsdauer hatten wir die Möglichkeit, während der Therapie nach Kontrolluntersuchungen eine Zielvolumenverkleinerung durchzuführen, die Gesamtdosis zu überdenken oder auch ggf. die Therapie vorzeitig abzubrechen. Eine von Salazar seit 1982 in den USA durchgeführte Studie konnte unsere Erfahrungen bestätigen: Remissions- und Lokalrezidivraten waren bei der einmal wöchentlichen Bestrahlung gegenüber dem konventionellen Behandlungsschema ähnlich, signifikant besser aber war die Verträglichkeit.

Die Strahlentherapie der Bronchialkarzinome wurde bei uns für alle kurativen Indikationen auch im Rahmen multimodaler Therapiekonzepte konsequent eingesetzt und hatte einen hohen Stellenwert auch in der palliativen Therapie.

Die Brachytherapie

„Brachy" steht für „kurz", Brachytherapie definiert demnach alle Techniken mit Radioisotopen mit weniger als 5 cm Abstand vom Tumor. Schlungbaum, Blum und Brandt berichteten 1962 über die endobronchiale Kleinraumbestrahlung mit 60-Kobaltperlenketten, Schumacher 1974 über die Implantation von 198-Gold-Seeds bei ausgedehnten Tumoren von Thoraxwand und Lunge.

1983 begannen wir mit der endobronchialen High-dose-rate-Afterloadingbestrahlung, die aufgrund hoher Ansprechraten bei guter Verträglichkeit ein integraler Bestandteil im Gesamtbehandlungskonzept beim Bronchialkarzinom wurde [1, 2].

Die Heckeshorner Kollegen

Aus über 13-jähriger Tätigkeit sind mir, der Erstautorin, viele Persönlichkeiten nachhaltig in Erinnerung geblieben: Brandt, Mai und Loddenkemper haben nicht nur die Tumorkonferenzen geprägt, sondern führten auch regelmäßig im Rudolf-Virchow-Krankenhaus Bronchoskopien zur endobronchialen Strahlentherapie durch. Gemeinsam mit PD Dr. Wolfgang Matthiessen führten wir 1979 die rechnergestützte individuelle Bestrahlungsplanung auf der Basis der Computertomografie ein. Sein großes Interesse an der Strahlentherapie führte zu vielen wissenschaftlichen Arbeiten, insbesondere auch auf dem Gebiet der pulmonalen Strahlenreaktionen [3].

Mit den Chirurgen Gabler, Liebig und später Kaiser wurden stets die Indikationen zur prä- und postoperativen Strahlentherapie überprüft. Insbesondere für die Bestrahlungsplanung wurde es sehr anschaulich, wenn Liebig die intraoperativ entnommenen Lymphknoten mit Wachsstiften auf den Röntgen-Thoraxübersichten einzeichnete, farblich differenziert in blau für die nicht befallenen und rot für die metastatisch befallenen Lymphknoten. Von Dr. Ingrid Broll, Leiterin der Geschwulstberatungsstelle, die die Nachsorgepatienten vorstellte, habe ich viel über die typischen Krankheitsverläufe der Bronchialkarzinome gelernt.

Die wissenschaftliche Zusammenarbeit

Die klinischen Prüfungen und die wissenschaftlichen Arbeiten gehörten zur interdisziplinären Zusammenarbeit, aus der gemeinsame Publikationen, Dissertationen und Habilitationen hervorgingen.

Beispielhaft seien als Themen genannt: die gleichzeitige Strahlbehandlung und antimykobakterielle Chemotherapie beim Bronchialkarzinom mit Lungentuberkulose, die kombinierten Radio-Chemotherapien bei kleinzelligen und nicht kleinzelligen Bronchialkarzinomen, die verminderte Strahlentoleranz des Lungengewebes unter kombinierter Bleomycin-Betaronbestrahlung, die pulmonale Strahlenreaktion, die dreidimensionale individuelle Bestrahlungsplanung auf der Basis der Computertomografie, die Brachytherapie mit 198-Gold-Seeds, kolloidalem 198-Gold, 60-Kobaltperlen und die endobronchiale High-dose-rate-Brachytherapie mit 192-Iridium auch in Kombination mit anderen interventionellen Verfahren.

Was bleibt in der Rückschau?

Die Strahlentherapie der Bronchialkarzinome wurde durch kritische und konstruktive Dialoge stets weiterentwickelt und war dem Niveau der Zeit meist voraus. Die Bestrahlung mit höheren Einzeldosen erlebt eine Renaissance bei der Bestrahlung mit Protonen und in der stereotaktischen und palliativen Strahlentherapie. Die institutionalisierte, interdisziplinäre Zusammenarbeit in Form von Tumorkonferenzen war fortschrittlich und vorbildlich. Das Engagement aller beteiligten Ärztinnen und Ärzte führte zu einer Kultur der optimalen Zusammenarbeit und zu Kooperationen, die für viele Ärztinnen und Ärzte über ihre Klinikzeit hinaus Bestand hatten. Für die drei Autoren, die als Oberärzte der Strahlenklinik gemeinsam eine Zeit von über 30 Jahren repräsentieren, war die Zusammenarbeit stets eine Herausforderung, aber in ihrer Qualität und ihrem Anspruch auch äußerst angenehm und bleibt auch in der Erinnerung ein wichtiger Abschnitt ihrer ärztlichen Tätigkeit.

Literatur

1 Schumacher W et al. Neue Möglichkeiten der Strahlentherapie endobronchialer Tumoren mit Hilfe des Afterloading-Verfahrens auch in Kombination mit der Lasertechnik. Strahlentherapie 1985; 161(11): 663–668
2 Koch K. Die endobronchiale Bestrahlung im Afterloadingverfahren bei Bronchialcarcinomen – auch in Kombination mit der Lasertherapie – und ihr Einsatz im Rahmen des Gesamtbehandlungskonzeptes (Operation, perkutane Strahlentherapie, Zytostatikatherapie). (Habilitation) Fachbereich Klinikum Charlottenburg, Freie Universität Berlin 1987
3 Matthiessen W. Die pulmonale Strahlenreaktion. Prospektive Untersuchung zur Beurteilung von Behandlungsrisiken und Vorhersagemöglichkeiten. (Habilitation) Klinikum Rudolf-Virchow, Freie Universität Berlin 1989

3.7 Pneumologische Endoskopie und Thorakoskopie

Nicolas Schönfeld, Wolfgang Frank[6]

Das Gebiet der pneumologischen Endoskopie hat von der Gründung der Lungenklinik Heckeshorn an eine herausragende Stellung eingenommen. Nicht nur war und ist der Bereich für die Versorgung pneumologischer Patienten sowohl in diagnostischer als auch therapeutischer Hinsicht bedeutsam und unverzichtbar, endoskopische Techniken und insbesondere die Thorakoskopie in Lokalanästhesie haben den nationalen und internationalen Rang der Klinik, vertreten durch deren herausragende Exponenten, mitbegründet und gefördert.

Es kann als sicher gelten, dass bereits mit Aufnahme des Klinikbetriebes die Technik der Thorakokaustik von Karl Auersbach angewandt wurde. Es handelte sich um eine Spiegelung des Rippenfellraums in örtlicher Betäubung (Thorakoskopie), die zu jener Zeit zur therapeutischen Durchtrennung von Lungenadhärenzen im Rahmen der Therapie der Lungentuberkulose angewandt wurde. Hierbei wurde über Monate bzw. sogar dauerhaft ein therapeutischer Kollaps der Lunge angelegt, der regelmäßig erneuert werden musste. Die Verwachsungsstränge zwischen Brustwand und Lunge, die sich im Verlauf einer solchen Behandlung bilden konnten, wurden erforderlichenfalls durchtrennt. Die Zahl der Thorakokaustiken von fast 200 im Jahr 1948 ging im Laufe der 1950er-Jahre mit Einführung der medikamentösen Therapie der Tuberkulose rasch zurück, bis die Technik schließlich ganz verschwand, worüber der „Atlas der Thorakoskopie" in der Einleitung präzise Auskunft gibt.

Der entscheidende Schritt, mit dem die Lungenklinik im Verlauf der 80er-Jahre internationalen Ruf erlangt hat, war die Weiterentwicklung der Technik der *Thorakoskopie* im Hinblick auf ein breites Spektrum an Indikationen (parenchymatöse Lungenerkrankungen, Brustwandbefunde) und deren therapeutischer Einsatz bei der zunehmenden Zahl maligner Pleuraergüsse. Der zahlenmäßige Aufschwung der Thorakoskopie hatte in den 60er-Jahren stattgefunden und stabilisierte sich bei jährlich ca. 200 Untersuchungen. Eine leichte Abnahme ergab sich erst ab Mitte der 90er-Jahre. Neben den Fortschritten radiologischer (Computertomografie) und bronchoskopischer (bronchoalveoläre Lavage, transbronchiale Biopsie) Verfahren zur Diagnostik diffuser Lungenkrankheiten war dafür ganz wesentlich verantwortlich, dass chirurgischerseits das Instrumentarium weiterentwickelt wurde. Dadurch konnte ein Teil der vor allem in den 70er- und 80er-Jahren geübten Indikationen zur Thorakoskopie besser mit der sogenannten *VATS* (videoassistierte thorakoskopische Chirurgie bzw. „surgery") bedient werden. Bei der VATS handelt es sich im Gegensatz zur Thorakoskopie in Lokalanästhesie um eine Operation, wenn auch in „Schlüssellochtechnik", aber mit dem größeren Aufwand einer Narkose und Einseitenbeatmung. Mit der Videotechnik wird übrigens auch die Thorakoskopie in Lokalanästhesie seit Anfang der 90er-Jahre durchgeführt, was insbesondere die Ausbildung wesentlich erleichtert.

---

[6] Die Autoren danken S. Elfi Dehn und den Kollegen Hans Großer, Robert Loddenkemper, Norbert-Klemens Scheffler und Lutz-Harald von Versen für ihre ausführlichen Schilderungen zur Geschichte der Heckeshorner Endoskopie.

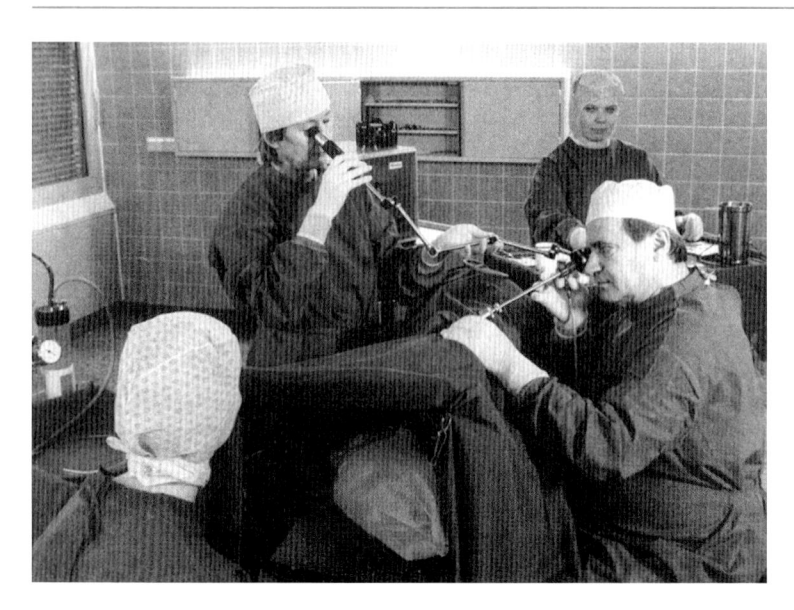

Abb. 3.7.1 Jutta Mai und Hans-Jürgen Brandt bei der Thorakoskopie.

In der Diagnostik unklarer Pleuraergüsse und der Therapie maligner Pleuraergüsse stellt die Thorakoskopie nach wie vor einen Eckpfeiler klinischer Algorithmen dar. Die Standardtechnik mit starren Instrumenten blieb in unserer Klinik wie auch anderenorts vom Ansatz her unverändert seit Erstbeschreibung der Technik 1910 durch Hans Christian Jacobaeus (1879–1937), der ein starres Zystoskop verwendete. In den letzten drei Jahren allerdings deutet sich ein noch nicht abgeschlossener Wandlungsprozess an, der durch die marktreife Entwicklung eines semiflexiblen *Pleuroskops* ermöglicht wurde. Es besitzt äußerlich weitgehende Ähnlichkeit mit einem flexiblen Bronchoskop. Heckeshorn gehörte zu den wenigen Zentren, in denen Prototypen des Geräts getestet und insbesondere an der Verbesserung der Biopsietechnik gearbeitet wurde. Dieser Entwicklungsprozess wird – neben der Instrumentenentwicklung – gegenwärtig um den weltweit erstmaligen pleuroskopischen Einsatz einer Technik bereichert, mit der bestimmte Farbspektren aus dem endoskopischen Licht herausgefiltert werden können („narrow band imaging"). Durch diese Technik entsteht ein plastischeres und insbesondere die Gefäße betonendes Bild zur besseren Erkennung pathologischer Prozesse auch auf der Pleura, deren wissenschaftliche Bewertung aber noch einige Zeit in Anspruch nehmen wird.

Die *Bronchoskopie* hat rein zahlenmäßig für den klinischen Betrieb in Heckeshorn schon kurz nach der Gründung der Klinik eine weitaus größere Rolle eingenommen als die Thorakoskopie. Hans-Jürgen Brandt hatte die Technik der starren Tracheobronchoskopie beim seinerzeitigen Leiter der Hals-Nasen-Ohren-Klinik in der Charité Mitte, Klemens Scheffler (1913–2000), erlernt. Bereits 1952 wurden über 400 Bronchoskopien in Heckeshorn durchführt, 1960 etwa 800, die 1000er-Grenze wurde Anfang der 70er-Jahre übersprungen. Grund für diese Entwicklung war die Neueinführung der flexiblen Bronchoskopie in der Lungenklinik ab 1968, nachdem sich Hans-Jürgen Brandt und Jutta Mai in Japan einen direkten Eindruck von der 1966 von Shigeto Ikeda (1925–2001) vorgestellten Neuerung verschafft und dann zunächst ein Gerät bestellt hatten. Bei der vergleichenden Bewertung der starren und flexiblen Bronchoskopietechnik galt das wissenschaftliche und praktische Interesse vor allem den transbronchialen Nadelpunktionen. Diese Technik zur diagnostischen Materialgewinnung aus jenseits der Bronchuswand gelegenen Lymphknoten wurde bereits seit 1950 im Hause untersucht. Die beispielhafte Zusammenarbeit mit den Zytologen Heinz Grunze und Ziya Atay als Pioniere der Thoraxzytologie hat zu dieser Entwicklung ganz wesentlich beigetragen. Die erste wissenschaftliche Arbeit hierzu schrieb Auersbach 1953, es folgte Grunzes Habilitation 1955, eine Zusammenfassung der 30-jährigen Erfahrungen verfasste Loddenkemper 1980.

Eine weitere Zunahme an Untersuchungen in den 80er-Jahren verdankte die Bronchoskopie der Etablierung der pneumologischen Intensivmedizin. Das *flexible Bronchoskop* wurde dabei sowohl zu diagnostischen, vor allem aber therapeutischen Zwecken (Bronchialtoilette) bei beatmeten Patienten genutzt. Der fachliche Vorsprung führte zu einer intensiven Konsiliartätigkeit auf den Intensivstationen zahlreicher Krankenhäuser im Westteil Berlins. Hinzu kamen AIDS-assoziierte Lungenerkrankungen. Der erste Berliner Fall einer Pneumocystis carinii-Pneumonie wurde 1983 in Heckeshorn diagnostiziert, bis Ende der 80er-Jahre wurden unter dieser Fragestellung konsiliarisch zahlreiche diagnostische Bronchoskopien mit bronchoalveolären Lavagen für andere Berliner Krankenhäuser durchgeführt. Aber auch sonst führte das technische Potenzial und der weniger aufwändige Einsatz der flexiblen Bronchoskopie zu einer weitestgehenden Verdrängung der starren Technik (in der ersten Hälfte der 90er-Jahre etwa 5% aller bronchoskopischen Untersuchungen). Die für die starre Technik meistens erforderlichen Narkosen wurden bis Ende der 70er-Jahre von den Pneumologen noch selbst ausgeführt – Brandt war zugleich Anästhesist –, dann übernahm systematisch die Anästhesieabteilung diesen Part. Mit der Einführung der totalen intravenösen Anästhesie Mitte der 90er-Jahre wurde die Schwelle zur Indikationsstellung starrer Bronchoskopien aufgrund der leichteren Steuerbarkeit der Narkosen herabgesetzt, sodass deren diagnostisches und therapeutisches Potenzial eine gewisse Renaissance erlebte, die ihr heute einen Anteil von knapp unter 10% aller Untersuchungen in unserem Hause verschafft hat.

Endobronchiale Rekanalisationsverfahren bestimmten hauptsächlich den Bereich bronchoskopischer Therapie. Im Wesentlichen handelte es sich um die Erweiterung von durch Tumore der Atmungsorgane verlegten Bronchien. Neben der mechanischen Ausräumung mit der starren Zange wurde bereits 1953 mit der endobronchialen Bestrahlung mittels Kobaltperlen begonnen. In den 80er-Jahren erfuhr die endobronchiale Bestrahlung durch die Vereinfachung der Technik in Form von Applikationskathetern einen großen Aufschwung. Hinzu kam ein Neodym-YAG-Laser, der ab 1983 eingesetzt wurde. Weltweit erstmalig wurde in diesem Jahr auch die Kombination von Laser und endobronchialer Bestrahlung im Hause angewandt, heute ist die Kombination mehrerer endobronchialer Rekanalisationsmethoden Routine. Der Laser wurde Mitte der 90er-Jahre durch die Hochfrequenzdiathermie als schonenderes, präziseres und risikoärmeres Verfahren abgelöst. Als diagnostische Neuerung wurde in der zweiten Hälfte der 90er-Jahre der Prototyp eines ultradünnen flexiblen Bronchoskops im Hause evaluiert, dessen Einsatzgebiet bei peripheren Herdbefunden definiert wurde.

Wie in den anderen Bereichen der Klinik auch, verbindet sich die Geschichte der Endoskopie in Heckeshorn nicht nur mit Namen, sondern auch mit Lokalitäten. Bis zur Inbetriebnahme des Diagnostikums 1977 wurden die Thorakoskopien im Operationssaal durchgeführt, die Bronchoskopien in den Nebenräumen des Hörsaals, in denen sich zugleich die Röntgenabteilung befand. Im Diagnostikum stand dann eine großzügig geplante Endoskopieeinheit mit zwei komfortablen Untersuchungssälen zur Verfügung. Mit der Abnahme der Tuberkulose haben sich frühere Indikationen wie die Bronchografie bzw. Stereobronchografie mittels zweier Röntgenröhren überlebt, viel später dann auch durch die Einführung der hochauflösenden Computertomografie. Auch anekdotische Indikationen wie die Stunden dauernde thorakoskopische Ausräumung einer mit Öl gefüllten Pneumolysehöhle gehören der Vergangenheit an. Mit der Optimierung der CT-gestützten Technik sind die früher zahlreich im OP und später im Funktionsbereich Endoskopie des Diagnostikums durchgeführten Lungenpunktionen unter Durchleuchtungskontrolle mit vorwiegend zytologischer Beurteilung stark zurückgegangen.

Die Ausstrahlungskraft der Heckeshorner Endoskopie führt bis heute zahlreiche Gastärzte aus dem In- und Ausland vor allem zum Erlernen der Thorakoskopie in Lokalanästhesie in das Haus. Einem internationalen *Thorakoskopie-Symposium* zum 40-jährigen Jubiläum der Klinik 1987 folgten mehrere Thorakoskopie-Kurse in den darauf folgenden Jahren. Im Rahmen eines Austauschprogramms mit dem Bjispebjerg-Hospital in Kopenhagen haben die dänischen Pneumologen die Bronchoskopie erlernt und im Land eingeführt, die dort vorher nur von HNO-Ärzten und Thoraxchirurgen ausgeführt worden war.

Die Innovationen auf den beiden wesentlichen Feldern Thorakoskopie und Bronchoskopie gehen ständig weiter voran, wie oben geschildert. Sie sind über die Jahrzehnte auch stets Ausdruck der hervorragenden Zusammenarbeit zwischen den führenden Ärztinnen und Ärzten verschiedener Disziplinen sowie dem Pflegepersonal gewesen, als dessen Vertreter hier nur beispielhaft der viel zu früh verstorbene Heinz Sawitzki (1944–1991) genannt werden soll. Mit der Zusammenlegung der pneumologischen mit der gastroenterologischen Endoskopie am neuen Standort sind weitere innovative Impulse insbesondere im Bereich der Ultraschalltechnik und der zytologischen Sofortdiagnostik noch während der Untersuchung zu erwarten.

3.8 Infektiologie und Immunologie (1990 bis 2005): Forschung und klinische Versorgung

Hartmut Lode

Am 1. April 1990 habe ich meine Funktion als Abteilungsleiter der Pneumologischen Abteilung I in Heckeshorn angetreten nach 22-jähriger Tätigkeit in der Medizinischen Klinik und Poliklinik, Abteilung Kardiopneumologie, des Klinikums Steglitz. Mit mir begonnen hat Dr. Tom Schaberg als Oberarzt und stellvertretender Abteilungsleiter, der ebenfalls vorher im Klinikum Steglitz gearbeitet hat. Die Pneumologische Abteilung I umfasste zum damaligen Zeitpunkt zwei Bettenstationen mit jeweils 35 Betten, die Intensivstation mit acht Betten, das Atmungs- und Allergielabor sowie auch ein neu eingerichtetes Schlaflabor mit zunächst zwei, später vier Betten. Die ärztliche Besetzung in diesen Anfangsjahren war relativ großzügig mit insgesamt zwölf bis 14 Arztstellen, darunter zwei Oberärzte sowie auch drei bis vier Ärzte im Praktikum. Der besondere Schwerpunkt der Abteilung lag in den Bereichen Infektiologie und Immunologie, wozu ein eigenständiges Immunlabor der Abteilung zur Verfügung stand. Dieses Labor hatte sowohl Routine- wie auch Forschungsaufgaben und war in den nachfolgenden Jahren bezüglich seiner immunologischen Auswertung der bronchoalveolären Lavage so attraktiv, dass bis zu 20 Kliniken innerhalb und außerhalb Berlins dieses Labor in Anspruch nahmen.

In Zusammenarbeit mit dem unmittelbar an die Abteilung angrenzenden Institut für medizinische Mikrobiologie konnte der infektiologische Schwerpunkt beträchtlich entwickelt werden. Es entstand eine logistische Situation, die für Deutschland außerordentlich ungewöhnlich war, nämlich die Möglichkeit, dass respiratorische Materialien zur mikrobiologischen Untersuchung innerhalb von Minuten von entsprechendem Fachpersonal analysiert werden konnten. Diese enge Zusammenarbeit führte zu hoher Qualität von Studien im Bereich von tiefen Atemwegsinfektionen (chronische Bronchitis, Lungenentzündung, Lungenabszess etc.) mit Erregernachweisen in einem Umfang von bis zu 80 %, was deutlich über den sonstigen internationalen Ergebnissen lag. Diese hohe diagnostische Ausbeute bewirkte zwangsläufig auch eine gezielte Therapie, die wiederum unseren Patienten zugute kam durch eine außerordentlich niedrige Letalität z. B. bei ambulant erworbenen Pneumonien. Einige dieser klinischen Studien, die alle juristisch und ethisch geprüft waren, bewirkten, dass die Abteilung auf dem Gebiet der Lungenentzündungen, der Lungenabszesse und auch der pulmonalen Aspergillosen Patienten aus der ganzen Bundesrepublik zugewiesen bekam. Hieraus resultierten wichtige klinische Beiträge zur Optimierung der konservativen Behandlung von Lungenabszessen, zur medikamentösen Therapie der pulmonalen Aspergilleninfektionen sowie auch zur bakteriologischen Ätiologie von Exazerbationen der chronischen Bronchitis in unterschiedlichen Schweregraden.

Wegen der umfangreichen Forschungsaktivitäten auch im experimentellen Bereich entstand eine ungewöhnliche Situation insofern, dass außerhalb einer Universitätsklinik mit Unterstützung der Krankenhausleitung eine intensive experimentelle und klinische Forschung mit Einwerbung von Forschungsgeldern von der DFG, von Stiftungen und der forschenden Industrie betrieben werden konnte. Die Ergebnisse dieser Forschungstätigkeit waren u.a. die Habilitation von Tom Schaberg 1994 [1], mehr als 50 Dissertationen, mehr als 250 wissenschaftliche Publikationen sowie mehrere 100 wissenschaftliche Beiträge zu nationalen und internationalen Kongressen. Experimentell waren besonders die wissenschaftlichen Arbeiten von Tom Schaberg bezüglich des Einflusses von Inhalationsrauchen auf die Funktion von Alveolarmakrophagen, weiterhin auch die Ergebnisse zur Kombinationstherapie mit Antibiotika und die Effektivität von Moxifloxacin in der Anfangstherapie der Lungentuberkulose.

In den letzten Jahren wurde der Forschungsschwerpunkt stark auf die Prävention von respiratorischen Infektionen ausgerichtet; wichtige Arbeiten zur Effektivität von Influenza- und Pneumokokkenvakzinationen bei chronischen Bronchitikern sowie der Stellenwert der konjugierten Pneumokokkenvakzine bei alten Menschen wurden erfolgreich beendet und fanden internationale Aufmerksamkeit.

Eine intensive Lehrtätigkeit begleitete die klinische und wissenschaftliche Arbeit mit Teilnahme an den Hauptvorlesungen zur Pneumologie und Infektiologie am Klinikum Steglitz wie auch die Durchführung von jährlich sechs bis acht Postgraduiertenkursen, vorwiegend zu Problemen der bronchopulmonalen Infektionen und deren optimierten Diagnostik einschließlich bronchoskopischer praktischer Übungen.

Innovative Therapieansätze wie z. B. die kontinuierliche Makrolidtherapie bei Patienten mit Bronchiektasen und Pseudomonas-Kolonisation oder auch die Itraconazol-Dauertherapie bei der bronchopulmonalen Aspergillose waren Besonderheiten dieser Abteilung und erzeugten entsprechende klinische Aufmerksamkeit.

Ein weiterer sehr wichtiger Schwerpunkt der Abteilung war die Intensiv- und Schlafmedizin (Oberärzte Dr. Manfred Raffenberg und Dr. Reinhard Erbes). Auf der Intensivstation wurden als einzige Einrichtung in Berlin Tuberkulosepatienten mit Ateminsuffizienz und Notwendigkeit der Beatmung behandelt; internationale Publikationen zu diesem Thema dokumentierten die besonderen Kompetenzen auf diesem Gebiet (vgl. Kap. 2 [23]). Weiterhin wurde auf dieser Station sehr erfolgreich die Entwöhnungstherapie von langzeitbeatmeten Patienten betrieben sowie auch in natürlicher Konsequenz die Einstellung von Heimbeatmungen bei Patienten mit chronisch-restriktiven oder -obstruktiven Ateminsuffizienzen. Mehrere 100 Patienten wurden zentrumsmäßig mit dieser Heimbeatmung versorgt und regelmäßig in der Abteilung kontrolliert. In der schlafmedizinischen Sektion war in den ersten zehn Jahren insbesondere die Versorgung von Kindern mit neurologischen bzw. muskulären angeborenen Grunderkrankungen mit einer CPAP-Therapie ein besonderer Schwerpunkt. – Insgesamt dokumentieren die dargestellten Aufgaben und Schwerpunktbereiche deutlich den Wandel der modernen Pneumologie, der mit großem Engagement, stetiger Fortbildungsbereitschaft und beträchtlichem Einsatzwillen von den ärztlichen Mitarbeiterinnen und Mitarbeitern in diesen Jahren aufgegriffen wurde.

Eine kontinuierliche, qualitativ hochwertige Ausbildung der jüngeren Mitarbeiterinnen und Mitarbeiter wurde durch regelmäßige ausführliche Visiten, aber auch durch wöchentliche wissenschaftliche und klinische Konferenzen gewährleistet. Förderlich für das gute Arbeitsklima und den sozialen Zusammenhalt zwischen Pflegepersonal und ärztlichen Mitarbeitern waren u.a. auch die jährlich stattfindenden stimmungsvollen Weihnachtsfeiern im Blockhaus Nikolskoe bzw. Bootsfahrten auf der Havel im Sommer.

Literatur

1 Schaberg T. Adhäsionsmoleküle der CD11/CD18-Familie auf humanen Alveolarmakrophagen und Monozyten. (Habilitation) Freie Universität Berlin 1994
2 Erbes R. Prognose bei idiopathischer Lungenfibrose in Abhängigkeit von klinischen und funktionellen Parametern. Eine retrospektive Studie bei 99 Patienten mit histologischem Ausgangsbefund. Dissertation 1993

3.9 Schlafmedizin und Schlaflabor

Reinhard Erbes

Das Schlaflabor wurde 1990/91 unter der Federführung von Prof. Hartmut Lode aufgebaut, der angesichts der Bedeutung der schlafbezogenen Atemstörungen für die Pneumologie die Einrichtung eines Schlaflabors für Heckeshorn propagiert hatte – letztendlich erfolgreich, auch gegen anfängliche Widerstände und Skepsis gegenüber der Schlafmedizin selbst.

Die Leitung des Labors übernahmen Dr. Michael Petri und Dr. Harald Müller-Pawlowski nach einer intensiven Weiterbildung (mit Stationen in Essen, Marburg, Hagen-Ambrock und Brüssel), die erste Ausstattung in noch provisorischen Räumlichkeiten beschränkte sich auf zwei Polysomnografiemessplätze zur kontinuierlichen Überwachung der Körperfunktionen während des Schlafes.

Die Patienten kommen aufgrund *schlafbezogener Atmungsstörungen* ins Schlaflabor in Heckeshorn; die weitaus häufigste Ursache für diese Störungen (durchschnittlich 85%) ist die *Schlafapnoe*, bei der es aufgrund einer anatomischen Enge im Rachen zur nächtlichen Atembehinderung und im schlimmsten Fall zu einem Kollaps der Atemwege kommt. Die gesundheitlichen Folgen reichen von Schlafunterbrechungen, Tagesmüdigkeit, Konzentrationsstörungen bis zu Bluthochdruck und kardiovaskulären Erkrankungen. Insgesamt leiden zwischen 2–4% der Bevölkerung an Schlafapnoe, es gibt also eine hohe Prävalenz und einen hohen Behandlungsbedarf. Hauptaufgabe des Schlaflabors ist die Diagnosestellung und individuelle Therapieeinleitung beim Patienten. Die häufigste

Behandlungsmethode ist die sogenannte CPAP-Therapie, bei der mittels einer Maske ein kontinuierlicher, positiver Atemwegsdruck ausgeübt wird, der konstant für die Freihaltung der Atemwege sorgt.

Eine zweite wichtige Gruppe stellen diejenigen Patienten dar, die beatmet werden müssen: das sind u.a. Patienten, die von der Intensivstation kommend langzeitbeatmet wurden, häufig infolge schwerster *COPD*, oder Patienten mit stark geschwächter Atemmuskulatur infolge neuromuskulärer Erkrankungen wie amyotrophe Lateralsklerose, Muskeldystrophien oder Multiple Sklerose. Eine weitere Patientengruppe des Schlaflabors stellen die pädiatrischen Patienten dar, deren Atemstörungen oft auf angeborene neuromuskuläre Grunderkrankungen (z.B. spinale Muskelatrophie, Muskeldystrophie Duchenne) zurückzuführen sind. Daraus resultierte eine intensive Zusammenarbeit mit der Kinderabteilung, u.a. was Fragen zu den möglichen Folgen von Langzeitbeatmung, zu Entwöhnungsstrategien und zu Einstellungen auf eine nächtliche nasale apparative Therapie anging. Der Anteil der pädiatrischen Patienten entwickelte sich ab 1993 rückläufig, da der anfängliche Nachholbedarf bei neuropädiatrischen Erkrankungen im Berliner Raum weitgehend gestillt war und pädiatrische Kliniken zunehmend mit polysomnografischen Messplätzen ausgestattet wurden.

Atemschwächen und -störungen zeigen sich zuerst deutlich im Schlaf. Der sich daraus ergebende enge Zusammenhang von Schlafmedizin und Beatmung hat sich in Heckeshorn zu einem speziellen Schwerpunkt entwickelt.

Die *nichtinvasive Heimbeatmung* – maßgeblich von Dr. Manfred Raffenberg in Heckeshorn mit eingeführt – basiert auf einem atmungssynchronen „Pumpen" durch eine Maske, anders als bei der CPAP-Therapie, die nur den Atemwegsdruck während des Schlafes aufrechterhält. Diese Beatmungs-Patienten sind meistens durch das Schlaflabor selbst akquiriert und dann auf der Intensivstation individuell eingestellt worden. Nachkontrollen und Beatmungsmodifikationen wurden in der Folge durch das Schlaflabor durchgeführt.

Die personelle Ausstattung des Schlaflabors hat sich von zwei Ärzten, die überwiegend im Labor tätig waren, reduziert auf heute eine Assistenzarztstelle im Rotationsverfahren, unterstützt von Dr. Peter Zierach bereits seit Bestehen des Schlaflabors und später von Dr. Reinhard Erbes (seit 1998), beide ausgebildete Somnologen (DGSM). Dank moderner Messtechniken konnten die Patientenzahlen gesteigert werden. Neue Computersysteme haben die Auswertungen vereinfacht, Dr. Erbes hat zudem selbst eine Software entwickelt, mit der die Befunderstellung wesentlich vereinfacht werden konnte. Diese ursprünglich für den „Hausgebrauch" geschriebene Software fand das Interesse einer medizintechnischen Firma, die u.a. Schlafapnoesysteme vertreibt; sie wurde gemeinsam zur Marktreife entwickelt und an mehrere Schlaflabore bundesweit vertrieben.

Das Schlaflabor wurde nicht nur krankenhausintern eine wichtige Institution, sondern auch für die niedergelassenen Lungenärzte und für andere Kliniken. Bereits im ersten Jahr wurden 217 *schlafmedizinische Untersuchungen* durchgeführt, bis 1994 stieg die Zahl, auch bedingt durch die verbesserte Ausstattung mit vier vollwertigen polysomnografischen Messplätzen, bis auf etwa 1000 Untersuchungen pro Jahr. In den nachfolgenden Jahren entwickelten sich diese Zahlen leicht rückläufig, bedingt durch die Entstehung weiterer stationärer und in jüngster Zeit auch ambulanter Schlaflabore in Berlin. Heute werden 350–450 Patienten pro Jahr betreut, darunter mindestens 75% Schlafapnoe-Patienten. Die Anzahl der Messnächte liegt bei 900 pro Jahr, die durchschnittliche Liegezeit bei 2,3 bis 2,4 Tagen.

Die im Rahmen der geplanten Zusammenführung der Standorte Heckeshorn und Behring erfolgte Bettenreduktion auf der Intensivstation führte zu einem zahlenmäßigen Rückgang in der Neueinstellung von Maskenbeatmungen. Auf dem neuen Gelände im Behring-Krankenhaus werden der schlaf- und Beatmungsmedizin wieder deutlich mehr Betten zur Verfügung stehen. Geplant ist eine 12-Betten-Station innerhalb einer speziellen Schlaf- und beatmungsmedizinischen Station zur ambulanten Versorgung der Schlafapnoe-Patienten, zur stationären Versorgung von Patienten mit schwerwiegenderer schlafbezogener Atemstörung durch Komorbidität oder andere Ursachen sowie zur Betreuung von Langzeit- und Heimbeatmungs-Patienten. Derzeit wird zusammen mit niedergelassenen Pneumologen eine gemeinsame ambulant-stationäre Versorgung entwickelt.

Über viele Jahre hat Heckeshorn den Bereich der Heimbeatmung und Schlafmedizin integriert und etabliert und sich auf diesem Gebiet einen guten Ruf erworben. Wert und Wirkung der langjährigen Erfahrungen und Qualifikationen zeigen sich auch darin, dass immer wieder besonders schwierig einstellbare Patienten nach vergeblichen Anläufen in anderen Häusern erst im Heckeshorner Schlaflabor in ihrer Beatmung richtig eingestellt werden konnten.

3.10 Kindertuberkulose: die Anfänge der Kinderstation in Heckeshorn

Klaus Magdorf

Heckeshorn verfügte schon seit Gründung über eine eigene Tuberkulosestation für Kinder, die anfangs unter der Leitung von Dr. Erich Huth stand, dann von Dr. E. Krienke und ab 1962 von Dr. Rudolf Rohr betreut wurde. Heckeshorn arbeitete im pädiatrischen Bereich eng mit dem Städtischen Krankenhaus Wannsee zusammen. Die Kinderabteilung wurde selbstständige Abteilung innerhalb des 1964 eingeführten Department-Systems und unterstand ab 1966 dem Chefarzt Dr. Hans Siegfried Otto (bis 1982, dann bis 1986 kommissarisch geleitet von Dr. Klaus Magdorf). Otto betreute von seinem Dienstsitz in der Straße Am Großen Wannsee („Hexenhäuschen") sowohl die Allgemeine Kinderabteilung des Städtischen Krankenhauses Wannsee als auch die vorwiegend für tuberkulosekranke Kinder angelegte Abteilung auf dem Gelände der Lungenklinik Heckeshorn. Mit ihm als Chefarzt verfügte die Kinderabteilung über eine volle Kassenermächtigung und war daher in der Lage, Kinder auch ambulant zu diagnostizieren und zu therapieren – was bis heute, wenn auch nur noch in sehr eingeschränktem Maße, möglich ist.

Die allgemeine Pädiatrie im Städtischen Krankenhaus Wannsee bestand aus einer Neugeborenenstation (überwiegend Säuglinge von tuberkulosekranken Müttern), einer Säuglingsstation sowie einer Schulkinderstation mit sämtlichen pädiatrischen Krankheitsbildern. Auf dem Gelände der Lungenklinik Heckeshorn war waldnah ein Pavillonbau vorhanden, der eine Infektions-Aufnahmestation mit acht Zweibettzimmern beherbergte sowie eine 75-Betten-Station für tuberkulosekranke Kinder. Kinder mit Verdacht auf Tuberkulose wurden auf der Aufnahmestation (Quarantänestation) diagnostiziert, anschließend wurde eine entsprechende Therapie eingeleitet. Mit der Diagnose Tuberkulose wurden sie dann auf die Langlieger-Station für tuberkulosekranke Kinder verlegt. Der Pavillonbau hatte zusätzlich überdachte Terrassen, die als Liegehallen genutzt wurden und außerdem einen direkten Zugang zu dem waldigen Gelände boten (bis zum Umzug der Abteilung in zwei Etagen des neu renovierten Hochhauses im Jahr 1988). Neben den Schwestern und Ärzten standen auch drei Kindergärtnerinnen zur Betreuung der kleinen Patienten zur Verfügung. Außerdem war eine Krankenhausschule angeschlossen, die die bis zu einem Jahr stationär behandelten Kinder schulisch betreute.

Alle in den 1960er-Jahren verfügbaren diagnostischen Möglichkeiten waren bereits in Heckeshorn etabliert. Zu dem anerkannten mikrobiologischen Zentrallabor (Chefärzte Prof. Dr. Karl Bartmann, später Dr. Hans-Jürgen Hussels) gehörte ein

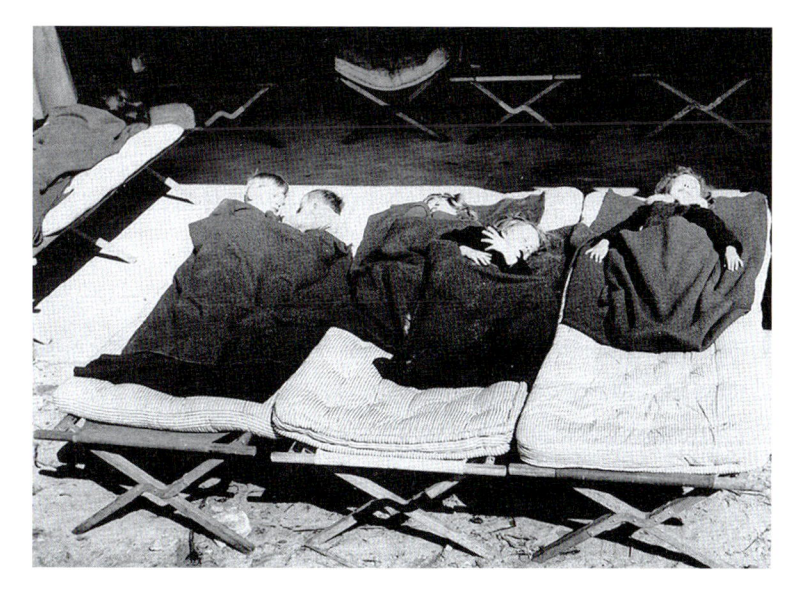

Abb. 3.10.1 Schlafende Kinder während der Liegekur.

eigenes Tierlabor, und für die bakteriologische Schnelldiagnostik standen schon damals Flüssigkulturtechniken und Schnellresistenz-Bestimmungen zur Verfügung.

Die Röntgenabteilung war modern ausgerüstet. Hier stand der einzige Simultantomograf Berlins, mit dem gerade im Kindesalter sehr subtil Tuberkulosediagnostik betrieben werden konnte. Außerdem existierte eine sehr erfahrene Endoskopie-Abteilung (Leitung Prof. Dr. Hans-Jürgen Brandt), sodass viele tuberkulosekranke Kinder – auch interventionell – bronchoskopiert werden konnten. Für Berlin war dieses Endoskopie-Zentrum nahezu der einzige Anlaufpunkt für pädiatrische Bronchoskopien (z. B. bei Fremdkörperaspirationen).

Tuberkulose war in den 1950er- und 60er-Jahren noch eine Volkskrankheit. Aus diesem Grund wurde in den 60er-Jahren eine generelle BCG-Impfempfehlung (Bacillus-Calmette-Guérin-Impfung) ausgesprochen, insbesondere Säuglinge tuberkulosekranker Mütter mussten eine solche Impfung stationär erhalten. Die Neugeborenen wurden direkt nach der Geburt in Heckeshorn geimpft und blieben dann acht bis zwölf Wochen in der Klinik. Der Impferfolg wurde durch den Tuberkulinhauttest bestätigt, erst dann konnte der Säugling nach Hause entlassen werden. Die Kosten für diese stationären BCG-Impfungen wurden damals vom jeweiligen bezirklichen Gesundheitsamt getragen.

Mitte der 1960er-Jahre standen die ersten Daten kontrollierter Therapiestudien zur Verfügung, die die Behandlungsdauer und den Behandlungseffekt evaluiert hatten. Das Standardregime (die Medikation) bestand zunächst aus einer Kombination von INH, Streptomycin und PAS. Wenige Jahre später, nach der Einführung der Medikamente Rifampicin und Ethambutol, wurde das Therapieregime modifiziert und eine Dreifachkombination bestehend aus INH, Rifampicin und Ethambutol zur Standardkombination.

> Bei der nahezu „unheilbaren" Hirnhaut- und Miliartuberkulose konnte die Chemotherapie – anfangs nur Streptomycin – manchen Patienten helfen, aber sie hatten viel auszuhalten, vor allem die Kinder. Bei der Hirnhauttuberkulose wurde Streptomycin in den Lumbalkanal gespritzt, d. h. dass die Patienten manchmal zweimal am Tag eine Lumbalpunktion über sich ergehen lassen mussten. Der kleine Gert P. weinte jedes Mal herzzerreißend, wenn die Ärzte auf dem Flur erschienen und schrie: „Ich sage alles meiner Mammi und meinem Papi" und rutschte auf seinem Töpfchen den ganzen Flur entlang, um dieser Folter zu entgehen.

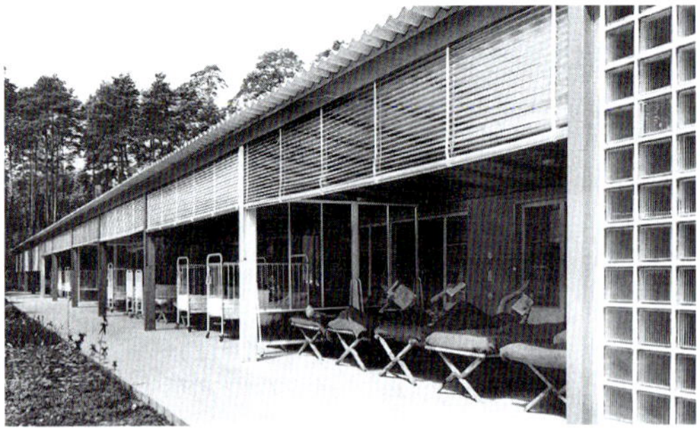

Abb. 3.10.2 Liegehalle der Kinderstation, vorn lesende Kinder, hinten Säuglingsbetten.

Die Gesamtbehandlungszeit einer Tuberkulose betrug ursprünglich zwei Jahre, wobei sechs Monate lang dreifach behandelt wurde, weitere sechs Monate zweifach und im Anschluss noch ein Jahr lang ambulant eine Monotherapie mit INH verordnet wurde. Durch dieses heute rigide erscheinende Behandlungsregime sind so gut wie keine Rezidive zu verzeichnen gewesen. Sekundäre Resistenzen der Keime traten ebenfalls extrem selten auf. Dieses Verfahren hatte einen positiven epidemiologischen Effekt: Die Inzidenzen, insbesondere auch der Kindertuberkulose, gingen stetig zurück.

1975 stellte die Firma Behring ihren Impfstoff auf den Stamm Copenhagen 1331 um, allerdings kam es daraufhin im ersten Halbjahr 1975 zu insgesamt 57 schweren Komplikationen (suppurative Lymphadenitis inguinalis) allein in Berlin. Auch für dieses Problem war die Kinderabteilung Heckeshorn eine der ersten Anlaufstellen. In Kooperation mit dem Klinikum Steglitz wurden die betroffenen Kinder operativ versorgt. Behring nahm den Impfstoff Mitte 1975 zunächst vom Markt und stellte ihn erst Mitte 1977 in modifizierter Form wieder zur Verfügung. Der Berliner Senator für Gesundheit sprach sich im August 1977 gegen eine ungezielte BCG-Neugeborenenimpfung aus – aufgrund dieses Vorfalls und aufgrund der rückläufigen Inzidenzen – und empfahl nur noch eine Indikationsimpfung für tuberkulosegefährdete Kinder.

Die Kindertuberkulose-Station war in diesen Jahrzehnten immer voll belegt. Die sich in Ausbildung befindenden Ärzte konnten den gesamten Verlauf der Erkrankung beobachten und dabei viel Erfahrung sammeln. Auch die tägliche Vorstellung aller neu aufgenommenen Patienten im Hörsaal, an der alle Ärzte der Lungenklinik teilnehmen mussten, bot aufgrund der Breite des Patientenklientels der gesamten Lungenklinik einen großen Lerneffekt. Durch das Rotationssystem in alle Bereiche der Klinik hatten auszubildende Ärzte die Möglichkeit, Erfahrungen auf dem Gebiet der Allgemeinpädiatrie als auch auf dem Gebiet der – wie man inzwischen sagen würde – pädiatrischen Pneumologie und Tuberkulose zu erwerben.

Die langen stationären Liegezeiten in den 60er- und 70er-Jahren hatten vorwiegend den Grund, nur ausgeheilte Kinder wieder nach Hause zu entlassen. Kostenträger für diese Heilbehandlungen waren seinerzeit die Rententräger, d. h. die Tuberkulosebehandlung im Krankenhaus wurde außerhalb des Budgets der Krankenkassen finanziert. Ende der 1970er-Jahre wurde das Finanzierungsmodell für tuberkulosekranke Patienten umgestellt. Die Krankenkassen mussten jetzt die Finanzierung des stationären Aufenthaltes übernehmen. Sehr schnell wurden daraufhin die Liegezeiten verkürzt, sodass auch aufgrund der rückläufigen Inzidenz der Tuberkulose bis Mitte der 80er-Jahre die Belegungsdichte der Heckeshorner Kindertuberkulose-Station abnahm.

Schon vor dieser Zeit hatte die Kinderabteilung sich neue Aufgaben gesucht und ihr Spektrum erweitert: Bereits Anfang der 70er-Jahre richtete Dr. Otto den damals neuen Bereich für mukoviszidosekranke Kinder ein und als am 1.1.1986 Prof. Dr. Ulrich Wahn im Verbund mit der Universitätsklinik der FU die Kinderabteilung Heckeshorn als Chefarzt übernahm, setzte dieser vor allem in der Allergologie neue Schwerpunkte.

Literatur

1 Otto HS. Tuberkulose bei Gastarbeiter-Kindern. Bundesges.bl. 1973; 16: 322–328
2 Otto HS. Antiinfektiöse Therapie bei Mukoviszidose. Med. Welt 1974; 25: 252–255
3 Otto HS, Magdorf K. Aktueller Stand der antituberkulösen Chemotherapie im Kindesalter. Prax. Klin. Pneumol. 1981; 35: 588–595
4 Hussels H, Dieckmann B, Magdorf K, Wundschock M. Mycoplasma pneumoniae Infektionen bei Patienten einer Lungenklinik. Prax. Klin. Pneumol. 1978; 32(5): 299–305
5 Hussels H, Kroening U, Magdorf K. Ethambutol- und Rifampicin-Serumspiegel bei Kindern: Zweiter Bericht über eine kombinierte Gabe von Ethambutol und Rifampicin. Prax. Pneumol. 1973 31; 149 (1): 31–38

3.11 Die Mukoviszidoseversorgung

Doris Staab

Seit Anfang der 1970er-Jahre werden in Heckeshorn Kinder mit der Stoffwechselerkrankung Mukoviszidose (= cystische Fibrose = CF) versorgt. Bis dahin hatte die Behandlung dieser Patienten meist in pädiatrisch-gastroenterologischen Abteilungen stattgefunden, z. B. im Kaiserin-Auguste-Victoria Haus (KAVH), der damaligen Universitätskinderklinik der FU Berlin. Damals waren die hervorstechenden Symptome der ersten Lebensjahre durch den Mekoniumileus (Darmverschluss) und die Gedeihstörung infolge der Pankreasinsuffizienz gekennzeichnet, die Lebenserwartung dieser Kinder lag unter zehn Jahren. Mit zunehmender Steigerung der Lebenserwartung durch eine Verbesserung der Ernährungssituation nahm die Bedeutung der chronischen Lungenerkrankung und damit die Notwendigkeit einer pneumologischen Betreuung stetig zu. Noch unter dem damaligen Chefarzt Otto wurde in Heckeshorn als der ersten Klinik in Berlin die Durchführung eines Schweißtestes[7] angeboten, lange bevor die heute übliche Pilocarpin-Jontophorese Routine wurde.

Seit der Übernahme der Abteilung durch Prof. Wahn wurde die gesamte Versorgung von mukoviszidosekranken Kindern im damaligen West-Berlin nach Heckeshorn verlagert. Durch Verstärkung des Versorgungsteams mit CF-erfahrenen Ärzten, Psychotherapeuten, Ernährungsberatern, Physiotherapeuten und spezialisierte Krankenschwestern ist es seit Anfang der 1990er-Jahre gelungen, die Mukoviszidoseambulanz von damals 45 Patienten zu einem der größten Mukoviszidosezentren der Bundesrepublik auszubauen mit inzwischen ca. 220 Patienten. Die Altersstruktur hat sich in den letzten Jahren stetig verändert, inzwischen sind 60 % unserer Patienten im Erwachsenenalter. Die besondere Situation unserer Abteilung als Teil einer Lungenklinik macht die Versor-

---

[7] Die Entdeckung, dass der Schweiß von CF-Patienten einen erhöhten Salzgehalt aufweist, führte 1959 zur Einführung des Schweißtestes als Diagnoseverfahren.

Die „Muko-Station"

Die Mukoviszidose-Patienten bilden zusammen mit den Schwestern und Ärzten eine Art Familie: Durch die mehrwöchigen und mehrfachen Krankenhausaufenthalte über Jahre hinweg verbringen sie viel Zeit miteinander und bekommen die verschiedenen Lebensphasen ihrer Mitpatienten intensiv mit. Die Heckeshorner „Muko-Station" war wie ein zweites Zuhause. Ursprünglich noch im Pavillon im Wald auf dem Hauptgelände gelegen, hatten die Kinder dort die Möglichkeit, direkt draußen spielen zu können. Die Heckeshorner Tierwelt – Rehe, Wildschweine, Füchse – schaute sozusagen zum Fenster herein.

Daran erinnert sich noch Thorsten (34), der mit 14 Jahren zum ersten Mal nach Heckeshorn kam. Er und Thomas (25) sind sich einig, darin, dass an ihrem neuen Standort im „Benjamin Franklin" zwei Dinge auf jeden Fall besser sind: das Essen und die Aussicht aus dem 7. Stock. In Heckeshorn lebte es sich wie in einer Jugendherberge, mit bemalten Wänden, offenen Mehrbettzimmern, einem Spielzimmer – und der Möglichkeit, gemeinsam zu kochen und das Menü dann zusammen an einem großen Tisch im Spielzimmer zu genießen. Beliebt waren auch Sammelbestellungen beim Pizzaservice: Muko-Patienten müssen besonders viele Kalorien zu sich nehmen, wenn dann aber das hauseigene Essen so gar nicht schmeckt, mussten sie sich eben anders behelfen …

Im Hochhaus wurden Rollstuhlrennen im Flur veranstaltet, Tischtennis gespielt, spätabends im Keller Verstecken gespielt, auf dem Gelände von Heckeshorn auch mal gegrillt – wahlweise auch auf den Balkonen ihrer Zimmer.

Und auch Krankenhauskino hat Thomas schon organisiert: mit DVD und eigenem Beamer und mit der Zimmerwand als Leinwand. Drei Betten wurden zusammengeschoben und boten Platz für acht Kinobesucher. Vollends abgerundet wurde der Kinoabend mit einer Bestellung beim Sushi-Service.

Für solche Freizeitaktionen ist immer dann Zeit, wenn die morgendlichen Antibiotika-Infusionen

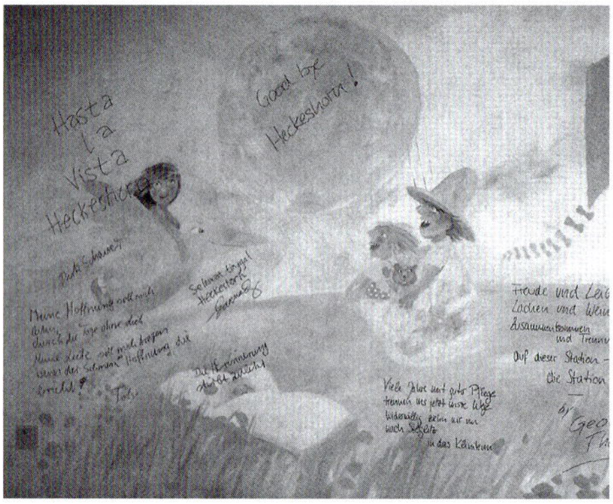

Abb. 3.11.**1** Abschiedsworte und -gedichte zum Auszug aus Heckeshorn (Kinderstation 2 im Hochhaus, Haus A).

vorbei sind und gerade keine Krankengymnastik (Atemtherapie, Konditionstraining, Massagen, Wärmebehandlungen) oder andere Behandlungen auf dem Plan stehen. – Die Muko-Patienten haben ein besonderes, außergewöhnliches Talent, ihr Leben im Krankenhaus und mit der Krankheit positiv zu gestalten – das zeigen Thomas und Thorsten wie auch viele andere (s. Buch „Leben zum Atmen").

Von Heckeshorn haben sich die „Muko-Patienten" auf besondere Art und Weise verabschiedet:

„Tschüss Heckeshorn!
Station 2 wir danken Dir!
Unsere Geister bleiben hier
Ein Ort der Erholung
Wurde uns genommen
Andere werden hier nie zur Ruhe kommen."

„War ne geile Zeit hier – Dank an alle!"

„Hasta la vista Heckeshorn!"

„Meine medizinische Wiege – auf Wiedersehn!"

gung der erwachsenen Patienten überhaupt erst möglich, da die Infrastruktur der diagnostischen Abteilungen auf diese Altersgruppe zugeschnitten ist. Daher war es uns möglich, eine altersübergreifende CF-Versorgung unter einem Dach anzubieten. Dies wird von den Patienten sehr geschätzt und hat in den letzten Jahren dazu geführt, dass immer mehr Patienten aus den angrenzenden Bundesländern und darüber hinaus sich für eine Betreuung in Heckeshorn entschieden haben. Wir beteiligen uns an dem bundesweiten CF-Register zur Qualitätssicherung und einem Benchmarkingprojekt. Die lokale Zusammenarbeit mit anderen Ambulanzen in Berlin und Brandenburg hat sich in den letzten Jahren sehr positiv und vertrauensvoll entwickelt, wir treffen uns regelmäßig zum fachlichen Austausch und werden konsiliarisch in die Behandlung vieler schwieriger Patienten einbezogen. Außerdem wurden in den letzten zehn Jahren vielfältige Forschungsprojekte auf dem Gebiet der Mukoviszidose begonnen. Neben der Teilnahme an internationalen Multicenterprojekten zur Evaluation neuer Therapieoptionen wurden u.a. eigene Studien zur Evaluation von Schulungsprogrammen, wohnortnaher Sportrehabilitation, zu Osteoporose, Lebensqualität, Krankheitsverarbeitung und Körperbild durchgeführt.

Seit 1993 wurde gemeinsam mit Prof. Roland Hetzer im Deutschen Herzzentrum Berlin ein Lungentransplantationsprogramm für CF-Patienten initiiert, in dem bisher ca. 50 Patienten transplantiert wurden. Der extreme Mangel an Spenderorganen in Deutschland führt leider dazu, dass Patienten von der normalen Warteliste kaum noch transplantiert werden können, d.h. meist in sehr schlechtem körperlichen Zustand stationär auf ein neues Organ warten müssen. Dies hat die Belegungsstruktur in den letzten Jahren erheblich geändert, immer mehr Patienten befinden sich jetzt monatelang in Erwartung einer Transplantation auf unserer Station. – Der Umzug in das Klinikum Benjamin Franklin ist für uns und unsere Patienten eine Zäsur und eine neue Ära, die hoffentlich ebenso erfolgreich sein wird wie bisher.

Literatur

1 Rüter K, Staab D, Magdorf K, Bisson S, Wahn U, Paul K. The 12-min walk test as an assessment criterion for lung transplantation in subjects with cystic fibrosis. J. Cystic Fibrosis 2003; 2: 8–13
2 Staab D, Wenninger K, Gebert N, Rupprath K, Bisson S, Trettin M, Paul KD, Keller KM, Wahn U. Quality of life in patients with cystic fibrosis and their parents: what is important besides disease severity? Thorax. 1998; 53(9): 727–731
3 Wenninger K, Aussage P, Wahn U, Staab D and the German CFQ-study group. The revised German Cystic Fibrosis Questionnaire: Validation of a disease-specific health-related quality of life instrument. Quality of Life Research 2003; 12: 77–85

3.12 Die Heckeshorner pädiatrische Pneumologie und ihre Perspektiven

Ulrich Wahn

Die pädiatrische Pneumologie als eigenständige Subdisziplin in der Kinderheilkunde hat sich national und international erst in den letzten zwei Jahrzehnten entwickelt und bis heute nur vereinzelt an Hochschulen und großen Krankenhauszentren etabliert. Vor geraumer Zeit galt die Diagnostik und Behandlung von akuten und chronischen Erkrankungen der Atemwege noch als Domäne des Allgemeinpädiaters, der für alle Aspekte der Kindergesundheit zuständig und ansprechbar war. In den ersten Lebensjahren gehören Atemwegserkrankungen, insbesondere akute Infektionen der oberen und unteren Atemwege neben den Magen-Darm-Erkrankungen zu den häufigsten Gesundheitsproblemen, die oft zwar heftig, in der Regel jedoch selbst limitierend verlaufen und langfristig zumeist keine ungünstigen Spuren hinterlassen.

In der Nachkriegszeit, als die Tuberkulose für viele Länder eine große Bedrohung aller Altersgruppen darstellte, wurden erstmals spezielle *pneumologische Einrichtungen für Kinder* geschaffen, auf deren Expertise man eine Spezialbehandlung der Lungentuberkulose bei Kindern ansetzte. Diese Spezialeinrichtungen für Kindertuberkulose waren Vorläufer kinderpneumologischer Einrichtungen, denn mit dem Rückgang der Tuberkulose – der flächenhaft gefürchteten Krankheits- und Todesursache für Kinder – in den 70er- und 80er-Jahren war ein dramatischer Anstieg allergischer Erkrankungen der Haut und der Atemwege, insbesondere auch des kindlichen Asthma bronchiale, überall zu verzeichnen. Gleichzeitig erwuchsen aus einem vertieften Verständnis der Krankheitsursachen neue therapeutische Ansatzpunkte für ein Langzeitmanagement allergischer Erkrankungen, insbesondere auch für den Umgang mit Asthma bronchiale bei Kindern und Jugendlichen. Neben etablierten Kur- und Reha-Kliniken waren einzelne kinderpneumologische Einrichtungen, wie auch die der Lungenklinik in Heckeshorn, der wohnortnahen Rehabilitation verpflichtet. Die spezielle Expertise bei der Diagnostik und Therapie allergischer Erkrankungen – d.h. die Fähigkeit, Kinder mit Asthma in ihrer Kompetenz zum Umgang mit der Krankheit und zum Selfmanagement zu stärken – trug zur Attraktivität dieser Spezialeinrichtungen bei. Zusätzlich etablierten sich an den meisten deutschen Universitätskinderkliniken Arbeitsgruppen, Sektionen oder auch von Oberärzten bzw. Fachärzten betreute und geleitete Abteilungen, in denen eine regionale Schwerpunktversorgung allergischer Erkrankungen qualifiziert erfolgen konnte. Gestärkt wurden kinderpneumologische Einrichtungen durch die Zusatzbezeichnung Allergologie, für die sich auch Kinderärzte nach entsprechender Weiterbildung qualifizieren konnten.

An der Lungenklinik Heckeshorn war der schrittweise Wandel der ursprünglichen Tuberkuloseeinrichtung in ein *Zentrum für Kinderpneumologie und Kinderallergologie* erkennbar. Im Jahr 1985 fand eine Kooperationsvereinigung zwischen dem damals Städtischen Krankenhaus Zehlendorf, Bereich Heckeshorn, und der Freien Universität (FU) mit ihrer Kinderklinik am Heubnerweg (Direktor Prof. Dr. Hans Helge) statt, mit dem Ziel, eine C3-Professur auszuschreiben, die an der Kinderklinik der FU angesiedelt und in Personalunion mit der Leitung der Heckeshorner Kinderabteilung betraut werden sollte. Ich war damals als Oberarzt an der Universitätskinderklinik Bochum tätig, als ich den Ruf zur Leitung dieser Abteilung erhielt, die eine interessante Aufgabe und eine neue Herausforderung zu werden versprach: Es galt, neue Akzente in der Krankenversorgung zu setzen und diese mit der Etablierung einer international kompetitiven kinderpneumologischen Forschung zu verbinden.

Die interdisziplinäre Betreuung Mukoviszidosekranker und ihrer Familien wurde mit der erfreulichen Verbesserung der Lebenserwartung vor neue Herausforderungen gestellt, die an der Berliner Lungenklinik Heckeshorn zu völlig neuen Denkansätzen der innovativen Versorgungsstrukturen führte: Das weitgehend über Spenden finanzierte *Christiane-Herzog-Zentrum*, das in vertrauensvoller Zusammenarbeit mit Christiane Herzog geplant und 1999 eröffnet wurde, ist bis heute einzigartig in seinem Anspruch stationärer, ambulanter und tagesklinischer Versorgung für Mukoviszidosekranke aller Altersgruppen unter einem Dach. Inzwischen ist so aus der kinderpneumologischen Abteilung an der Lungenklinik Heckeshorn eines der größten Mukoviszidose-Versorgungszentren Deutschlands geworden. Kinder und Erwachsene aus fast allen Bundesländern werden Jahr um Jahr hier betreut. Die Zusammenarbeit mit dem Deutschen Herzzentrum als einer der großen etablierten Institutionen für die Lungentransplantation Mukoviszidosekranker hat sich außerordentlich fruchtbar entwickelt, wenngleich noch aussteht, kostendeckende Strukturen für eine ambulante Versorgung mit den Kostenträgern zu etablieren, was möglicherweise in 2007 gelingen kann. Neben der Mukoviszidose sind allergische Erkrankungen der Atemwege sowie der Haut wichtige Versorgungsschwerpunkte, nicht nur im Berliner pneumologischen Zentrum, sondern an ähnlichen Institutionen in Deutschland. Ihre große Verbreitung als häufigste chronische Erkrankung im Kindesalter dokumentiert nachdrücklich den Bedarf an spezialisierten Einrichtungen dieser Art.

Nach der Fusion der Kinderklinik der FU mit der Charité und Etablierung einer eigenen Klinik für Pädiatrie mit Schwerpunkt Pneumologie und Immunologie am Otto-Heubner-Centrum (inzwischen im Campus-Virchow-Klinikum der Charité), kam die pädiatrische Pneumologie in Berlin zu ihrer vollen Blüte: Es gelang, hochkarätige Forscher an die Charité zu berufen, eine Juniorprofessur und eine Stiftungsprofessur für experimentelle pädiatrische Allergologie konnten etabliert werden, sodass die Charité in der Formulierung ihrer Forschungspriorität ausdrücklich die pädiatrische Pneumologie programmatisch erwähnt. Das besondere Leistungsprofil der Klinik für Pädiatrie mit Schwerpunkt Pneumologie und Immunologie hat es ermöglicht, dass auch in einer Zeit begrenzter Ressourcen weithin anerkannte Leistungen in der Forschung erbracht werden konnten. Eine klinische Forschergruppe wurde über sechs Jahre durch das Bundesministerium für Bildung und Forschung (BMBF) gefördert. Derzeit erfolgen Vorbereitungen für die Etablierung eines Sonderforschungsbereiches („Prävention von Allergie und Asthma"), wobei die Klinik für Pädiatrie mit Schwerpunkt Pneumologie und Immunologie federführend sein soll.

Die Perspektiven für das Fach der pädiatrischen Pneumologie in Deutschland sind gut. 2005 wurde ein eigenes Teilgebiet „pädiatrische Pneumologie" durch den Bundesärztetag verabschiedet; die Möglichkeiten der Weiterbildung lassen sich in geradezu idealer Weise an unserer Institution umsetzen: Alle diagnostischen und therapeutischen Möglichkeiten, die ein Zentrum der Maximalversorgung braucht, sind in Berlin gegeben, wobei Grundlage für die Leistung die mit neuem Leben erfüllte Kooperation zwischen dem HELIOS-Konzern als neuem Krankenhausträger und der Charité geworden ist. Der Umzug der Heckeshorner Kinderpneumologie unter das Dach der Charité am Campus Benjamin Franklin in 2006 ist ein wichtiger Meilenstein für die künftige Weiterentwicklung, verbindet sie doch die Möglichkeit einer Schwerpunktversorgung Schwerstkranker mit der Akutversorgung über Erste Hilfe und Aufnahmestation am Campus Benjamin Franklin.

Perspektiven für das nächste Jahrzehnt sind die Weiterentwicklung der diagnostischen und therapeutischen Möglichkeiten für Mukoviszidosekranke, die Intensivierung der Forschung im Grundlagenbereich sowie auf dem Feld der klinischen Diagnostik und Therapie für Allergie- und Asthmakranke, die Weiterentwicklung auf dem Gebiet der Diagnostik und Therapie angeborener und erworbener Immunschwächen, von denen sich viele im Bereich der Atemwege klinisch manifestieren, und der weitere Ausbau des Lungentransplantationsprogramms in Berlin in Kooperation mit dem Deutschen Herzzentrum.

Nicht ganz ohne Stolz kann heute festgestellt werden, dass die Berliner pädiatrische Pneumologie in Heckeshorn sich in den letzten zwei Jahrzehnten zu einer der führenden Institutionen auf diesem Fachgebiet in Deutschland entwickelt hat, an der international kompetitive Forschung, qualifizierte Lehre und Patientenversorgung auf höchstem Niveau miteinander im fruchtbarem Dialog stehen.

Die besten Ärztinnen und Ärzte suchen bei uns nach Möglichkeiten zur Weiterbildung, und die talentiertesten jungen Forscherinnen und Forscher bauen aktiv mit an der Reputation der Klinik. Qualifizierte und spezialisierte Mitarbeiterinnen und Mitarbeiter aus der Pflege, Physiotherapie, Diätberatung, Psychologie und anderen Fachdisziplinen bilden ein hochmotiviertes und engagiertes Team, das an dem heutigen Erfolg wesentlichen Anteil hat.

Literatur

1 Illi S, von Mutius E, Lau S, Niggemann B, Gruber C, Wahn U. Multicentre Allergy Study (MAS) group. Perennial allergen sensitisation early in life and chronic asthma in children: a birth cohort study. Lancet 2006; 368 (9537): 763–770. Erratum in: Lancet 2006; 368 (9542): 1154
2 Staab D, Diepgen TL, Fartasch M, Kupfer J, Lob-Corzilius T, Ring J, Scheewe S, Scheidt R, Schmid-Ott G, Schnopp C, Szczepanski R, Werfel T, Wittenmeier M, Wahn U, Gieler U. Age related, structured educational programmes for the management of atopic dermatitis in children and adolescents: multicentre, randomised controlled trial. BMJ 2006; 332 (7547): 933–938
3 Holt PG, Sly PD, Martinez FD, Weiss ST, Bjorksten B, von Mutius E, Wahn U. Drug development strategies for asthma: in search of a new paradigm. Nat Immunol. 2004; 5 (7): 695–698
4 Wenninger K, Aussage P, Wahn U, Staab D. German Cystic Fibrosis Questionnaire study group. The revised German Cystic Fibrosis Questionnaire: validation of a disease-specific health-related quality of life instrument. Qual. Life Res. 2003; 12 (1): 77–85
5 Lau S, Illi S, Sommerfeld C, Niggemann B, Bergmann R, von Mutius E, Wahn U. Early exposure to house-dust mite and cat allergens and development of childhood asthma: a cohort study. Multicentre Allergy Study Group. Lancet 2000 21; 356 (9239): 1392–1397

3.13 Das Labor in der Lungenklinik Heckeshorn – Institut für Mikrobiologie, Immunologie und Laboratoriumsmedizin

Heike Stetzelberg, Harald Mauch (Mitarbeit: Karl Bartmann)

Die mikrobiologische Diagnostik des Landestuberkulosekrankenhauses Heckeshorn war von Beginn an ein wichtiger Bestandteil im Rahmen der Patientenbetreuung. Der rasche Nachweis säurefester Stäbchen in Patientenproben mittels Mikroskopie zur Bestätigung eines bestehenden klinischen Verdachts war und ist bis heute bedeutend für die Diagnose der Tuberkulose. Anzüchtung, Differenzierung und Empfindlichkeitsprüfung von Tuberkulosebakterien erfordern Erfahrung im Umgang mit Spezialmethoden, die aufgrund des Tuberkuloseschwerpunktes in Heckeshorn hervorragend entwickelt wurden. Auch Standards in der mikrobiologischen Diagnostik und Therapie in Deutschland wurden maßgeblich durch intensive Forschungstätigkeiten des Labors mitbestimmt.

1953 übernahm Dr. Karl Bartmann von Dr. H. Millberger zunächst kommissarisch, ab 1960 dann als Chefarzt die Leitung des Labors. In den 50er-Jahren standen die *Mykobakterien* im Vordergrund des Forschungsinteresses, insbesondere Untersuchungen zur Optimierung des Anzüchtungsmilieus und -verfahrens, sowie Studien zur Methodik der Empfindlichkeitsprüfung [1]. Kleinere Errungenschaften wie die „Bartmann-Stopfen" – spiralig durchbohrte Gummistopfen für Reagenzgläser mit Bakterienkulturen, die den Luftaustausch gewährleisten, die Kultur aber vor Verdunstung bewahren – sind auch heute noch in einigen mikrobiologischen Laboratorien zu finden. Die Aktivität, der Wirkungsmechanismus und die Kombination von Antituberkulotika waren ein weiterer bedeutender Zweig der Forschung und erforderten eine enge Zusammenarbeit mit den klinischen Abteilungen.

Kurz nachdem die ersten tuberkulosewirksamen Medikamente zur Verfügung standen, zeigte sich, dass die Bakterien in schwereren Fällen gegen eines oder mehrere der angewandten Medikamente resistent waren und die Tuberkulose daher nicht heilen konnte. Als optimale Strategie erkannte man die rasche, initiale Bakterienreduktion durch intensive kombinierte Chemotherapie mit stark abtötend wirksamen Medikamenten wie INH (Isoniazid), SM (Streptomycin) und später RMP (Rifampicin). Nach der Einführung von INH an der Lungenklinik nahm bei den stationären Patienten der Anteil mit INH-resistenten Bakterien stetig zu, sodass zur Therapie eine Gruppe in rascher Folge entwickelter Medikamente herangezogen werden musste. Mehrere Studien wurden in Heckeshorn zu der Frage durchgeführt, bei welchen kombinierten Behandlungsregimen das Verhältnis von Wirksamkeit zu Nebenerscheinungen am günstigsten ist.

Karl Bartmann, der 1962 zu dem Thema „Isoniazid" habilitierte [2], hatte sich durch seine zahlreichen wissenschaftlichen Studien bereits internationale Anerkennung erworben, wofür ihm der Franz-Redeker-Preis 1961, der Robert-Koch-Preis 1966 und die Robert-Koch-Medaille der wissenschaftlichen Tuberkulosegesellschaft der Deutschen Demokratischen Republik verliehen wurden.

1967 wurde sein Nachfolger Dr. Hans-Jürgen Hussels, der nach seiner fachärztlichen Ausbildung als Dermatologe in den Bereich Labormedizin wechselte. Die Dermatologie schaffte eine zusätzliche Verbindung zwischen Klinik und Labor, und Hussels wurde wiederholt zu interessanten klinischen Fällen hinzugezogen, so z. B. bei einer Patientin, die sich nach einem Kenia-Aufenthalt ein Ulkus am Unterschenkel zugezogen hatte. Hussels' differenzialdiagnostische Überlegungen, dass es sich in diesem Fall um Mykobakterien handeln könnte, führten zur Anzüchtung von *Mycobacterium ulcerans*. Dieses „Buruli-Ulkus" ist eine in Deutschland sehr selten diagnostizierte Erkrankung. Eine Empfindlichkeitsprüfung wurde durchgeführt und die entsprechende antimykobakterielle Therapie zeigte den gewünschten Erfolg. Sein Oberarzt, Dr. Manfred Wundschock, koordinierte über sechs Jahre eine überregionale, multizentrische Studie zum Einsatz einer Vierfachkombination von Antituberkulotika, die die kombinierte Chemotherapie bei der Tuberkulosebehandlung gut belegte [3].

Ein weiteres Spezialgebiet des Labors war die Anzüchtung, Differenzierung und Resistenztestung von *„atypischen" Mykobakterien*, deren mögliche Pathogenität im Allgemeinen nicht bekannt war, in Heckeshorn jedoch früh erkannt wurde. Das Anforderungsprofil des Labors änderte sich mit der Schwerpunktverlagerung von der Tuberkulose hin zu Tumorerkrankungen. Die allgemeine Bakteriologie, der Nachweis schnell wachsender Bakterien, gewann immer mehr an Bedeutung

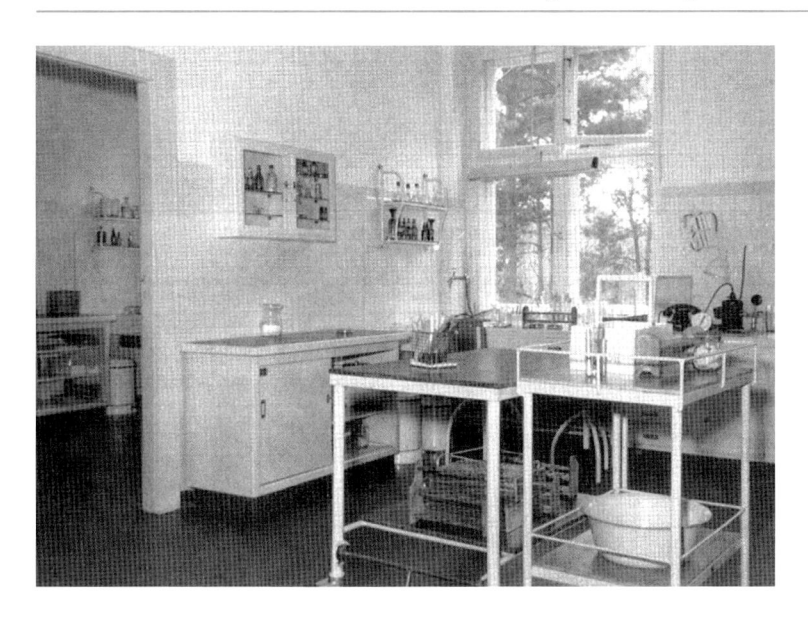

Abb. 3.13.**1** Laborraum im Haus A.

und entwickelte sich zu einem weiteren Schwerpunkt. Es wurde ein System zur Empfindlichkeitsprüfung von Bakterien entwickelt, das auf biofotometrischen Messungen beruhte. Diese Methode kann als Vorläufer der heute weltweit verbreiteten automatischen Messgeräte bezeichnet werden.

Das klinisch-chemische Labor diente anfangs hauptsächlich der Kontrolle von Leber- und Nierenwerten, die unter der Tuberkulosetherapie überwacht werden mussten. Durch die Zunahme der Tumorerkrankungen wurden andere Bestimmungen wie hämatologische Parameter wichtig, ein Transfusionswesen wurde etabliert. Das Zentrallabor war im damaligen Haus A zunächst in fünf Räumen der oberen Etage untergebracht, sukzessiv erfolgte aufgrund der steigenden Labor-Anforderungen der Klinik eine Ausweitung auf das ganze Haus (dann Haus I, jetzt DRK). Die Tuberkulosediagnostik befand sich in einem separaten Bereich mit Arbeitsschutzkanzeln und getrennten Räumen für die Probenanlage und die Verarbeitung von Kulturen. Frühzeitig wurde ein Unterdruckraum eingerichtet, der das Austreten von Tuberkulosebakterien aus diesem Bereich verhindern sollte.

Das Tierlabor beherbergte Schafe zur Blutgewinnung für bluthaltige Nährmedien, Kaninchen zur Gewinnung spezieller Seren und zusätzlich Meerschweinchen für die Tuberkulose-Tierversuche. Diese entwickelten sich jedoch zugunsten neuer Kulturverfahren auf Nährmedien und in Flüssigkulturen rückläufig. Tierversuche wurden daher Anfang der 90er-Jahre eingestellt.

1984 übernahm Prof. Dr. Harald Mauch das Labor und setzte als Internist/Infektiologe, Laborarzt und Facharzt für Mikrobiologie aufgrund seiner jahrelangen experimentellen immunologischen Arbeiten auf dem Gebiet der Tuberkulosediagnostik die patientenbezogene Tradition der Labordiagnostik fort. Die immunologische Diagnostik entwickelte sich daher zu einem weiteren Schwerpunkt des Instituts. Zahlreiche Projekte wurden zusammen mit den Biochemikern Sonja Wagner, Dr. Marga Fischer und Dr. Wolfgang Fischer durchgeführt, über Jahre unterstützt mit Forschungsmitteln der Deutschen Forschungsgemeinschaft (DFG) und zum ersten Mal auf dem Gebiet der mikrobiologischen Diagnostik vom Ministerium für Forschung und Technologie. Das Spektrum reichte von der Erforschung spezifischer monoklonaler Antikörper gegen Tuberkuloseerreger und andere Mykobakterien bis hin zu Antikörper- und Antigennachweisen von Hefen und Viren mittels heute noch moderner enzym-immunologischer Techniken. Entsprechend dieser veränderten Schwerpunktbildungen mit weiterem Ausbau der Diagnostik bei Infektionserregern wurde das Labor in „Institut für Mikrobiologie, Immunologie und Laboratoriumsmedizin" umbenannt. Hauptziel bei allen patientenorientierten Forschungen war es, die Schnelligkeit der mikrobiologischen Diagnostik zu erhöhen. Bekannte Routinetechniken wurden weiterentwickelt, neueste molekularbiologische Methoden verbessert: mittels infektionsimmunserologischer Enzymmessverfahren (Habilitation von H. Mauch; Preis der deutschen Gesell-

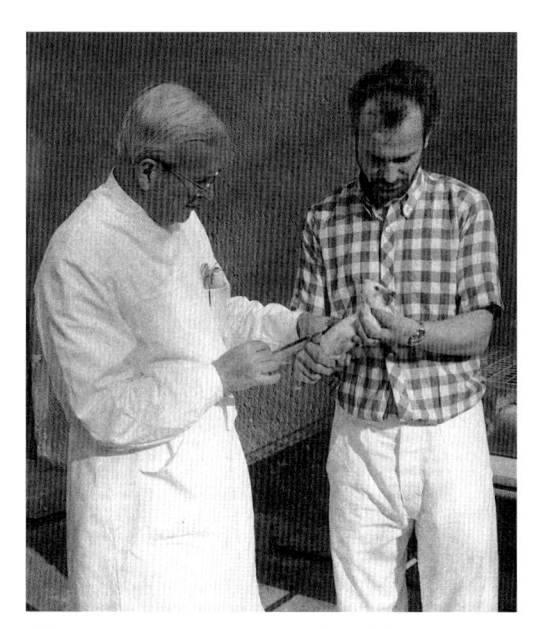

Abb. 3.13.2 Hans-Jürgen Hussels und der Tierpfleger Manthey vor dem Tierstall.

schaft für Pneumologie), über monoklonale Antikörper und schließlich gentechnologische Verfahren.

Mit dem Umzug des Instituts 1992 in einen neu erbauten Trakt der Klinik wurden in den modernen, funktionsgerechten Räumen ein S3-Labor für den Umgang mit hochinfektiösen Erregern und Arbeitsbereiche zur Implementierung molekulardiagnostischer Methoden eingerichtet. Hier gelang die Entwicklung der in diesen Jahren in der Medizin neu eingeführten Methode der Nukleinsäure-Amplifikationstechnik (NAT), einer In-vitro-Technik zur Vervielfältigung von Zellkernbestandteilen der Erreger. Eine der ersten Publikationen weltweit zum Nachweis von Tuberkuloseerregern innerhalb von Stunden, der mit kulturellen Methoden Wochen gedauert hätte, entstand im Institut [4]. In den Folgejahren wurden zunächst mit Dr. Marga Fischer, dann mit den experimentellen Arbeiten von Dr. Andreas Roth sowie Dr. Heike Stetzelberg neue NAT-Methoden zum schnellen Nachweis von zahlreichen Mikroorganismen direkt aus Patientenproben entwickelt und etabliert, z. B. für nahezu alle „atypischen" nichttuberkulösen Mykobakterien Pneumocystis, einem relativ häufigen Erreger bei immungeschwächten Patienten, u. a. [5]. Mithilfe eines für die damalige Zeit sehr innovativen gentechnologischen Sequenziergerätes wurden Mykobakterienisolate gefunden, die zuvor noch nicht als eigenständige Spezies beschrieben worden waren. Dies führte im Jahr 2000 zur Erstbeschreibung eines neuen Erregers als eigenständige Spezies mit der Namensgebung *Mycobacterium heckeshornense* [6].

Frucht der experimentellen und erfolgreichen Routinearbeit der gesamten Arbeitsgruppe war schließlich die Wahl des Instituts im Jahre 2002 durch die wissenschaftliche deutsche Gesellschaft für Hygiene und Mikrobiologie (DGHM), in Zusammenarbeit mit dem Institut für Normung und Standardisierung (INSTAND, Düsseldorf) sämtliche fünf nationale TB-Ringversuche durchführen zu dürfen und somit die Qualität der gesamten Tuberkulosediagnostik in Deutschland zu überprüfen.

Das Institut in der Lungenklinik entwickelte sich weiterhin zur Zentrale für die Qualitätssicherung nicht nur der mikrobiologischen, sondern auch der infektiologischen Diagnostik in Deutschland, insbesondere durch die Gründung von insgesamt 25 Arbeitsgruppen, die in Zusammenarbeit mit 15 anderen medizinischen Fachgesellschaften von 1993 bis jetzt nahezu 30 Mikrobiologisch-Infektiologische Qualitätsstandards (MIQs) hervorgebracht haben, welche die Beurteilungsgrundlage für sämtliche Akkreditierungen aller Laboratorien in der Mikrobiologie bilden [7]. Für diese Initiative erhielt das Institut mit Prof. Mauch 2001 den ersten und bisher einzigen Qualitätssicherungspreis der wissenschaftlich-mikrobiologischen Fachgesellschaft DGHM. Das Institut wurde außerdem bestes mikrobiologisches Routinelabor unter allen in Deutschland an einer Studie zur Diagnostik einer Lungenentzündung teilnehmenden Laboratorien (Gutachten – 2006).

Außer Forschungstätigkeiten war auch die Organisation von Weiterbildungsangeboten ein Anliegen des Instituts. Das erste nationale Klinisch-Mikrobiologisch-Infektiologische Symposium, veranstaltet zusammen mit dem Verein zur Förderung der Pneumologie und Thoraxchirurgie der Lungenklinik Heckeshorn, ist mit inzwischen zwölf Veranstaltungen ununterbrochen in Berlin fest etabliert. Über viele Jahre wurde der damals einzige nationale Mykologie-Kurs in Zusammenarbeit mit Prof. Elmer Koneman, USA, und Gudrun Bettermann erfolgreich durchgeführt.

In den Jahren 2000 und 2005 erhielt das Institut die Akkreditierung für alle Laborbereiche, zuletzt ebenso für die schwierige mikrobiologische Wasserhygiene: Für die Mikrobiologie war es das erste Krankenhauslabor in Deutschland.

Seit Mai 2006 ist das Institut Teil des Infektiologischen Zentrums im HELIOS Klinikum Emil von Behring in Berlin-Zehlendorf.

Literatur

1. Bartmann K. Zur Methodik der Resistenzbestimmung an Tuberkelbakterien auf festen Eiernährböden. Z. Tuberk. 1964; 105; 95–101
2. Bartmann K. Isoniazid. Möglichkeiten und Grenzen seiner Wirkung. (Habilitation) Freie Universität Berlin 1962
3. Wundschock M, Radenbach KL, Hussels HJ, Göbel D, Jungbluth H. Multizentrische, randomisiert-kontrollierte Prüfung der Wissenschaftlichen Arbeitsgemeinschaft für die Therapie von Lungenkrankheiten (WATL) zur Behandlung der ausgedehnten Lungentuberkulose unter Verwendung von Vierfachkombinationen in der Intensiv-Anfangsphase (Kurzfassung). Fortb. Thoraxkrankh. 1983; 11
4. Beige J, Lokies J, Schaberg T, Finckh U, Fischer M, Mauch H, Lode H, Köhler B, Rolfs A. Clinical evaluation of a *Mycobacterium tuberculosis* PCR assay. J. Clin. Microbiol. 1995; 33: 90–95
5. Blum T, Roth A, Mauch H, Erbes R, Lode H. *Pneumocistis jiroveci*-Pneumonie bei immunsupprimierten Patienten ohne AIDS-Erkrankung – eine Fallserie. Dtsch. Med. Wochenschr. 2006; 131: 1515–20
6. Roth A, Reischl U, Schönfeld N, Naumann L, Emler S, Fischer M, Mauch H, Loddenkemper R, Kroppenstedt RM. *Mycobacterium heckeshornense* sp. nov., a new pathogenic slowly growing *Mycobacterium* sp. causing cavitary lung disease in an immunocompetent patient. J. Clin. Microbiol. 2000 (38); 11; 4102–4107
7. Mauch H, Podbielski A, Herrmann M. (Hrsg.). MIQ – Mikrobiologisch-Infektiologische Qualitätsstandards 1–26, 1A, 2A München, Jena: Elsevier, Urban & Fischer [Buchreihe]

3.14 Von der Röntgenabteilung zum Institut für Diagnostische und Interventionelle Radiologie

Annegret Haagen

Bereits im Gründungsjahr 1947 verfügte das Tuberkulosekrankenhaus Heckeshorn über ein wenn auch veraltetes Röntgendurchleuchtungsgerät, allerdings wurden die damals kostspieligen Röntgenbilder, zunächst als Papierbilder erstellt, nur selten durchgeführt. 1948 konnten die ersten Schichtaufnahmen angefertigt werden und wenige Jahre später war die technische Ausstattung auf modernem Stand: 1954 besaß die Klinik neben stationären Halbwellengeräten ein Siemens-Telepantoskop, einen Universalplanigraf, einen Flachblendentisch sowie einen Arbeitsplatz für Thoraxfernaufnahmen.

Bis zur Schaffung des Department-Systems 1964 war die Radiologie Teil der Lungenheilkunde. Die dann eigenständige Röntgenabteilung, der die Röntgendiagnostik, Strahlenschutz, Isotopen-Strahlentherapie, Fotolabor und Archiv (wiss. Literaturdokumentation) zugeordnet waren, wurde ab 1957 von Dr. Barbara Loerbroks und ab 1970 von Dr. Meinhard Lohding weiter ausgebaut. Als ich im Juli 1985 als Nachfolgerin von Dr. Lohding die Röntgen- und Nuklearmedizinische Abteilung übernahm, umfasste sie sechs weitere ärztliche und 27 nichtärztliche Mitarbeiter. Der Abteilung angeschlossen war der Physiker Dipl. Phys. Joachim Bender, der für den physikalisch-technischen Bereich zuständig war.

Die damalige Oberärztin Dr. E. Bulling hatte ihre radiologische Ausbildung in Heckeshorn erfahren (bis auf den strahlentherapeutischen Teil) und kannte jeden Winkel dieses weitläufigen Geländes, jeden Mitarbeiter der Klinik sowie viele Heckeshorner Geschichten. Sie stand mir durch ihre langjährige Erfahrung insbesondere in der Tuberkulosediagnostik der Lunge zur Seite. Vorwiegend für den nuklearmedizinischen Teilbereich zuständig, kam als weiterer Oberarzt im Herbst 1985 Dr. Ali-Nadir Savaser zu uns, der es verstand, in kurzer Zeit das Spektrum der bereits sehr aktiven Nuklearmedizin zu erweitern, sowohl in der Diagnostik als auch in der Therapie.

Seit 1977 war die Röntgen- und Nuklearmedizinische Abteilung in der obersten Etage des neugebauten Diagnostikums (Haus D) untergebracht – eine Besonderheit, da Röntgenabteilungen damals meist ein lichtarmes Kellerdasein führten. Die Abteilung war sowohl über das Erdgeschoss via Fahrstühle als auch aufgrund seiner Hanglage ebenerdig über einen Glasgang zu erreichen. Auf diesem Wege besuchte auch eines Tages ein Fuchs die Abteilung, ergriff jedoch bald erschrocken die Flucht. Die Abteilung war zweiflügelig angelegt. Jeweils am äußeren Ende waren die Nuklearmedizin und die Endoskopie untergebracht. Die Untersuchungsräume waren über breite Patienten- und Mitarbeiterflure zu erreichen. Im Zentrum der beiden Flügel lag die Filmbearbeitung mit den Entwicklungsmaschinen; den Patientenfluren zugewandt waren die Röntgenanmeldung, die Arztzimmer und der Röntgendemonstrationsraum untergebracht. Hier wurden Röntgenaufnahmen gezeigt, befundet, Klinikkonferenzen und Abteilungsbesprechungen abgehalten. In diesem Raum befand sich auch die große Lehrsammlung, die von Oberarzt Dr. Reinhard Roßdeutscher, dem Nachfolger von Dr. Bulling, ausgebaut und gepflegt wurde. Diese Lehrsammlung (Merkmal: rote Röntgentüte) mit Schwerpunkt Lungendiagnostik war für viele angehende Radiologen und Pneumologen auch aus anderen Kliniken eine wertvolle Vorbereitung auf die Facharztprüfung sowie eine Grundlage für den Studentenunterricht, für Fortbildungsveranstaltungen und Vorträge über Röntgendiagnostik der Lunge.

In der neuen Röntgenabteilung wartete eine wunderbare technische Überraschung auf die Mitarbeiter: Ein Tele-Lift-Transportsystem beförderte die Röntgenfilmkassetten von der Dunkelkammer zu den einzelnen Untersuchungsplätzen, also eine richtige „elektrische Eisenbahn" mit Schienen und Weichen, die aber leider nicht nur Vorteile hatte. Die MTRAs waren zu Fuß mit ihren Röntgenkassetten um ein Vielfaches schneller, auch führten fehlerhafte Adressierungen des Öfteren zu Irrläufern. Bei den unter der Decke entlang ratternden Transportbehältern öffneten sich hin und wieder ganz plötzlich die nach unten zeigenden Klappen und die schweren Röntgenkassetten krachten von oben donnernd zu Boden. Das tat ihnen gar nicht gut und Dr. Lohding, besorgt um das gesundheitliche Wohl seiner Mitarbeiter, ließ die Anlage schleunigst wieder abbauen.

Auf dem Gelände der Lungenklinik gab es eine „Zweigstelle" der Röntgenabteilung im Erdgeschoss des Hochhauses (Haus A), bestehend aus zwei Röntgenräumen. Als die Räume 1986 durch Brandstiftung vollständig zerstört wurden, wurde uns die Bedeutung der kleinen Abteilung erst richtig bewusst, vermied sie doch den Transport vieler Patienten mit Auto oder Krankenwagen über das weitläufige Krankenhausgelände zur zentralen Röntgenabteilung. Im Zuge der Hochhaus-Umbauten 1987/88 wurden auch die Röntgenräume renoviert und die Geräte z. T. erneuert.

Das Untersuchungsspektrum umfasste die gesamte konservative Röntgendiagnostik inklusive Ultraschalluntersuchungen für die gesamte Klinik. Eine Besonderheit war die Simultantomografie der Lunge, eine rasch durchführbare, im Vergleich mit anderen Schichtverfahren relativ strahlensparende Untersuchungstechnik. Bronchografien, in Kooperation mit den Pneumologen durchgeführt, waren eine Spezialität der Lungenklinik, sind jedoch heute durch die Computertomografie (CT) der Lunge ersetzt. Bis 1986 wurden CT-Untersuchungen im Virchow-Klinikum durchgeführt, CT-Bilder und Befunde wurden in der mehrmals wöchentlich stattfindenden Klinikbesprechung im Hörsaal vorgestellt. Ab 1986/87 betrieb dann die Radiologische Abteilung des Behring-Krankenhauses ein CT gemeinsam mit einer Neurologischen Klinik und einem niedergelassenen Radiologen. Täglich wurden für Heckeshorn zwei bis vier Untersuchungsstunden reserviert. Der logistische Aufwand war groß: Die Patientenanmeldung erfolgte im Konsiliardienst in Heckeshorn, der auch den Patiententransport mit Taxi, Krankenwagen oder Notarztwagen organisierte. Die CT-Untersuchung selbst wurde durch einen Heckeshorner Radiologen durchgeführt, die Besprechung der Befunde erfolgte in Heckeshorn. Bis auf eine Ausnahme – durch Blitzeis im Dezember 1999 kam der Verkehr im Südwesten Berlins fast zum Erliegen – klappte jedoch der Transport der Patienten immer reibungslos.

Am Standort Behring stand uns als weiteres Großgerät seit 1996 ein MRT (Magnetresonanztomografie) zur Verfügung, das in Kooperation mit niedergelassenen Radiologen betrieben wurde. Bis 1986 konnten auch radiologische Gefäßdarstellungen (Angiografien) in Heckeshorn durchgeführt werden. Wegen Überalterung des Röntgengerätes nutzten wir dann die sehr viel modernere Angiografieanlage im Behring-Krankenhaus. Die Darstellung von Lungengefäßen (Pulinonalisangiografie, Bronchialarteriografie, Aortografie), sowie der therapeutische Gefäßverschluss (Embolisation) bei massiven Lungenblutungen wurden von uns durchgeführt. Die gemeinsame Nutzung der Großgeräte mit der Radiologischen Abteilung im Behring (damaliger Leiter: PD Dr. D. Banzer) war trotz einiger organisatorischer Schwierigkeiten geprägt von Kollegialität und gegenseitiger Hilfsbereitschaft.

Bereits seit 1947 wurden Röntgenfilme und Krankenakten lückenlos archiviert; ab 1986 wurde die Aufbewahrungszeit auf 30 Jahre reduziert. Bis 2003 waren ca. 60 000 Akten in riesigen Rollregalanlagen archiviert, verteilt auf mehrere große Kellerräume im Diagnostikum und im Haus C, verwaltet von zwei Mitarbeiterinnen. Das Fotolabor unterstand der Röntgenabteilung, wurde jedoch interdisziplinär genutzt. Zum Aufgabengebiet gehörten die fotografische Dokumentation von Krankheitsbildern (Patientenfotos), die intraoperative Fotodokumentation sowie die Fotodokumentation in der Pathologie, das Kopieren von Röntgenfilmen sowie das Erstellen von Dias und Papierbildern von Röntgenaufnahmen für Vorträge und Veröffentlichungen. Die partielle Digitalisierung des Fotolabors vereinfachte die Vorbereitung für Vorträge und Veröffentlichungen erheblich. Der Andrang im Fotolabor – besonders zu Kongresszeiten – blieb jedoch weiterhin bestehen.

Das Besondere an der Lungenklinik Heckeshorn war das gemeinsame Interesse am Patienten und seiner Lungenerkrankung, den pathophysiologischen Veränderungen der Lunge. Daraus resultierte eine sehr enge kollegiale interdisziplinäre Zusammenarbeit nicht nur in der Patientenversorgung, sondern auch in gemeinsamen Fortbildungsveranstaltungen und Publikationen. Unvergesslich bleibt mir auch die einmalig schöne Lage dieser Klinik, eingebettet in eine herrliche Waldlandschaft zwischen Wannsee und Havel.

Nach meinem Ausscheiden aus der Klinik Ende 2003 wurde die Röntgendiagnostische Abteilung von Oberarzt Hubertus Grieße kommissarisch weitergeführt. Mitte 2004 wurden die radiologischen Abteilungen Behring und Heckeshorn zum Institut für Diagnostische und Interventionelle Radiologie unter der Leitung von Dr. Roland Bittner zusammengelegt. Neben der diagnostischen und interventionellen radiologischen Leistung für alle im Haus vertretenen medizinischen Abteilungen umfasst das Leistungsspektrum heute u. a. spezialisierte Interventionen wie CT-gesteuerte Lungen-(herd-)biopsien und bilddiagnostische Innovationen wie virtuelle Bronchoskopien sowie Lungenkrebs-Screening, die für eine moderne Lungenklinik unabdingbar sind. Gleichzeitig mit dem Umzug der Lungenklinik Heckeshorn an den Standort Behring Anfang 2007 wird dort ein hochmodernes radiologisch-nuklearmedizinisches Zentrum entstehen mit digitaler Infrastruktur und modernster Gerätetechnologie wie z. B. einem PET-CT, was die thoraxchirurgische und pneumoonkologische Betreuung der Heckeshorn-Patienten auf höchstem medizinischen Niveau gewährleistet.

3.15 Die Nuklearmedizin in Heckeshorn

Ali-Nadir Savaser

Für die Leitung des jetzigen Instituts für Nuklearmedizin im HELIOS Klinikum Emil von Behring ist folgender Leitsatz eine Richtschnur: Das Risiko einer indizierten muss immer sehr viel geringer sein als das Risiko einer unterlassenen nuklearmedizinischen Untersuchung oder Behandlung.

Neben diesem Risikofaktor, den es zu beachten gilt, liegt eine weitere Besonderheit des Faches in seiner Interdisziplinarität: Nuklearmedizin bedeutet auch eine Ansammlung unterschiedlicher Gebiete wie Informatik, Radio-Physik, -Chemie und Medizin, daher ist interdisziplinäre Kooperation eine wichtige Grundlage für effektives Arbeiten.

Der „Risiko-Leitsatz" bewährte sich auch in kritischen Phasen wie der Tschernobyl-Katastrophe von 1986, die viele Menschen an Radioaktivität prinzipiell zweifeln ließ. Damals versuchten wir über kreative „Antidots" die Skepsis gegenüber nuklearmedizinischer Behandlung zu zerstreuen: In jenen Tagen war die Nuklearmedizin besonders geeignet, sich den Sorgen der Mitarbeiter und Patienten zu stellen. Gemeinsam mit dem Physiker Joachim Bender öffnete ich die Türen unserer sonst geschlossenen Abteilung und erklärte den Interessierten die „Geheimnisse" der Anwendungen radioaktiver Stoffe zu humanen Zwecken in der Medizin. Wir luden außerdem mit diversen (22) Vernissagen bekannter Künstler und Ausstellungen afrikanischer Kunst zum jährlichen „Tag der offenen Tür" in die Nuklearmedizin ein. Damit bot sich eine gute Gelegenheit, Instrumente und Methoden unseres Faches kennen zu lernen und Vertrauen in die Strahlenanwendung zu gewinnen. Ausführliche Patienteninformationen mit Berechnung von Halbwertszeiten, klassische Musik während der Behandlung und der Verzicht auf weiße Kittel waren weitere Elemente zur Beruhigung der Patienten. Zur Bewältigung der Folgen von Tschernobyl gehörten auch Messungen von besonders belasteten Teeblättern und Walnüssen aus der Region der Schwarzmeerküste in der Türkei; die Veröffentlichung der Ergebnisse sorgte für beträchtliches Aufsehen in Europa und in der Türkei.

Auch der Physiker Joachim Bender bekam alle Hände voll zu tun. Die Krankenhausleitung hatte ihn gebeten, die Strahlenbelastung im Innen- und Außenbereich des Krankenhauses zu messen, z. B. die Kinderspielplätze im Freien und Arbeitsräume auf Kontamination (Oberflächenverunreinigung durch radioaktives Material) zu überprüfen.

Böse Zungen behaupteten, dass sich der Physiker in diesen Tagen von den Nahrungsmitteln (z. B. Eier, Milchprodukte und Salate), die besorgte Mitarbeiter bei ihm zur Kontrolle ablieferten, gut ernähren konnte. Es fiel auf, dass er immer etwas größere Mengen an Nahrungsmitteln anforderte, um die sehr geringen Strahlenmesswerte statistisch relevant besser differenzieren zu können. Besonders wertvoll waren in dieser Zeit die guten Kontakte zum Hahn-Meitner-Institut (HMI), zur Strahlenmessstelle des Landes Berlin und zur Bundesanstalt für Materialprüfung (BAM).

Der Einzug des nuklearmedizinischen Faches in Heckeshorn liegt weiter zurück. Ab 1973 wurde die in Deutschland erst 1980 fachärztlich anerkannte Nuklearmedizin von Dr. Hans-Joachim Nörenberg (1920–2004) aufgebaut, der – ursprünglich Internist und später auch Facharzt für Radiologie, Pneumologie und Nuklearmedizin – sich auf Anregung des Chefarztes der Röntgenabteilung, Dr. Meinhard Lohding, nun mit nuklearmedizinischen Methoden befasste. Nach einer Hospitation am Diagnostischen Zentrum Berlin (DZB) eignete sich Nörenberg autodidaktisch und in ständigem weiteren Kontakt mit dem DZB sein Wissen an. Nuklearmedizinische Laboruntersuchungen dienten zu der Zeit vor allem der Untersuchung der Lungendurchblutung (Lungenperfusions-Szintigrafie). Allergiediagnostik kam als weiteres Betätigungsfeld erst hinzu, als 1978 das RIA-Labor mit einem ersten Laborautomaten eingerichtet wurde.

Darin wurde Nörenberg zum Pionier: Erstmals in Europa wurde die Bestimmung von Allergenen mittels RIA-Methoden in der Lungenklinik Heckeshorn durchgeführt.

Aufgrund seiner Kassenzulassung konnte Nörenberg auch Patienten von niedergelassenen Ärzten direkt untersuchen, außerdem stand er für Beratungen der Berliner Lungenärzte gern zur Verfügung. Erinnert wird er als ein „typischer Berliner mit großem Herz" – der sich mit seinen speziellen Kenntnissen und Erfahrungen schnell einen Namen über Heckeshorn hinaus gemacht hatte.

Nörenberg, auch „NuklNöre" genannt, hatte nach seinem Studium als Lektor in einem medizinischen Verlag gearbeitet, war daher absolut sicher in Stil und Grammatik der deutschen Sprache und amüsierte sich gern über die Stilblüten seiner Zeitgenossen. Das hinderte ihn jedoch nicht, selbst von „Koniferen" (Koryphäen) und „allegorischen" (allergischen) Patienten zu sprechen …

Bis zum Bau des Diagnostikums 1977 befand sich die Nuklearmedizin in einem kleinen Zimmer im Hochhaus, ausgestattet mit einem Funktionsmessgerät und einem Scanner, der in einem mechanischen Verfahren radioaktive Strahlung aufzeichnete. Mit dem Umzug in die zweite Etage des Diagnostikums verbesserte sich die räumliche Ausstattung erheblich, auch die technische Ausstattung wurde um eine erste Gamma-Kamera, erste Computer zur Bildauswertung und ein RIA-Labor (RadioImmunAssay) erweitert. Personell wurde Nörenberg unterstützt von zwei MTRAs und von dem Medizinphysiker Joachim Bender, der 1974 für die Röntgenabteilung eingestellt, aber gern auch von Hans-Jürgen Brandt für das Atmungs- und Kreislauflabor in Beschlag genommen wurde (und so den Ruf eines „Plasmodium fugans" erwarb, also überall und nirgends zu sein).

Wie vielerorts war die Nuklearmedizin in Heckeshorn vorerst ein Teilgebiet der damaligen Röntgenabteilung. Unter meiner Leitung als Radiologe und Nuklearmediziner (1985 als Nachfolger des in den Ruhestand verabschiedeten Hans-Joachim Nörenberg von der Klinik für Strahlenkunde im Klinikum Charlottenburg kommend) wurden die drei Bereiche Nukleardiagnostik, Nukleartherapie und Nuklearlabor auf- bzw. ausgebaut. So wurde 1987 erstmals zusammen mit europäischen Kollegen der Tumormarker NSE angewendet und etabliert; darüber hinaus wurden lungenprimäre und lungensekundäre Tumormarker eingesetzt. Die für Heckeshorn besonders wichtigen Lungenuntersuchungen wurden auf die Perfusions-, Inhalations- und Ventilationsmethoden erweitert [1]. Alle weltweit existenten Untersuchungen konnten so in Heckeshorn durchgeführt werden. Zum Spezialgebiet entwickelten sich u. a. die Emboliediagnostik, die Schilddrüsenfunktionsdiagnostik und die Myokard-Szintigrafie.

1990 erweiterten sich die diagnostischen Möglichkeiten durch eine moderne Großfeld-Gamma-Kamera.

Im therapeutischen Bereich begann bereits 1986 eine langjährige Kooperation mit dem Rheuma-Zentrum des Immanuel-Krankenhauses (bis 1998). Wir starteten ein Projekt zur Behandlung von rheumatischen Gelenkkrankheiten mit Radioaktivitäten (Radiosynoviorthese). Erstmals wurde eine derart große Patientengruppe mit drei unterschiedlichen Betastrahlern behandelt und der

Krankheitsverlauf über vier Jahre verfolgt [2]. Dazu wurden jeden Freitagmittag die Radioaktivitäten angeliefert und den ausgewählten Patienten sofort appliziert. Der „Behandlungsmarathon" dauerte häufig bis weit nach Mitternacht, und die Patienten der letzten „Schicht" wurden mangels einsatzbereiter Fahrdienste mit dem eigenen Auto wieder ins Immanuel-Krankenhaus transportiert.

Kooperation und Koordination sind für die Nuklearmedizin ein zentrales Thema: Ab 1987 war die Heckeshorner Nuklearmedizin für alle Umgebungs-Krankenhäuser Zehlendorfs tätig, die keine eigene nuklearmedizinische Abteilung besaßen. Von 1993 bis 1998 wurde eine Praxiskooperation mit einem niedergelassenen Nuklearmediziner realisiert und die gemeinsame Nutzung von Geräten und Personal vereinbart – ein Vorläufermodell des seit 2006 bestehenden medizinischen Versorgungszentrums (MVZ), das aus dem Institut für Nuklearmedizin und dem Institut für Pathologie besteht.

1993 fusionierten die nuklearmedizinischen Bereiche in Heckeshorn und im Behring-Krankenhaus zu einem eigenen Funktionsbereich mit Anweisungsbefugnis innerhalb der Abteilung Radiologie. Zehn Jahre später wurde aus dem Funktionsbereich eine nun eigenständige Abteilung; das Institut für Nuklearmedizin, wie es seit dem 1.10.2004 heißt, befindet sich inzwischen am Standort Behring. Jährlich werden ca. 3300 Fälle behandelt. In Berlin gibt es heute 17 nuklearmedizinische Institutionen, darunter nur drei als eigenständig anerkannte und chefärztlich geleitete Abteilungen in Buch, in der Charité und im Klinikum Emil von Behring.

Die Arbeit in der Nuklearmedizin ist eine gemeinschaftliche Leistung: Das gilt für alle MitarbeiterInnen und im Besonderen für die langjährigen Mitarbeiter wie den Medizinphysiker Bender (1974 bis 2003) und die leitende MTRA Svetlana Kaassa (seit 1979). Insgesamt sind vier MTRAs zuständig für vorbereitende Arbeiten der Untersuchung und für Computerauswertungen. Dr. Siegfried Ertel hat 2004 Benders Aufgabenbereich übernommen, die Fachärztin für Nuklearmedizin, Ute Fett, ist seit 1.1.2006 für das MVZ zuständig. Über das MVZ besteht jetzt auch die Möglichkeit, Kassenpatienten zu behandeln.

Im Mittelpunkt der zukünftigen Nuklearmedizin steht die PET-Methode (Positronenemissions-Tomografie), die vor allem bei den für die Lungenklinik wichtigen nicht kleinzelligen (Bronchial-) Karzinomen eine leichtere Diagnose von Metastasierungen ermöglicht und eine deutliche Verbesserung im bildgebenden Bereich für Diagnosen und Operationen darstellt. Das PET-CT-Konzept wird für das Klinikum Emil von Behring eine wesentliche Voraussetzung dafür sein, dass das Institut für Nuklearmedizin weiterhin den Berliner Krankenhäusern ein breites und klares Leistungsspektrum anbieten kann. – Die diagnostischen und therapeutischen Methoden der Nuklearmedizin sind auch in der absehbaren Zukunft in der Medizin unverzichtbar.

Literatur

1 Savaser AN, Bender J, Rossdeutscher R, Grieße H, Köbernik R, Bulling E, Szablewski S, Grassot A. Szintigraphie der Lunge. Atemw.- u. Lungenkrkh. 1987; 13: 107–111
2 Savaser AN, Hoffmann KT, Sörensen H, Banzer DH. Die Radiosynoviorthese im Behandlungsplan chronisch-entzündlicher Gelenkerkrankungen. Z Rheumatol. 1999; 58: 71–78

3.16 „1947 war eine Pathologie nicht vorgesehen": die Abteilung für Pathologie in Heckeshorn

Horst Preußler

Für die Einrichtung der Pathologie in Heckeshorn waren zwei Faktoren von entscheidender Bedeutung:
1. die Umwandlung des Landestuberkulosekrankenhauses in eine Klinik für Lungenkrankheiten mit der Struktur eines Department-Systems und
2. der strukturelle Umbruch in der Aufgabenstellung für die Pathologie in den 1960er-Jahren.

Bei Gründung des Landestuberkulosekrankenhauses 1947 war eine eigene Abteilung für Pathologie nicht vorgesehen. Unter fachkundiger Beratung durch Dr. Heinz Leschke (Urbankrankenhaus Berlin) wurde der klinische Oberarzt Dr. Johannes Vill-

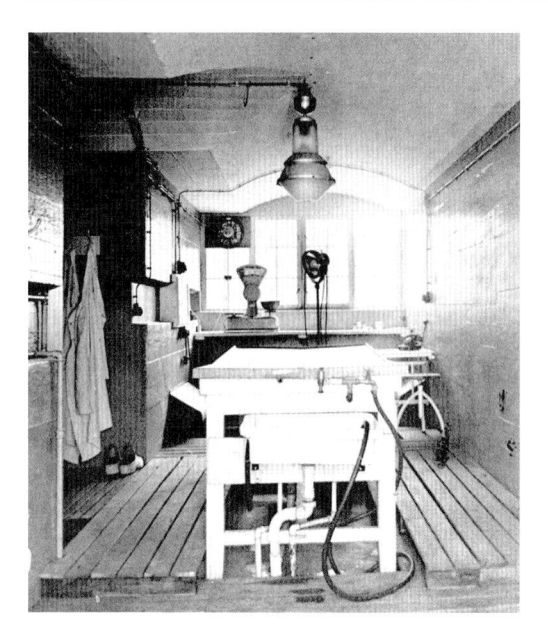

Abb. 3.16.1 Sektionsraum im Eingangsbereich des Bunkers (vor Neubau der Pathologie 1970).

now seit Anfang der 1950er-Jahre für Obduktionen eingesetzt. Er führte seine Untersuchungen noch im Keller des Ärztekasinos Collignon durch. Dr. Heinz Grunze unternahm ab 1955 als Hämatologe erste Versuche einer zytologischen Diagnostik in Form einer phasenkontrastmikroskopischen Sputum- und Bronchialsekretuntersuchung am Krankenbett, auch unter Anwendung hämatologischer Färbemethoden [1]. Es war eine Zeit, in der zur differenzialdiagnostischen Klärung eines röntgenologisch fassbaren Rundherdes in der Lunge, Tuberkulom oder Neoplasie, die Größenveränderung nach einer halbjährigen antituberkulotischen Behandlung entscheidend war. Während in dieser Zeit die Bakteriologie die Diagnostik beherrschte, waren nach dem Ausbau des Tuberkulosekrankenhauses zu einem Krankenhaus für Patienten mit allen Lungenkrankheiten, insbesondere für die tumorösen und interstitiellen Krankheiten, neue Methoden zur Klärung erforderlich: also eine morphologisch-histologische bzw. -zytologische Diagnostik. Mit der verwaltungsmäßigen Umwandlung des Landestuberkulosekrankenhauses in eine Städtische Klinik für Lungenkranke (1959) und mit der Einführung des Department-Systems (1964) wurde eine eigene Abteilung für Pathologie in einem Neubau geplant.

Im Department-System mit selbstständig geführten Abteilungen standen die einzelnen Funktionsstellen (Geschwulstberatung, Anästhesie, Inhalatorium, Fotolabor, Endoskopie, Archiv, Bibliothek etc.) intern zentralisiert allen Abteilungen in gleicher Weise zur Verfügung. Unter Abbau patriarchalisch-autoritärer Strukturen auf dem ärztlichen Sektor, aber unter Aufrechterhaltung einer unumgänglichen funktionellen Hierarchie wurden zentrale klinische Konferenzen ausgebaut, an denen alle Ärzte der Klinik teilnahmen. Bei diesem sehr zeitaufwändigen System ging es nur um das Wohl der Patienten. Ein solches System für subspezialisierte Abteilungen eines Fachgebietes hat sich zur Versorgung der Patienten, zur Weiter- und Fortbildung der Ärzte, auch für eine wissenschaftliche Arbeit sehr bewährt [2].

Der erste gewählte Chefarzt der Pathologie hatte seine Tätigkeit 1965 gar nicht erst angetreten, da der versprochene Institutsneubau (damals geplant neben Hafen und Haus Collignon) nicht angefangen worden war. Auf Empfehlung der Berliner Gesellschaft für Pathologie übernahmen konsiliarisch Dr. S. Grohme und ich von 1965 bis 1967 die Aufgaben einer Pathologie in Nebentätigkeit. Das bedeutete, dass pathologisch-klinische Demonstrationskonferenzen um 18 bzw. 19 Uhr im Luftschutzbunker („Cafe Preußler") stattfanden.

Zusammen mit Dr. Ziya Atay (1966 bis 1970) konnten Grundlagen erarbeitet werden, die die zytologischen Arbeitsmethoden in eine echte Diagnostik eingliederten. Anhand eines großen Untersuchungsmaterials modifizierte Atay die tumorzell-diagnostische Einteilung nach Papanicolaou für die Lungentumoren und erarbeitete Methoden, die eine Differenzierung der Tumorzellart ermöglichten, sodass die zytologische Aussage als vollwertige Diagnose für eine Therapie und Prognose genutzt werden konnte. Nach dem verwaltungsmäßigen Wechsel der Klinik zum Bezirksamt Zehlendorf drängte die Krankenhausverwaltung auf einen Institutsbau Pathologie, außerdem auf die erneute Ausschreibung der Chefarztstelle, die ich von 1967 bis 1990 ausführte. Bis 1970 war der Aufbau einer Abteilung schon durch die behelfsmäßige räumliche Situation (zwei Zimmer mit Bad im damaligen Haus A und ein Vorraum zum Luftschutzbunker) in einem sehr eingeschränkten Maße möglich. Erst mit Verbesserung der räumlichen Situation im eigenen Gebäude neben dem Hochhaus (1970) war eine zeitgemäße Entwicklung gegeben. Die Konzeption des Baues für die Pathologie waren Ausdruck der Bedeutung, die seitens der Klinik dieser Abteilung als Stätte zur Diagnostik, zur Gewinnung ärztlicher Erfahrungen, zur sachproblembezogenen Forschung und zur Kritik beigemessen wurde. Nachdem jedoch die einge-

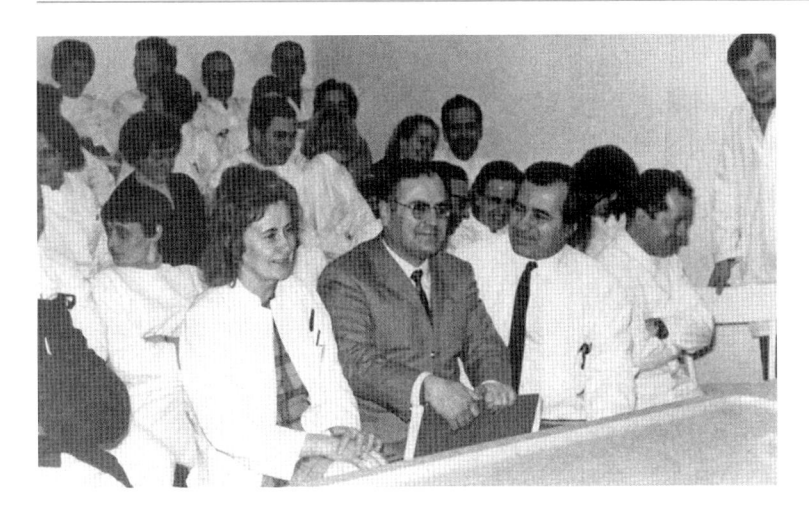

Abb. 3.16.2 Pathologiekonferenz im Neubau.
1. Reihe von links: Jutta Mai, Ziya Atay, Hans-Jürgen Brandt, Manfred Wundschock; rechts stehend Achim Gabler; zwischen Atay und Brandt Ingeborg Schütz, hinterste Reihe rechts oben Günter Freise, links davon Wilhelm Schüler.

planten Geldmittel für den Gesamtkomplex aufgrund der Wirtschaftslage sehr niedrig gehalten worden waren, wurde uns ein Institut ohne Inneneinrichtung übergeben. Wieder einmal bewährte sich die Department-Struktur der Klinik: Alle Abteilungen verzichteten für zwei Jahre auf die Verteilung der Investitionsgelder zugunsten der apparativen Inneneinrichtung der Pathologie. Die Geste unterstrich auch die dringende Notwendigkeit einer funktionsfähigen Pathologie für die Klinik.

Nachdem die pneumologische Indikation endoskopischer und bioptischer Maßnahmen in Heckeshorn expansiv ausgeweitet wurde [3,4], war auch eine Verfeinerung der Methoden in der morphologischen Diagnostik notwendig. Allein für die zytologische Untersuchung wurden aus Bronchien, Lungen, Mediastinum und Pleura 17 Möglichkeiten praktiziert, Untersuchungsmaterial zu gewinnen. Das gewonnene „winzige" Untersuchungsmaterial wurde nach Möglichkeit sowohl für histologische als auch für zytologische Arbeitsmethoden zugunsten beider Richtungen verwendet. Es wurden z. B. von einer Gewebeprobe durch Abtupfpräparate zeitgünstige zytologische Aufarbeitungen eingeleitet. Fermentchemische Zellphänomene konnten schneller und besser am Zellausstrich durchgeführt werden. Es erfolgten Untersuchungen über einen optimalen Versand des Untersuchungsmaterials.

Seit den 1960er-Jahren befand sich das Fach Pathologie in einem strukturellen Umbruch, d. h. in einem Anpassungsprozess an die Erfordernisse der praktischen Medizin in Klinik und Praxis. Die Verwirklichung der funktionellen, kliniknahen, überwiegend auf den lebenden Menschen bezogenen pathologischen Anatomie leitete eine neue Entwicklungsstufe für das Fach ein, u. a. beeinflusst von der Weiterentwicklung der apparativen Technik und modernen Methoden. Die Histochemie, Polarisations- und Fluoreszenzmikroskopie und vor allem die Zytologie sind in täglicher Routine zum Wohle des Menschen im Rahmen der präventiven und kurativen Medizin eingesetzt worden. Schon frühzeitig erkannten die Gründer des Department-Systems in Heckeshorn, dass die Pathologie als „Schnittstelle" des Systems fungieren müsste. Die interdisziplinäre Zusammenarbeit gestaltete sich nicht nur in einer wöchentlichen klinisch-pathologisch-anatomischen Konferenz bzw. täglichen Patientenvorstellungen, sondern auch in der Beteiligung des Pathologen bei der Materialentnahme, Beurteilung des Operationssitus bis zur Diskussion am Mikroskop.

Neben der routinemäßigen Diagnostik hat sich die Abteilung besonders um die Weiterentwicklung der Zytologie intrathorakaler Organe bemüht und mit der Klinik an der Effektivität der Materialentnahme gearbeitet. Als Beispiel erfolgte zur Sputumuntersuchung auf Tumorzellen eine Expektoration nach provozierter „Reizinhalation" und Beklopfen des Thorax. Mit dieser Prozedur, für die eine Schwester speziell angeleitet wurde („Spucken-Jule"), konnte zur Tumorabklärung mit drei Untersuchungen eine positive Zytologie von 70–80% erreicht werden. Weiterhin beschäftigte sich die Abteilung mit der Klassifikation primärer Lungen- und Pleuratumoren [5]. Hamartieformen pulmonaler Blutgefäße als Hochdruckursache wurden gesucht. Besonderes Interesse fanden pulmonale Granulomatosen [6] sowie eine Verlaufsform des Silikoseknötchens unter spezieller Therapie. Untersuchungen über Auswirkungen verschiedener Laserstrahlen am respiratorischen Epithel führten zu einer Therapieform einer allergischen polypenartigen Schleimhauthyperplasie der oberen Luftwege.

Seit Gründung der Pathologie in Heckeshorn nahmen besonders die bioptischen Untersuchungen einen zahlenmäßigen Aufschwung. Von 1000 Untersuchungen im Jahre 1967 stieg die Zahl auf 60 000 in 1987. In gleicher Weise entwickelte sich die Personalsituation: Gab es anfangs neben dem Chefarzt einen Sektionsassistenten, anderthalb MTA-Stellen sowie eine halbe Schreibkraft-Stelle, so verfügte die Abteilung 1987 über einen Chefarzt, einen Oberarzt, zwei Assistenzärzte, fünf MTAs, einen Laboranten, drei Sektionsassistenten sowie anderthalb Schreibkraft-Stellen. Von 1990 bis 1999 übernahm zuerst Prof. Dr. Hans-Jochen Stolpmann, von 1999 bis 2003 dann Prof. Dr. Annette Fisseler-Eckhoff die Leitung der Heckeshorner Pathologie vom Behring-Krankenhaus aus. Dr. Wolfgang Rahn (1939–2000), der seit 1987 in Heckeshorn war, blieb als leitender Oberarzt bis 1999 „vor Ort" und gewährte die Kontinuität der ausgezeichneten Heckeshorner Pathologie. Seit 2003 ist PD Dr. Thomas Mairinger Leiter des Instituts für Pathologie am Standort Klinikum Emil von Behring und seit 2005 auch zuständig für das HELIOS Klinikum Buch.

Literatur

1 Auersbach K, Grunze H, Trautmann F. Zytologische Diagnostik unklarer isolierter Hilusveränderungen durch gezielte Punktion. Tuberkulose-Arzt 1953; 7: 123–128
2 Radenbach KL. Bericht des Ärztlichen Direktors über das Städtische Krankenhaus Heckeshorn. 7. Sitzung des Ausschusses für Gesundheitswesen, Berlin-Zehlendorf 1972
3 Brandt HJ. Endoskopie und Biopsie in der Diagnostik pneumologischer Krankheiten. Prax. Pneumol. 1977; 31: 384
4 Preußler H. Possibilities and limitations in the cytological interpretation of perbronchial fine needle biopsies. In: Nahkosteen JA, Maassen W (Hrsg.). Bronchology: Research, diagnostic and therapeutic aspects. Martinus Nijhoff Publ., The Hague 1981: 303–306
5 Preußler H. Aktuelle histologische Klassifikation intrathorakaler Tumoren und deren Problematik. Prax. Klin. Pneumol. 1981; 35: 839–842
6 Preußler H, Thalmann U. Aspekte zur Morphologie der pulmonalen Histiocytosis X. Prax. Klin. Pneumol. 1983; 37: 580–583
7 Schönfeld N, Rahn W, Loddenkemper R. Twenty two year survival after incomplete resection of advanced adenoid cystic bronchogenic carcinoma. Eur. Respir. J. 1996; 9; 1560–1561

3.17 Heckeshorn: ein Zentrum für die klinische Zytologie

Ziya Atay

Als ich 1960 nach Deutschland kam, um mich in der Inneren Medizin weiterzubilden, war eine meiner ersten Anlaufstellen das Kreiskrankenhaus in Uelzen unter Prof. Hermann Hengstmann, der in den 1950er-Jahren führend in der Zytologie im Bereich des Respirationstraktes war und die Papanicolaou-Färbung in Deutschland mit eingeführt hatte. Über Hengstmann kam ich zur Zytologie und zu Prof. Heinz Grunze (1919–2005) an das Klinikum Westend in Berlin, wo ich mich intensiv mit der Lungenzytologie beschäftigte.

Grunze hatte von 1955 bis 1965 die Zytologie in der Lungenklinik Heckeshorn aufgebaut und geleitet. Nach seinem Weggang übernahm ich 1966 seine Stelle. Heckeshorn war damals ein Zentrum für die klinische Zytologie, ausgestattet mit einem bereits gut funktionierenden Laboratorium.

Ich habe vorrangig mit der Diagnostischen Abteilung unter Leitung von Hans-Jürgen Brandt zusammengearbeitet und mich überwiegend mit der Krebsdiagnostik der Lungenkrankheiten [1,2] sowie den granulomatösen Entzündungen (der Sarkoidose [3] und Tuberkulose) beschäftigt. Weiterhin habe ich in der klinischen Zytologie der Thoraxkrankheiten die Papanicolaou-Klassifikation von I bis V eingeführt. Von Anfang an wurden in Heckeshorn bioptische Methoden zur Materialgewinnung angewandt, die in der Zytodiagnostik sehr erfolgreich waren, weil man von diesen Biopsien Abtupfpräparate anfertigen und dadurch von einem Material parallel histologische und zytologische Diagnosen erstellen konnte. Weiterhin wurde die zytologische Diagnose durch Feinnadelpunktate erweitert. Wir konnten aus einzelnen

Zellen die richtige Tumordiagnose und die Diagnose der verschiedenen Tumortypen stellen.

Nach Forschungsergebnissen konnten wir die intraoperative Schnellzytologie einführen [4], die auch internationale Aufmerksamkeit hervorrief. Bekannte Zytologen und Pathologen aus Ungarn (Sassy-Dobray), Schweden (Nasiell) und Österreich (Morawetz, Fischnaller) hospitierten zu Grunzes Zeiten in Heckeshorn. Zu meiner Zeit waren es Finsterer und Mansour aus München und Frau Dr. von Schlieben aus Hamburg. Mit Dr. Günter Freise, Chefarzt der Chirurgie, haben wir in 150 Fällen die Sicherheit der zytologischen Diagnose überprüft, hierbei waren in der Papanicolaou-Klassifikation V keine falsch-positiven Ergebnisse zu verzeichnen.

Das Department-System war für die zytologische Diagnose wichtig, weil für jeden neuen Patienten der Diagnostischen Abteilung in zwei bis drei Tagen die Diagnose gestellt werden konnte. Nachmittags haben alle Ärzte zusammen Patienten vorgestellt und die Befunde diskutiert. Unsere zytologische Diagnose konnte hier direkt mit der klinischen Diagnose verglichen werden. Durch die weitere Betreuung der Patienten über die Geschwulstberatungsstelle konnten wir die Enddiagnose und den klinischen Verlauf nach Entlassung der Patienten weiter kontrollieren.

Die Arbeitsbedingungen in Heckeshorn waren sehr produktiv für meine weitere berufliche Entwicklung. Auf der Basis meiner Heckeshorner Erfahrungen veröffentlichte ich mehrere Arbeiten, darunter den Vergleich der histologischen Befunde mit der Zytologie anhand von Tupfpräparaten [1] und die Ergebnisse bei Lungentumoren im Punktionsmaterial [2]. Die Zytopathologie der mesenchymalen Geschwülste im Thorax waren Thema meiner Habilitationsschrift an der Medizinischen Hochschule Hannover [5].

Literatur

1 Atay Z, Preußler H. Ergebnisse der vergleichenden Zytologie und Histologie von 921 malignen Tumoren an 2500 Biopsien im Thorax. Verh. Dtsch. Ges. Path. 1973; 57: 360–362
2 Atay Z, Brandt HJ. Die Bedeutung der perbronchialen Feinnadelpunktion von mediastinalen oder hilären Tumoren. Dtsch. Med. Wochenschr. 1977; 102: 345–348
3 Atay Z. Die Zytodiagnostik der intrathorakalen Sarkoidose. Verh. Dtsch. Ges. Path. 1971; 55: 572–576
4 Atay Z, Freise G, Gabler A, Schüler W. Intraoperative zytologische Diagnostik bei Probethorakotomien. Med. Klin. 1968; 63: 1839–1842
5 Atay Z. Die Cytopathologie der mesenchymalen Geschwülste im Thorax. Habilitationsschrift Sektion IV, Pathologisches Institut der Med. Hochschule Hannover 1972

Exkurs: Heckeshorner Stilblüten

Gesammelt von Sigrid Brandt, aus den Jahren 1964 bis 1984

Es wurde diktiert

Aus einem Protokoll anlässlich des Baues des Diagnostikums:

- Die Räume sollen so angeordnet werden, dass die Oberärztin und die Oberschwester dicht beieinander liegen mit innerlicher Verbindung.

Aus Arztbriefen und Entlassungsberichten

- Die ersten Anzeichen sind auf einer Röntgenaufnahme von Mandelgröße festzustellen.

- Aufnahmestatus, Kopf: Oben und unten Prothese

- Auch bei mir war die Prostata palpatorisch nicht vergrößert, wenngleich der Urin nicht mehr im Strahl und auch nicht im Stehen, sondern nur noch im Sitzen kommt.

- Eine Empfindlichkeit gegenüber den eigenen Katzenhaaren fand sich nicht.

- Sicherlich wird die ambulant angefertigte Lungenfachärztin die Behandlung nachher weiter kontrollieren.

- Auf Grund der bei Ihnen vorliegenden Einverständniserklärung hat der Patient eine Lungenembolie.

- Eine Hautmetastase an der Brustwand war ebenfalls sehr erfolgreich.

- Patient hat eine Gehirnspinne.

- Sitzbäder sind wie Inhalationen.

- Bei der bestehenden Kussanamnese … (Es war Ulkusanamnese gemeint).

- Die Sektion wurde im Gesunden durchgeführt.

- Vorstellung beim Pullerpieker (Urologe).

- Der Patient erhielt das Merkblatt über die Operationen von Mittelschwellgewülsten.

- Wie häufig stirbt man am Cor pulmonale? Leider sagt die Statistik darüber nichts aus.

Hör- und Schreibfehlerteufelchen

- Patient hat einen Heckenschuss.

- Diagnose: Ohrlappen-Pneumonie.

- Die Röntgenaufnahme ergab im rechten Untergeschiss einen Herd.

- Es besteht eine, durch Druckmessung in den armen Venen festgestellte …

- Patient hatte Kuhfieber.

- Hekterischer Kerzenschmerz (ikterischer Kapselschmerz).

- Fibrose auf dem Busen einer Sarkoidose.

- Im EKG: Verdrehter Linkstyp.

- Im Übrigen im EKG kein aphtologischer Befund.

Sonstige Fundstücke

- Patient exspirierte blutiges Sputum.

- Der Patient befand sich in sehr schlechtem AZ bei nahezu kacktischem EZ.

- Ganzkörperpissmografie.

- Aushändigung eines Allergie-Passes für Bein-Gift.

- An den Geschwürarzt.

- Die Beschwerden treten häufig bei seeliger Aufregung auf.

Exkurs: Heckeshorner Stilblüten

- An die Geschwulst Heckeshorn.
- Am Groben Wahnsee 80.
- Anlage einer Saufdrainage.
- Bananenpneumonie (banale Pneumonie).
- Patientin bemeckert Müdigkeit (bemerkt).
- Der linke Hauptbronchus ist etwas frigide.
- Dissozial-diagnostisch.
- Kolacarcinomperia (Colonkarzinom Filia).
- Verdacht auf Brustbeutel konischen Myocardinfarkt (post bronchoskopischen).
- Intercostalneuralgie mit dickeren Tiefenveränderungen (degenerativen Veränderungen).
- Nach sehr intensiver theoretischer Therapie.
- Patient erhält Striptase.
- Patient erhält noch zwei Bestrahlungen, dann Abschuss.
- Die Lunge hat sich im Aspik gelöst.
- Patient klagt über Schmeissneigung.
- Zur Vorstellung immer den Slip des Patienten mitschicken.
- Schwerschnittslähmung.
- Ouchterlony (After Loading).
- Der Patient verträgt die Tuberkulose mittelschlecht.
- Monoplastische Diffamierung (Deformierung).

Es sagten Personal und Patienten

- Zu einem Patienten: Sie können agresspflichtig gemacht werden.
- Ein Patient wurde zur Kondulation angemeldet.
- Der Herr Doktor hat mir gesagt, der zu tastende Knoten ist gutmütig.

Patienten nach Befragung über eingenommene Medikamente:
- Turandot (Durenat)
- Persipan (Paspertin)
- Aldakapo (Aldactone)
- Schokoletten (Cholkugeletten)
- Stöpfchen (Zäpfchen)

- Ich war gestern zur letzten Kobold-Bestrahlung.
- Ein ca. 80-jähriger, in Heckeshorn bekannter Patient zum Pförtner im Martin-Luther-Krankenhaus: Wo kann ich mich zur Computer-Pornographie anmelden?
- Patient nach mehrmaliger Aufforderung (zuletzt mit Nachdruck) wegen eines Telefongespräches, leise zu sprechen: Meschugge is se.
- Ick soll zum KaDeWe kommen (EKG).
- Ich soll noch zum Lungensyndikat.
- Eintragung im Krankenblatt: Psychologische Kochsalzlösung.
- Einem Patienten wurde empfohlen, Cortison zu nehmen, darauf der Patient: „Kurtisane wäre mir lieber".

4 Heckeshorner Persönlichkeiten

4.1 Ärztlicher Direktor und Chefarzt Dr. Karl Auersbach[8] (7.5.1909 bis 3.3.1963)

Manfred Stürzbecher

Auersbach wurde als Sohn des Kaufmannes Karl Auersbach und dessen Ehefrau Emilie, geb. Fälker, am 7. Mai 1909 in Essen geboren. Er besuchte dort die Goethe-Schule, die er 1928 mit Abitur abschloss.

Sein Medizinstudium begann Auersbach in München, wo er 1930 die ärztliche Vorprüfung ablegte. Nach dem ersten klinischen Semester wechselte er zunächst für zwei Semester an die Universität Hamburg, dann von dort an die Friedrich-Wilhelms-Universität zu Berlin.

> „Hier bestand ich am 13. Januar 1934 das ärztliche Staatsexamen. Die Approbation als Arzt wurde mir am 15. Januar 1935 erteilt, nachdem ich mein Medizinalpraktikantenjahr an der II. Medizinischen Klinik der Charité abgeleistet hatte. An dieser Klinik bin ich auch seit der Approbation als Medizinalpraktikant tätig." (Lebenslauf Promotionsakte)

Am 6. August 1935 legt er im Dekanat der Medizinischen Fakultät der Friedrich-Wilhelms-Universität seine Dissertation „Zur Pathogenese der Differentialdignose der Cushingschen Krankheit mit einem Bericht über zwei Fälle" vor, die von den Internisten Fritz Stroebe und Gustav von Bergmann begutachtet wurde. In der II. Medizinischen Klinik der Charité – Direktor war Prof. Dr. Gustav von Bergmann (1878–1955) – war die Arbeit unter Anleitung des 1930 habilitierten und 1935 zum außerordentlichen Professor ernannten Oberarztes Fritz Stroebe entstanden. Für seine Dissertation hatte Auersbach 28 Fälle der „Weltliteratur" kritisch durchgearbeitet und zwei Fälle der Klinik beschrieben; bewertet wurde sie von beiden Gutachtern mit „gut". Das Protokoll der Mündlichen Prüfung ist in Auersbachs Akte nicht überliefert.

1939 erwarb Auersbach die Anerkennung als Facharzt für Lungenkrankheiten und Innere Medizin bei Prof. Ferdinand Sauerbruch und bei Prof. von Bergmann. Renthe-Fink berichtet in ihrem Nachruf über eine Nebentätigkeit als „Vertrauensarzt" der Berliner Tuberkulosezentrale, deren Leitung er nach Kriegsausbruch bis 1945 übernahm. Dabei handelt es sich jedoch um die Tätigkeit als Gutachter für das „Tuberkulosehilfswerk" bei der Nationalsozialistischen Volkswohlfahrt (NSV), Gau Berlin, die Auersbach laut seiner NSV-Akte von 1939 bis 1941 inne hatte. Ab 1941 bis 1945 war er Zweiter Generalsekretär des Reichs-Tuberkuloseausschusses.

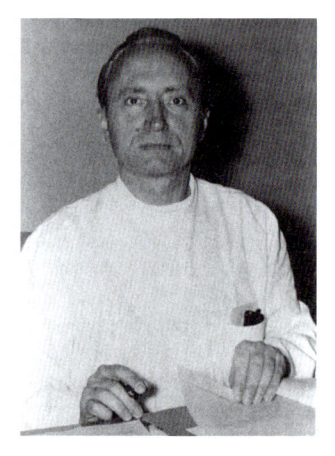

Abb. 4.1.1 Karl Auersbach am Schreibtisch.

---

[8] Über Auersbach liegen nur wenige biografische Daten vor. Die meisten Informationen sind seiner Promotionsakte inkl. Lebenslauf (Archiv der Humboldt-Universität) und dem Nachruf von Dr. Barbara von Renthe-Fink, der damaligen Senatsdirektorin beim Senator für Gesundheitswesen, entnommen. Renthe-Fink B. In memoriam Karl Auersbach. Berl. Med. 1963; 8: 1. Johannes Vossen gab wertvolle Hinweise zu Auersbachs Tätigkeit während des Zweiten Weltkrieges.

Nach Kriegsende wurde Auersbach Leiter der Tuberkulosefürsorgestelle im Bezirk Charlottenburg und war konsiliarisch auch in der Tuberkulose-Abteilung des Krankenhauses in Hohengatow tätig, das der Bezirk Spandau von der „Organisation Todt" (militärisch gegliederte Bauorganisation im Reichsministerium für Bewaffnung und Munition) übernommen hatte. Nach von Renthe-Fink stand er in Kontakt mit dem Leiter der Abteilung Sozialhygiene des Landesgesundheitsamtes Dr. Curt Meyer und dürfte in diesem Zusammenhang auch an der Planung der Tuberkulose-Krankenhäuser in der Viersektorenstadt beteiligt gewesen sein, bis er dann bei Inbetriebnahme von Heckeshorn 1947 zum Ärztlichen Direktor und Chefarzt des städtischen Tuberkulosekrankenhauses berufen wurde.

Auersbach sah die Tuberkulosebekämpfung nicht ausschließlich aus der Perspektive der Klinik, sondern auch unter den Gesichtspunkten der allgemeinen Gesundheitsfürsorge, beispielhaft seien hier die Einrichtung der Schwangerenfürsorge mit einer Entbindungsstation und seine Beschäftigung mit der „Calmetteschutzimpfung" – später BCG-Impfung – genannt.

Wie sich die Oberärztin Dr. Ingeborg Schütz erinnert, setzte sich Auersbach sehr für Maßnahmen zur Schwangerschaftsverhütung bei tuberkulösen Frauen ein, da sich die Tuberkulose bei Schwangerschaft verschlechterte. Verhütung war allerdings ein Tabuthema, auch noch nach Einführung der „Pille". Gegen Widerstände der Behörden setzte Auersbach jedoch durch, dass er seinen Patientinnen die „Pille" verschreiben konnte.

Neue diagnostische und therapeutische Verfahren wurden von Auersbach aufgegriffen und weiterentwickelt. Sein Interesse galt der Verzahnung ambulanter und stationärer Behandlung, auch wandte er sich schon bald der Tuberkulosebekämpfung in Entwicklungsländern zu.

Von besonderer Bedeutung ist, dass Auersbach bereits zu einem sehr frühen Zeitpunkt neue Leitungsstrukturen in der Klinik vertrat, die als Vorläufer des 1964 eingeführten Department-Systems gelten können. Nicht nur in der Ideologie, auch in der Praxis war er „primus inter pares", wie Hans-Jürgen Brandt, Chefarzt der Diagnostischen Abteilung und ein in der Berliner Standespolitik profilierter Arzt, in seinem Nachruf feststellte. So konnte kurz nach seinem Tode in Heckeshorn das Department-System durchgesetzt werden.

Dr. Ingeborg Schütz, die Auersbach seit 1949 kannte, erzählt folgende Geschichte:
„In der ersten Zeit waren Fachkräfte rar. So kam es, dass ein cleverer Famulus mit Namen Fröhlich eine Zeit lang die Pathologie übernehmen musste, die damals mehr schlecht als recht im Keller des Hauses Collignon (Ärztehaus) untergebracht war. Fröhlich war gerade von einem damals noch ungewöhnlichen Studienaufenthalt aus den USA zurückgekommen. Während unseres gemeinsamen wöchentlichen Literaturkolloquiums, auf dem Fröhlich gerade berichtete, wie locker man in den USA miteinander umgehe, klingelte das Telefon. Zur Demonstration des Gesagten nahm Fröhlich das Telefonat entgegen und reichte Auersbach den Hörer mit den Worten: ‚Hey, Auersbach, that's for you!' Auersbach nahm's gelassen."

In seinem wissenschaftlichen Schaffen beschäftigte sich Auersbach zunächst mit der Tuberkulosetherapie (Antituberkulotika), dann auch mit verschiedensten Fragen der Diagnostik und Behandlung und ihren Randgebieten (z. B. Streptomycintherapie, tuberkulöse Meningitis, Lungentuberkulose bei Jugendlichen, Methoden der Lungenchirurgie, kavernöse Lungentuberkulose). Viele Veröffentlichungen sind als Gemeinschaftsarbeiten erschienen. Er genoss überregionales Ansehen und besuchte als Vortragender viele internationale Kongresse.

Dr. Ingeborg Schütz:
„Wir hatten festgestellt, dass die Erreger gegen Thiosemicarbazon (Conteben), das von dem Nobelpreisträger Domagk gefunden wurde, resistent werden konnten. Dies stritt Domagk ab, er sah die mangelnde Resistenzentwicklung sogar als besonderen Qualitätsbeweis des eher mäßig wirksamen Mittels. Diese immerhin interessante Neuigkeit der Öffentlichkeit mitzuteilen, wäre für den Chef doch reizvoll gewesen. Auf einem Kongress in Berlin sollte darüber berichtet werden. Was tat Auersbach? Er sagte zu mir: ‚Schütz, ziehen Sie sich eine schöne Bluse an und gehen Sie hin!' Natürlich tat ich es mit großem Zittern, denn ich war als junge Assistentin völlig unbekannt. Ich war als letzte Rednerin angesetzt und vor mir sprachen einige prominente und sehr wichtige Persönlichkeiten. Sie überzogen die Zeit, sodass ich, während meine Vorredner noch sprachen, meinen mühsam ausgearbeiteten Vortrag so weit wie möglich kürzte. Dann kam ich dran, unbekannt und ziemlich schüchtern, dazu noch zu später Stunde. Fast alle standen auf, um nach Hause zu gehen. Ich war schockiert, sehr enttäuscht und doch von der Wichtigkeit meiner Mitteilung überzeugt. So sagte ich: ‚Bitte, bleiben Sie doch noch einen

Augenblick hier. Ich habe Ihnen etwas ganz Wichtiges zu sagen!' Sie blieben tatsächlich ... und hörten meinen Vortrag stehend an!"

Ein weiteres Bestreben von Auersbach war es, die Grenzen der Phthisiologie zu erweitern und die Zuständigkeit des Facharztes für Lungenkrankheiten auf alle Erkrankungen der Lunge und der tieferen Atemwege auszudehnen. Dies konnte er – obwohl ihm die Entwicklung in anderen Ländern recht gab – zwar nicht bundesweit, aber für Westberlin durchsetzen, wo er den Berufsverband der Lungenfachärzte begründete.

Ein tragischer Autounfall auf der Avus setzte im Alter von 52 Jahren seinem Leben am 3. März 1963 ein Ende.

Mit seinen Schwerpunkten „wissenschaftliches Arbeiten", „demokratische Strukturen" und „berufspolitisches Engagement" definierte Auersbach wesentliche Eckpfeiler für sein Schaffen, die von seinen nicht minder innovativen und engagierten Nachfolgern in der Klinik aufgegriffen und weiterentwickelt wurden – bis in die Gegenwart.

4.2 Ärztlicher Direktor und Chefarzt Prof. Dr. med. Karl Ludwig Radenbach (28. 5. 1918 bis 7. 2. 1986)

Heinrich Jungbluth, Wolfgang Matthiessen

Karl Ludwig Radenbach begann seine berufliche Tätigkeit 1946 in der Städtischen Abteilung für Innere Kranke im Städtischen Krankenhaus Frankfurt am Main-Sachsenhausen unter dem Direktor Prof. Dr. Walter Alwens, einem hervorragenden Internisten, Pneumologen und Radiologen, der den guten Ruf der „Alwens-Klinik" prägte (die spätere II. Medizinische Universitäts-Klinik der Stadt Frankfurt/Main unter Direktor Prof. Dr. Max Gänsslen). Ab 1952 war Radenbach Oberarzt der Klinik mit zwei Tuberkulosestationen (Männer und Frauen) und einer Pneumothorax-Ambulanz, die später zu einer Chemotherapie-Ambulanz wurde.

Schon zu Alwens' Zeit war Radenbach wissenschaftlich tätig und entwickelte gemeinsam mit dem Radiologen Paul Bernhard eine Methode, in Lokalanästhesie mit einem Bronchialkatheter gezielt die Segmentbronchien des erkrankten Gebietes zu sondieren, um hier Medikamente zu instillieren. Mit diesem Thema – „Gezielte endobronchiale Behandlung bei Lungentuberkulose" – habilitierte er sich dann 1955 im Alter von 37 Jahren. Über seine Arbeitsmethoden sagen allein die 526 zitierten Literaturstellen mehr als genug aus. Er befasste sich außerdem z. B. mit dem Phänomen der Cushing ähnlichen Symptome unter dem Einfluss der Therapie mit Isoniazid („Hypercortizismus in der Reparationsphase der Tuberkulose") und der Einwirkung von Aminoglykosid-Antituberkulotika auf die Nierenfunktion. 1955 wurde Radenbach Privatdozent und apl. Professor für Innere Medizin ab 1961 an der Universität Frank-

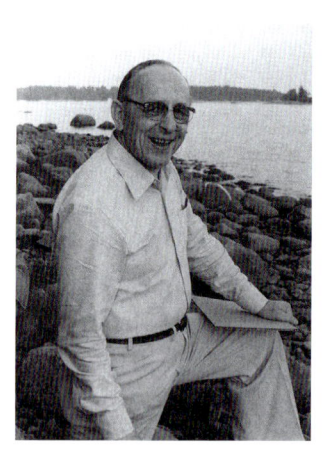

Abb. 4.2.**1** Karl Ludwig Radenbach.

furt/Main, ab 1966 dann an der medizinischen Fakultät der Freien Universität Berlin.

Schon früh hatte Radenbach, wie andere Pneumologen, erkannt, dass es auch in Deutschland erforderlich sei, kontrollierte klinische Prüfungen mit einer größeren Anzahl von Patienten durchzuführen. 1963 gründete sich daher die „Wissenschaftliche Arbeitsgemeinschaft für die Therapie von Lungenkrankheiten" (WATL) in Frankfurt, wo Radenbach seinen späteren Heckeshorner Kollegen Karl Bartmann, Hans-Jürgen Brandt und Ingeborg Schütz begegnete, die auf ihn einwirkten, sich auf die vakante Stelle des Ärztlichen Direktors und Chefarztes der Inneren Abteilung der Klinik Heckeshorn zu bewerben. Zum 1. 4. 1964 trat er diese Stelle an und prägte in entscheidenden Jahren als "primus inter pares" die Entwicklung der Lungenklinik Heckeshorn. Nach dem Zusammenschluss von Heckeshorn und Behring-Krankenhaus 1976 hatte er dann bis zu seiner Pensionierung 1983 die Position als stellvertretender Ärztlicher Direktor inne.

Eine der wichtigsten Errungenschaften, die Radenbach 1964 zusammen mit den anderen Chefärzten Hans-Jürgen Brandt (Diagnostische Abteilung), Günter Freise (Chirurgie), Karl Bartmann (Zentrallabor) und Barbara Loerbroks (Röntgenabteilung) aufbaute, war das Department-System. Zentrale Anliegen waren eine enge interdisziplinäre Kooperation bei allen die Klinik betreffenden Fragen, Assistentenwechsel im festgelegten Rotationssystem und gemeinsame Entscheidungen über Diagnostik und Therapie bei ihren Patienten in den täglichen Konferenzen.

Radenbachs Hauptarbeitsgebiet blieb die Tuberkulose: Er hatte die kombinierte antituberkulöse Chemotherapie in Deutschland mit seinen Studien wesentlich vorangebracht und heilte noch Patienten mit antituberkulösen Reservemedikamenten, die in anderen Lungenkliniken allenfalls mit großen Eingriffen reseziert wurden oder längst aufgegeben worden waren. Mit seinen wissenschaftlichen Arbeiten war er national und international anerkannt und wirkte weit über die Klinik hinaus.

Dies zeigte sich in zahlreichen weiteren Aktivitäten: Er engagierte sich in internationalen Organisationen wie dem American College of Chest Physicians und dem Wissenschaftlichen Komitee der Internationalen Union gegen Tuberkulose und war außerdem seit 1965 im Vorstand des Berliner Berufsverbandes der Pneumologen. Seit 1976 war er im Vorstand der Deutschen Gesellschaft für Lungenkrankheiten und Tuberkulose, 1979/80 übernahm er die Präsidentschaft und richtete in dieser Funktion unter dem Motto „Pneumologie hat Zukunft" den 29. Kongress der Gesellschaft in Berlin aus. Seit 1969 war er im Beirat der Zeitschrift „Medizinische Klinik" tätig und seit 1975 Mitherausgeber der „Pneumologie". Für seine Verdienste in der ärztlichen Fortbildung wurde Radenbach 1973 von der Bundesärztekammer mit der Ernst-von-Bergmann-Plakette ausgezeichnet.

1983 wurde Radenbach zusammen mit Hans-Jürgen Brandt in den Ruhestand verabschiedet. Für seine weiteren Pläne blieb ihm kaum Zeit: 1986 verstarb Radenbach nach längerer Krankheit in seiner Lungenklinik Heckeshorn.

**Prof. Heinrich Jungbluth
über Radenbachs Frankfurter Zeit**

„Zum Zeitpunkt meines Eintritts in die Klinik (1951) war Radenbach Oberarzt der beiden Tuberkulose-Abteilungen. Er widmete sich ausführlich unserer Weiterbildung, sodass wir im Laufe der Zeit einen umfassenden Überblick über die Krankheit Tuberkulose bekamen. Radenbach war auch, im Gegensatz zu manchen Chefärzten der großen Lungenheilstätten, von der Wirksamkeit der Chemotherapie überzeugt und setzte sich intensiv für eine medikamentöse Behandlung der Tuberkulose ein, die damals lediglich aus Conteben (Thioacetazon), Streptomycin und PAS bestand. Von der Firma Bayer, die damals führend in der Entwicklung von Chemotherapeutika war, erhielt er immer die neuesten Präparate. Als besondere Auszeichnung sah er, als noch junger Arzt, die Einladung zu Bayer nach Elberfeld an, wo der Nobelpreisträger Prof. Dr. G. Domagk das ‚Neoteben' (Isoniazid) vorstellte.

Trotz der Befunderstellungen durch die Röntgenabteilung ließ Radenbach einmal in der Woche die neuesten Röntgenaufnahmen der Tuberkulosestationen sammeln und demonstrierte sie seinen Assistenten, die so auch umfassende Kenntnisse in der Beurteilung von Röntgenaufnahmen des Thorax erhielten. Über viele Semester hielt er den Anfänger- und Fortgeschrittenen-Kurs der Perkussion und Auskultation, von uns Klopfkurs genannt, sowie die Vorlesung ‚Klinische Visite' und ‚Klinik und Therapie der Tuberkulose'.

Radenbach war ein arbeitsamer und strebsamer Mensch, korrekt, kollegial und manchmal auch sehr genau, wenn es z.B. um gute Formulierungen ging. Er vertrat die Ansicht, dass der Arztbrief die Visitenkarte der Klinik sei. Seine Assistenten waren ihm ans Herz gewachsen, er unterstützte sie, wo er nur konnte, und stand ihnen auch nach seinem Weggang nach Berlin mit Rat und Tat zur Seite. Seine ehemaligen Assistenten sprechen bis heute mit Hochachtung von Charles-Louis – ein Name, der mit hoher Wertschätzung verbunden war. Ich bin stolz darauf, ein Schüler von Radenbach zu sein und werde ihn als meinen Lehrer und auch väterlichen Freund nicht vergessen."

PD Dr. Wolfgang Matthiessen über die Zusammenarbeit mit Radenbach in Heckeshorn

„Als ich im Jahr 1971 als junger Assistenzarzt in die Lungenklinik Heckeshorn kam, kannte ich die Klinik bereits durch meine Besuche der ärztlichen Konferenzen. Kollegen von anderen Berliner Kliniken konnten ihre pneumologischen Problempatienten in Heckeshorn vorstellen. Im Hörsaal saß das Gremium der Chef-, Ober- und Assistenzärzte hierarchisch hintereinander in Stuhlreihen gestaffelt und beriet mit uns Auswärtigen die schwierigen Fälle. Das Ergebnis wurde sofort diktiert und man bekam gleich eine schriftliche Stellungnahme mit auf den Heimweg. Nebenbei führten wir Auswärtigen die produktive Atmosphäre des gelebten und augenfälligen Department-Systems auch darauf zurück, dass die ganze vordere Reihe mit Radenbach, Brandt, Mai und Gabler um die Wette rauchte, sodass eine zarte blaue Dunstwolke vor den Leuchtschirmen für die Röntgenbilder schwebte.

Uns Jüngere prägte dieses kooperative Prinzip der interdisziplinären ärztlichen Zusammenarbeit nachhaltig und daran hatte Radenbach den wichtigsten Anteil. Prägend war auch sein hoher wissenschaftlicher Anspruch an alles zu vermittelnde pneumologische Wissen und seine wissenschaftliche Genauigkeit. Auf Kongressen bestand seine Ausrüstung nicht nur in ausgefeilten Manuskripten, sondern auch in Stecknadeln, Sicherheitsnadeln (für lichtdurchlässige Vorhänge) und Taschenlampe (nützlich bei Stromausfall), mit denen er manch einen Vortragenden rettete.

Mit großem Engagement widmete sich Radenbach der studentischen Ausbildung am Krankenbett. Bei seinen Patienten war er ein extrem gewissenhafter Beobachter und Untersucher und vermittelte dies anschaulich den Studenten, die oft erst in ihrem klinischen Studium zum ersten Mal mit Patienten konfrontiert wurden. In erster Linie war Radenbach Wissenschaftler und Hochschullehrer, aber auch ein ebenso hervorragender Kliniker. Für mich war er ein vorbildlicher klinischer Lehrer und hochgeschätzter, mir freundschaftlich verbundener Mensch."

4.3 Prof. Dr. med. Hans-Jürgen Brandt (7.10.1918 bis 13.1.2003)

Robert Loddenkemper

Hans-Jürgen Brandt kam als junger Arzt zwei Jahre nach der Gründung nach Heckeshorn und war bis zu seinem Ausscheiden 1983 einer der wesentlichen Gestalter der Klinik. 1964 gehörte er zu den Initiatoren des Department-Systems in der Lungenklinik Heckeshorn und zusammen mit Karl Ludwig Radenbach, Karl Bartmann, Günter Freise, Jutta Mai, Ingeborg Schütz, Barbara Loerbroks, Hans-Siegfried Otto und anderen schuf er mit der daraus resultierenden Spezialisierung die Voraussetzung, Heckeshorn zu einem über die Grenzen Berlins hinaus bekannten Zentrum für Pneumologie und Thoraxchirurgie zu machen. Gleichzeitig war er aber auch einer der Pioniere in der deutschen Pneumologie, die für die Entwicklung von der Phthisiologie zur modernen Pneumologie verantwortlich waren.

Hans-Jürgen Brandt wurde am 7. Oktober 1918 in Hamburg geboren und wuchs ab 1924 in Berlin auf, wo er 1937 sein Abitur bestand. Eigentlich plante er danach eine Ausbildung als Architekt, entschied sich jedoch wegen der drohenden Kriegsgefahr für ein Medizinstudium. Durch seine Nähe zum Kreis um Dr. Theo Haubach, der am 20. Juli 1944 wegen seiner Zugehörigkeit zur Verschwörung hingerichtet wurde, war er „der Gefahr

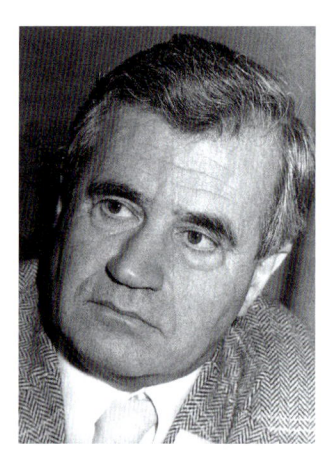

Abb. 4.3.1 Hans-Jürgen Brandt.

der politischen Verführung durch den Nationalsozialismus enthoben".

Ein Schlüsselerlebnis für das Medizinstudium war die Teilnahme an einer Sektion in der Charité: „Es war die ästhetische Buntheit der inneren Organe, die es mich bedauern ließ, dass ich meinen Malkasten nicht dabeihatte. Plastische Anatomie und die anatomischen Bilder von Leonardo wurden für mich die ersten Zugänge zur Medizin."

1940 erhielt er eine militärische Grundausbildung und konnte im Sanitätskorps auf dem Hauptverbandsplatz seine medizinischen und chirurgischen Kenntnisse erweitern.

1943 setzte er das Medizinstudium in Rostock fort – wo er seinen späteren Kollegen Hans-Jürgen Hussels kennen lernte – und legte 1944 das medizinische Staatsexamen mit „sehr gut" ab. Danach folgten Stationen als Unterarzt der Reserve, als Assistenzarzt an der Westfront und in amerikanischer Kriegsgefangenschaft als Arzt des Lagerkrankenhauses in Böblingen (bis April 1946).

Im Anschluss an seine Promotion zum Thema „Capillarresistenz bei Ovarial-Insuffizienz" (1946) war Brandt bis Mitte 1949 zunächst als Volontärassistent, dann als wissenschaftlicher Assistent an der II. Medizinischen Klinik der Charité bei Prof. Gustav von Bergmann beschäftigt. Dort erlernte er als erste endoskopische Untersuchung die Zystoskopie, deren diagnostischer Teil damals zum internistischen Fach gehörte. Die Laparoskopie hatte durch Oberarzt Heinrich Otto Kalk im Haus eine Tradition, dort erlernte er auch die Gastroskopie mit dem starren Rohr. Als er dabei eines Tages versehentlich in der Trachea landete, war er überrascht, wie viel mehr man mit dieser Optik als mit der Lupe durch das Brünningsche Rohr der HNO-Ärzte sah.

1949 wechselte er nach Heckeshorn, wo Karl Auersbach als von Bergmann-Schüler Ärztlicher Direktor war. Was primär nur vorübergehend zum Erlernen der Bronchoskopie und der Thorakoskopie geplant war, stellte sich dann als dauerhafte, glückliche und erfolgreiche Tätigkeit in Heckeshorn heraus. Seine erste Veröffentlichung 1952 hatte den Titel „Instrumentarium zur diagnostischen Broncho-Endoskopie". Seine wichtigste endoskopische Pionierleistung war aber sicherlich die Einführung der Thorakoskopie (zuvor lediglich in der Kollapstherapie der Tuberkulose angewandt) als ein diagnostisches Verfahren, welches er bei einem großen Spektrum von pleuro-pulmonalen Erkrankungen nutzte. 1983 fasste er als Erstautor die jahrzehntelangen Heckeshorner Erfahrungen im „Atlas der diagnostischen Thorakoskopie" zusammen, mit dem er sich auch international einen Namen machte.

Bei Hans-Jürgen Brandt verband sich glücklich klinisches Wissen mit manuellem Geschick und technischem Interesse. Er entwickelte neue Instrumente für die Bronchoskopie in Allgemeinnarkose und für die diagnostische Thorakoskopie. Bereits sehr früh erkannte er den Wert der zytologischen Untersuchungen für die Diagnostik von Thoraxkrankheiten und führte die Zytologie in die klinische Routine ein. 1955 beschrieb er die heute noch aktuellen Biopsietechniken der transbronchialen und transthorakalen Nadelaspirationen in H. Grunzes grundlegendem Buch „Klinische Zytologie bei Thoraxkrankheiten". 1958 berichtete er über die intrabronchiale Radiotherapie mit Kobaltperlen bei Patienten mit Bronchialkarzinom und führte noch 1983, unmittelbar vor seiner Pensionierung, als erster weltweit die kombinierte endobronchiale Behandlung mittels Laserkoagulation und Hochdosis-Iridium-192-Brachytherapie durch.

Neben der Endoskopie war er auch hochinteressiert an der Entwicklung der Lungenfunktion. Er brachte dabei die von Knipping eingeführten Verfahren der Spiroergometrie und der regionalen Szintigrafie zusammen und wandte sie schon früh in der präoperativen Beurteilung von Patienten mit Lungenkarzinom an. So war er auch einer der ersten, die so die postoperativ zu erwartende maximale Sauerstoffaufnahme vorhersagen konnten. 1972 habilitierte er mit dem Vortrag „Die EDV-gesteuerte Auswertung von Lungenfunktionsuntersuchungen" und wurde wenig später zum apl. Professor an der Freien Universität Berlin ernannt. Hans-Jürgen Brandt war 1976 auch einer der ersten in Deutschland, die eine pneumologische Intensivstation einrichteten. Hier entwickelte er schon früh eine computerisierte Überwachung.

Hans-Jürgen Brandt war ein universal ausgebildeter Arzt, er war Internist, Pneumologe und Anästhesist und hatte dazu großes chirurgisches Talent. Er war offen und begeisterungsfähig für alle neuen technischen Verfahren, vergaß dabei aber nicht das klinische Denken.

Seit 1958 war Hans-Jürgen Brandt geschäftsführender Oberarzt und ständiger Vertreter des Ärztlichen Direktors Karl Auersbach. Von 1964 bis zu seinem Ausscheiden 1983 war er Chefarzt der Diagnostischen Abteilung der Lungenklinik Heckeshorn. Zusammen mit Karl Ludwig Radenbach war er der Motor im Heckeshorner Department-System und trieb den Ausbau voran. 1976 konnte er sein „Diagnostikum" einweihen, dessen Planung seine ganze Liebe galt. Dieser funktional herausragende Bau war das Vorbild für weitere pneumologische Einrichtungen in Deutschland.

Hans-Jürgen Brandt gab sein Wissen zahlreichen angehenden Fachärzten, auch vielen Studenten der Medizin, weiter. Auf wissenschaftlichen Veranstaltungen zeigte er sich äußerst temperamentvoll in der Diskussion. Er engagierte sich in der Fort- und Weiterbildung und erhielt 1977 die Ernst-von-Bergmann-Plakette. Über viele Jahre war Hans-Jürgen Brandt Delegierter beim Deutschen Ärztetag und Vorsitzender des Weiterbildungsausschusses der Berliner Ärztekammer, später auch Vorsitzender des Widerspruchsausschusses in der Weiterbildung und Mitglied der Ethikkommission. Erst 1998 zog er sich aus seinen Tätigkeiten zurück und verabschiedete sich mit einem Interview im „Berliner Ärzteblatt" mit dem Titel „Wir brauchen weniger und dafür bessere Spezialisten!" – eine auch heute noch sehr aktuelle politische Forderung. Er unterstützte auch die Rückkehr des Gebietes Pneumologie in die Innere Medizin, gerade weil er dem Fach mehr Anerkennung verschaffen wollte. Er war bei den Gründungen der europäischen Gesellschaften unseres Fachgebietes aktiv dabei und Ehrenmitglied z. B. der Deutschen Gesellschaft für Pneumologie, des Landesverbandes Berlin und Brandenburg der Pneumologen und der Berliner Gesellschaft der „Freunde der Hebräischen Universität Jerusalem". 1987 wurde ihm das Verdienstkreuz erster Klasse des Verdienstordens der Bundesrepublik Deutschland verliehen, internationale Ehrungen erhielt er durch eine „Honorary Lecture" beim Weltkongress der Bronchologie 1994 und durch den „Congress Chairman Award" der European Respiratory Society 1997.

Hans-Jürgen Brandt lud seinen großen Freundeskreis mindestens einmal jährlich in das Hotel „Genueser Schiff" im Ostseebad Hohwacht/Holstein ein, das seiner Frau Gabriele, geborene Gräfin von Waldersee, gehört. Dort, an seinem 80. Geburtstag, war für mich überraschend, dass der Freundeskreis so gut wie nichts von seiner medizinischen Vita wusste. Hans-Jürgen Brandt starb am 13. Januar 2003 zu Hause in seiner Villa am Schlachtensee „nach fügsam ertragener langer Krankheit" unter der liebevollen Betreuung seiner Frau. Bis zuletzt war er am Schicksal „seiner" Lungenklinik Heckeshorn stark interessiert und unterstützte dabei auch die Idee der örtlichen Verlagerung in das Behring-Krankenhaus, sofern Struktur und Funktion des Zentrums für Pneumologie und Thoraxchirurgie erhalten blieben.

Für mich war er seit 1967 ein äußerst wertvoller Lehrer und Berater und später ein liebenswerter Freund.

4.4 Jutta Mai
(12.1.1926 bis 12.9.2001)

Wolfgang Frank

Heckeshorn hat vom Tag seiner Gründung an eine Vielzahl profilierter Persönlichkeiten hervorgebracht, die eine spezifische medizinische, didaktische und zwischenmenschliche „Schule"-stiftende Kultur prägten. Man mag dabei differenzieren zwischen der persönlichen Rolle und Bedeutung in der Außenwirkung des Krankenhauses und in internen Strukturen. In jedem Falle aber entstehen so über Jahrzehnte Identifikationen und emotionale Wertschätzungen, in denen Personen und Klinik quasi zu einer Einheit verschmelzen und man sich „ohne *den* oder *die* Betreffende die Institution überhaupt nicht vorstellen kann". Hierzu zählt im Falle Heckeshorn nachdrücklich und ganz besonders *Jutta Mai*.

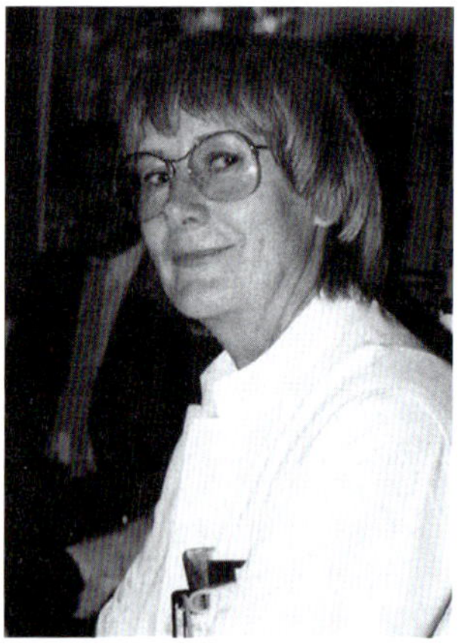

Wenn man von der besonderen Atmosphäre Heckeshorns spricht oder sich selbst als *gestandener und echter Heckeshorner* fühlt, dann hat das eine Menge mit Jutta Mai zu tun, von der man ja auch gern familiär als „Mutter Mai" sprach. Sie gehörte in der Tat so fest zu Heckeshorn, dass sich niemand so recht vorstellen konnte, wie es vorher war, denn ein *Vorher* gab es nicht. Jutta Mai war zusammen mit Hans-Jürgen Brandt die erklärte Seele und der Taktgeber der Heckeshorner Endoskopie, die ja über weite Strecken naturgemäß von der starren Bronchoskopie – mit selbst gesteuerter Narkose –, bereits sehr frühzeitig aber auch von der Thorakoskopie bestimmt war. Aus der absolu-

Abb. 4.4.**1** Jutta Mai.

ten Beherrschung der traditionellen endoskopischen, zugleich auch intensivmedizinisch-anästhesiologischen Techniken wie im Übrigen auch aus ihrer großen thoraxchirurgischen Praxis resultierte ihre überragende interventionelle Expertise. Ihre Routine und unerschütterliche, durchaus kaltschnäuzige bzw. „coole" Gelassenheit auch in heiklen Situationen waren sprichwörtlich. Zugleich war sie eine geschickte, leidenschaftliche, überaus erfahrene und im besten Sinne „gewiefte" Klinikerin und Diagnostikerin. Nichts konnte sie wirklich aus der Ruhe bringen; mit ihrer unprätentiösen, pragmatischen, schnörkellos unakademischen und effizienten Art stand sie auch als Frau „ihren Mann" im klinischen Alltag – und zwar meist in Leitungsfunktion. Dies hielt sie keineswegs davon ab, frauliche, ja sogar mütterliche Qualitäten auszuspielen. Ihre Diktion und Argumentation war verbindlich, aber klar, ihr Führungsstil nicht anti-, aber unautoritär und sie besaß dennoch reichlich Autorität. Ihr Humor war herzhaft, manchmal auch bissig, mit einem robusten Schuss „Schnauze" ihrer Berliner Wahlheimat. Ausschweifende theoretische Diskussionen und „kühne" Projektierungen waren ihre Sache nicht. Sie stand ungern im Rampenlicht und lehnte ostentative Selbstdarstellung ab. Für sie zählte Machbarkeit, Verlässlichkeit, Sicherheit und der konkrete klinische Effekt. Insofern war sie wirksamer Gegenpol und Korrektiv zum ambitiösen Innovationsdrang und oft genug hochfliegenden wissenschaftlichen Impetus ihres sicher medizinisch prägenden, charismatischen Mentors Hans-Jürgen Brandt. Mit ihm verband sie eine deutlich fühlbare intensive, sicher ambivalente und spannungsreiche, gleichwohl absolut loyale und kreative Beziehung. Sie war seine rechte Hand, gewiss – aber auch sein kritisches „alter ego". Der stabile klinische Fundus, den sie über Jahre und Jahrzehnte zusammen mit ihren engsten Mitarbeitern, zunächst mit *Norbert Scheffler*, später mit *Robert Loddenkemper* legte, lieferte erst die Voraussetzung für die großen Planungen und Projekte der 1970er- und 1980er-Jahre, darunter die Realisierung und der kontinuierliche Aufbau der Diagnostischen Abteilung und die Etablierung einer in den 1970er-Jahren in Deutschland einmaligen, vollcomputerisierten respiratorischen Intensivstation.

Die Gründung des Diagnostikums mit seiner großzügigen endoskopischen Abteilung lieferte dann auch den eigentlichen Startschuss für den zügigen Ausbau der internistischen Thorakoskopie, die in der Folgezeit unter dem Trio Loddenkemper, Brandt und Mai ein maßgebliches Innovationsfeld und wissenschaftlicher „Leuchtturm" der Lungenklinik Heckeshorn mit internationaler Ausstrahlung werden sollte. Der 1984 erschienene, ohne ihre grundlegende Mitarbeit nicht vorstellbare *Thorakoskopie-Atlas* ist eine Frucht jener Jahre und stellt bis heute ein „State-of-the-art"-Referenzwerk dar. Jutta Mai war auch an der Planung und Durchführung des ersten *internationalen wissenschaftlichen Symposiums zur Thorakoskopie* in der Lungenklinik Heckeshorn maßgeblich beteiligt, welches 1987 die wichtigsten europäischen Repräsentanten der Thorakoskopie unter einem Dach vereinte und zukunftsweisende Impulse gab. Wenn also die „Pleura als Organ" (um den renommierten Pathologen Prof. K. M. Müller zu zitieren) in der Lungenklinik Heckeshorn einen engagierten Anwalt und eine traditionelle Heimstatt gefunden hat, so ist dies entscheidend mit ein Verdienst von Jutta Mai.

Die biografischen Details ihres medizinischen Werdegangs seien hier kurz umrissen: Aus Thüringen stämmig, geboren am 12.1.1926, verbrachte sie ihre gesamte Schulzeit bis zum Abitur in Jena, der Stadt, an der sie lebenslang hing und die sie nach Möglichkeit oft und gern besuchte. Ihr Medizinstudium absolvierte sie ab 1949 zur Gänze an der Freien Universität Berlin, der sie somit quasi als Gründungsmitglied angehörte. Ihre medizinischen Spuren führten in die dortige Pathologie und die Arbeitsmedizin, bevor sie sich Anfang der 1950er-Jahre der Lungenklinik Heckeshorn anschloss, zunächst vorübergehend, dann ab 1959 aber definitiv. Bereits 1963 avancierte sie zur Oberärztin, zunächst in der Thoraxchirurgie, später in der Diagnostischen Abteilung unter Prof. Brandt, dem sie 1983 als kommissarische Chefärztin folgte. Ihre reservierte Einstellung zur akademischen Medizin war geprägt von enttäuschenden Erfahrungen im Rahmen zweier Promotionsverfahren, dabei hätten ihre wissenschaftlichen Verdienste in der Thorakoskopie und in der Pleurarecherche dieses von ihr wohl so empfundene Trauma spielend wettmachen können.

Generationen von damals jungen, angehenden Pneumologen – so auch der Autor – verdanken Jutta Mai entscheidende Erfahrungen, fachliche Impulse und didaktische Prägungen ihres beruflichen Werdegangs. Dabei geht es nicht nur um manuelle Fertigkeiten, z. B. das perfekte Handling der starren Bronchoskopie, sondern auch um klinische Belange und Herangehensweisen. Jutta Mai fühlte sich immer den Bedürfnissen der Patienten verbunden, zumal sie das bewusste fachbestimmende „Inhalationslaster" Rauchen in schönem Einklang mit ihrem Chef fast zeitlebens teilte, es aber letztendlich auch erfolgreich niederrang. Vielen Tumorpatienten war sie emotionaler Rückhalt im klinischen Alltag.

Ihre letzten Jahre, bereits lange nach dem Ausscheiden aus klinischer Verantwortung (1990), waren geprägt von einem begreiflichen, selbst gewählten Rückzug unter der Last eines eigenen Tumorleidens, dem sie mit der ihr eigenen Zähigkeit und ohne wesentliche Abstriche an ihrer globalen Reiseleidenschaft lange standhielt. Heckeshorn verlor am 12.9.2001 eine seiner markantesten und engagiertesten Persönlichkeiten. Ihr Pflichtgefühl und ihre Hingabe an die Klinik unter Zurückstellung persönlicher Belange waren absolut und ungeachtet ihrer eigentlich mitteldeutsch-thüringischen Herkunft nur als wahrhaft preußisch zu bezeichnen. Die Klinik und wir ehemaligen Mitarbeiter bewahren ihr ein dankbares Andenken.

4.5 Dr. med. Hans-Siegfried Otto (22.2.1917 bis 26.5.2004)

Robert Loddenkemper

Hans-Siegfried Otto, 1917 in Schlesien (Liegnitz) geboren, studierte zuerst in Königsberg, dann in Freiburg Medizin. In Freiburg reichte Otto seine Doktorarbeit über ein Tuberkulosethema ein und in Berlin legte er schließlich im November 1944 sein Staatsexamen ab.

1946 begann Otto seine berufliche Tätigkeit im Kinderkrankenhaus Wedding (bis 1948) und ging von dort nach einer kurzen Station in der Inneren Abteilung der Krankenanstalten Buch an das Dominikus-Krankenhaus. 1951 wechselte er zur Universitäts-Kinderklinik der Freien Universität im Auguste-Viktoria-Krankenhaus, wo er eine eigene kardiologische Abteilung aufbaute und erste Herzkatheterisierungen und Angiokardiografien in Berlin bei Kindern durchführte.

1955 übernahm Otto die Leitung der Kinderklinik des Rittberg-Krankenhauses, bis 1962 parallel zu seiner weiteren Tätigkeit in der kardiologischen Abteilung der Universitäts-Kinderklinik. Im Rittberg-Krankenhaus baute Otto die Kinderklinik weiter aus, modernisierte sie u.a. mit der Fertigstellung eines Erweiterungsbaus und leitete außerdem die angegliederte Schwesternschule für Säuglings- und Kinderpflege.

Seine Angelurlaube in Norwegen und seine Liebe zum Wasser mögen eine Rolle dabei gespielt haben, dass Otto 1966 erfolgreich in Richtung Wannsee, d.h. in die Heckeshorner Kinderabteilung, abgeworben werden konnte. Dort gelang ihm die Umwandlung der fast ausschließlich auf Tuberkulose ausgerichteten Abteilung in eine Abteilung für pädiatrische Pneumologie. Ottos Schwerpunkte lagen in der Behandlung der Tuberkulose und der zystischen Fibrose, aber auch darüber hinaus befasste er sich in zahlreichen Vorträgen und ca. 40 Publikationen mit speziellen kardiologischen,

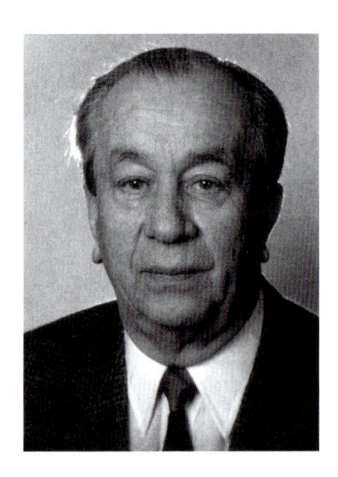

Abb. 4.5.**1** Hans-Siegfried Otto.

pneumologischen und auch mit weiteren Themen aus dem Bereich der Kinderheilkunde. Neben der fachlich-wissenschaftlichen Leistung engagierte sich Otto in der praktischen Arbeit – auch außerhalb seiner Dienstzeit – sehr stark für seine kleinen Patienten und war ebenso für deren Eltern ein wichtiger Ansprechpartner.

1973 organisierte er zusammen mit Prof. Weber von der Universitäts-Kinderklinik die Jahrestagung der Deutschen Gesellschaft zur Bekämpfung der Mukoviszidose, die in Heckeshorn stattfand. Von 1976 bis 1986 war Otto der Vorsitzende der damals neu gegründeten Berliner Kinderärztlichen Gesellschaft, die dank seiner Initiative eine Reihe von wissenschaftlichen Sitzungen gemeinsam mit den Pneumologen durchführte. Offiziell ging Otto 1982 in den Ruhestand, war aber konsiliarisch weiter tätig bis zur Übergabe an seinen Nachfolger Prof. Dr. Ulrich Wahn (1986). Im Alter von 87 Jahren verstarb Hans-Siegfried Otto am 26.5.2004.

Durch seine vielfältigen Aktivitäten erwarb sich Otto einen ausgezeichneten Ruf und erwies sich als umfassend ausgebildeter Kinderarzt, der entscheidend dazu beitrug, dass das Spezialgebiet der pädiatrischen Pneumologie Anerkennung gefunden hat.

Exkurs: Heckeshorner Stationen

Erste Liebe ... Harriet Keller-Wossidlo

a) Sie begann während der Studienzeit. Meine Examensgruppe hatte sich freiwillig für einen intensiven Klopfkurs bei „Radix" (Prof. Karl Ludwig Radenbach) angemeldet und bei ihm gelernt, Kavernen zu perkutieren. Heute wird die Lokalisation und Größe einer Kaverne mittels Computertomogramm oder Magnetresonanz erfasst, der Examensjahrgang 1974 brauchte derart kostspieliges Zeug nicht …!
Das Gelände gefiel uns und wir haben den Klopfkurs sehr gerne in der „Hustenburg" durchgeführt.

b) Nach bestandenem Staatsexamen wurde anlässlich einer Personalröntgen-Reihenuntersuchung ein „Schatten" auf meiner Lunge gefunden und ich musste mich in der „Mottenburg" bei Prof. Hans-Jürgen Brandt abklären lassen. Vor lauter Erleichterung, nicht die „Motte" (Tuberkulose) zu haben, sondern nur ein pneumonisches Restinfiltrat, kam ich auf die Idee, dass man in Heckeshorn eigentlich ein wenig „Lunge machen" könnte, das kann ja nie schaden …

c) Tatsächlich erfolgte dann 1975 meine befristete Einstellung für eine schwangere Kollegin. Ich kam zu den Chirurgen, wurde vom Chefanästhesisten Wilhelm Schüler begutachtet – und wäre fast durchgefallen. Auf die Frage, welche Facharztausbildung ich anstrebte, hatte ich „Pulmonologin" geantwortet, eine komplett falsche Antwort, wie Schüler meinte: pulmo ist lateinisch, logos griechisch, ich solle mich entscheiden; in Heckeshorn jedoch könne man nur Pneumologie lernen und nicht Pulmonologie (*Pneumo*login wurde ich dann 1980).

d) An einem schönen sonnigen Pfingstwochenende hatte ich auf der Beatmungsstation Notfalldienst. Es waren keine Akutpatienten da, die Arztbriefe waren geschrieben – als ausgesprochene Wasserratte entschied ich mich, in der Havel schwimmen zu gehen. Dort übergab ich meinen Sucher einer älteren vertrauenswürdig aussehenden Dame und bat sie, mich aus dem Wasser zu winken, sollte es notwendig sein. Als ich in der Mitte der Havel angekommen war und mich umguckte, winkte die Frau aufgeregt am Uferrand. So schnell wie möglich schwamm ich zurück und rannte zur Beatmungsstation – allerdings im Bikini. Dort angekommen tropfte zwar das Wasser immer noch von mir ab, aber ich konnte mir zumindest das Statussymbol, den weißen Kittel, überziehen und in dem Moment kam schon der Notfallwagen. Ich leistete Erste Hilfe bei einem älteren Herrn mit Spannungspneumothorax, legte eine anständige Heckeshorner Thoraxdrainage an, die Lunge war schlagartig perkutorisch und auskultatorisch entfaltet … derweil wurde der Havelwasser-See unter meinen Füßen jedoch auffallend groß.

e) Und meine ganz spezielle Aufgabe bei Brandts Visiten: ich musste stets für ihn Gummibärchen als Zigaretten-Ersatz bereit halten – ohne sie wäre er glatt in den Nikotinentzug gekommen.

Bis heute sind die Heckeshorner eine eingeschworene Geheimgesellschaft. Wenn man sich auf internationalen Kongressen trifft, so spricht man bis heute dieselbe Sprache und tauscht die vielen Insider-Tipps aus, von denen die restliche Welt der Pneumologen keine Ahnung hat und welche selbst jetzt nach 30 Jahren immer noch ihre Berechtigung haben. Dank allen beteiligten ärztlichen, aber auch pflegerischen LehrerInnen wurden und werden in Heckeshorn viele Kollegen (nicht nur „Wossi") zu Pneumologen ausgebildet und zum Menschen im Arzt erzogen.

West-Ost-Hilfe

Prof. Loddenkemper wurde Mitte der 80er-Jahre von Prof. Schilling (FLT Buch) um Hilfe gebeten bei der Behandlung eines Ostberliner Politikers. Es ging um die Laserung eines Bronchialkarzinoms, welches den rechten Hauptbronchus verschlossen hatte. Am Grenzübergang Invalidenstraße kontrollierte der Beamte das speziell ausgestellte Tagesvisum und fragte skeptisch: „Können wir das nicht selber?"
Im Trabi fuhren Loddenkemper und Schilling zur Charité und führten mit einem Gerät aus der urologischen Abteilung die Laserung durch. Aufgrund der Unerfahrenheit des Anästhesisten kam

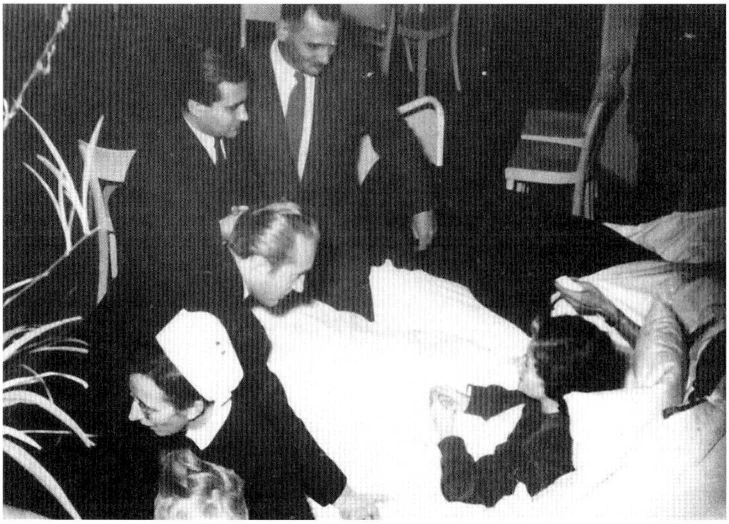

Abb. 4.6.1 Weihnachtsvisite 1953, von links Karl Auersbach, Hans-Jürgen Brandt, Günter Freise.

es zwischendurch zu einer äußerst kritischen Situation, der Zustand des Patienten verschlechterte sich bedrohlich, konnte aber dann stabilisiert werden.

Auf der Rückfahrt kontrollierte wieder der gleiche Grenzbeamte, weiterhin skeptisch: „Und – hat er überlebt?" Wie knapp es um die bejahende Antwort gestanden hatte, konnte er glücklicherweise nicht erahnen.

Mafia-Ärzte

Epifanio Allica, Uwe Thalmann, Siegfried Liebig und Ulrich Kuhl besuchten in Palermo/Sizilien einen chirurgischen Kongress. Da sie die Teilnahme selbst bezahlen mussten, machten sie die Reise mit dem Auto und suchten sich vor Ort ein preisgünstiges Hotel, ohne Frühstück. Am nächsten Morgen suchten sie das nächst liegende Café auf – plötzliches Schweigen bei ihrem Eintritt. Als sie am Abend nach dem Kongress wieder dort einkehrten, wiederholte sich das allgemeine Schweigen im Lokal. Zögerlich stellten sich dann schließlich erste Kontakte her und so erfuhren die vier Heckeshorner, dass Gastwirt und Gäste sie anfangs für Mafiosi gehalten hätten, dann aber ihren Irrtum erkannten, als die Vier auch bei ihrem zweiten Auftritt im Lokal kein Geld kassieren wollten.

Höhere Weihen

Zur traditionellen „Weihnachtsvisite" kamen die Chefärzte in der Regel im dunklen Anzug. Als Hans-Jürgen Brandt jedoch eines Tages mit den Worten: „Das ist aber schön, dass Sie auch kommen, Herr Pfarrer" begrüßt wurde, kehrte er schnurstracks in sein Arztzimmer zurück und setzte die Visite im Kittel fort.

5 Heckeshorner Geschichten

5.1 „Es zogen immer alle an einem Strang": die Heckeshorner Apotheke

Gespräch mit Ina Heiserich und Dr. Christian Heyde, aufgezeichnet von Vera Seehausen

„Apotheke" stand deutlich an der Eingangstür, aber verdauungsfördernde Mittel, einfaches Aspirin oder eine Zahnbürste waren für die Patienten dort nicht erhältlich. Was also verbarg sich hinter der Heckeshorner Apothekentür?

Am 14.10.1947 gegründet, war die Apotheke von Anfang an für die Versorgung des gesamten klinischen Bereiches in Heckeshorn zuständig, ebenso (bis zu seiner Auflösung 1970) für das nahe gelegene Städtische Krankenhaus Wannsee. Die Apotheke belieferte sämtliche Abteilungen mit notwendigen Medikamenten und Präparaten, erstellte teilweise eigene Reagenzien für die Labore, besorgte für manche Patienten Spezialmedikamente, versorgte die Krebspatienten mit ihren Chemotherapien ... für die Patienten war sie zwar nicht ohne weiteres zugänglich, dennoch war die Apotheke nur für sie da, wenn auch im Hintergrund.

> Wusste die Apothekerin mal bei einem Medikament nicht weiter – es stand nicht mehr in der Roten Liste, sollte aber dennoch verordnet werden – war die beste Nachfragestelle, also das wandelnde Pharmazie-Lexikon in Heckeshorn, die Ärztin Jutta Mai.

Die Apotheke befand sich bis zum Umzug 1971 in einem der alten Gebäudetrakte der Reichsluftschutzschule, im damaligen Haus A (jetziger Sitz des DRK) im Keller unter dem Patientenspeisesaal. Früher war dort die Kegelbahn der Offiziere, Spuren davon waren in den Räumen noch sichtbar: Nicht renoviert, entsprach sie sicher nicht den notwendigen hygienischen Anforderungen. Zwischen den gelagerten Medikamenten auf Mäusefang zu gehen, war die „Nebenbeschäftigung" der Apotheker, die darin zu Spezialisten wurden und kenntnisreich die versehentlich zu Boden gefallenen Tabletten und Dragees untersuchten, ob sie von

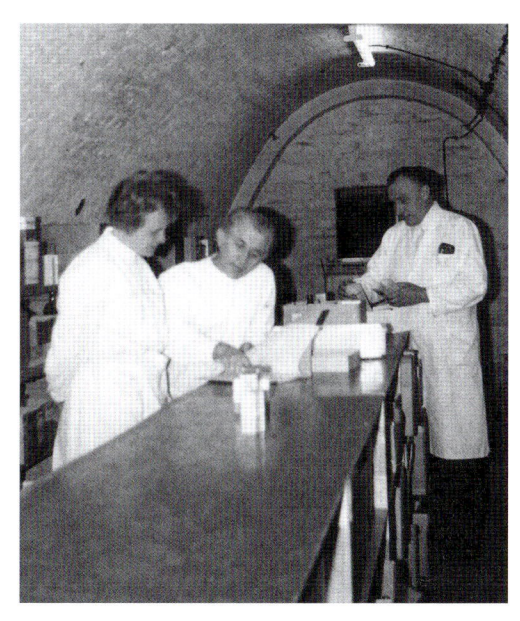

Abb. 5.1.1 Die Apotheke im Keller des Offizierskasinos (Kegelbahn), links: Ina Heiserich.

Mäusen „bearbeitet" worden waren: Abgeleckte, also von ihrem Zuckermantel befreite Dragees waren das untrügliche Kennzeichen, dass wieder eine größere Mäusejagd anstand.

> Auch ein Eichhörnchen, möglicherweise besonders figurbewusst und verunsichert hinsichtlich der Folgen des erhöhten Dragee-Konsums, saß eines Morgens auf der Apothekerwaage.

Die Sterilherstellung hatte ihren Namen in dieser Umgebung nicht wirklich verdient. Und auch angesichts ihres analytischen Labors, in dem eingehende Chemikalien, Reagenzien und stichprobenartig auch Medikamente auf Identität und Reinheit geprüft werden mussten, waren die ApothekerInnen doch sehr froh, dass weder die Mäuse noch das Gesundheitsamt ihre Arbeit nachhaltig beeinträchtigen konnten.

In diesen Zeitraum fällt auch der enge Bezug zur Natur vor der Haustür: Die Apotheke verfügte über ein eigenes Beet für das hauseigene Herbarium, das die Pharmaziestudenten in ihrer praktischen Ausbildung anlegen mussten. Die Famulanten und Praktikanten waren mit ihrer praktischen Erfahrung unverzichtbare MitarbeiterInnen – zwar noch nicht „ausstudiert", aber dennoch voll einsatzfähig.

1971 zog die Apotheke um in den Hochhaustrakt und bekam dort großzügige Räume im Erdgeschoss (im ursprünglichen Bauplan für das Krankenhaus Neukölln als Küchentrakt vorgesehen). An diesem größeren, schöneren Ort war das Arbeiten natürlich um einiges angenehmer und hygienischer.

Vor der eigentlichen offiziellen Eröffnung wurde Prof. Karl Ludwig Radenbach, ein Förderer und Fan der Apotheke, schon mal auf einen Besuch eingeladen. In den fast fertig gestellten Räumen hing noch das Rauchverbotsschild der Bauleitung – dies sehend, sagte er spontan: „Wenn das hängen bleibt, komme ich nie wieder."

Insgesamt war das Arbeitsklima ausgezeichnet, sehr kollegial und kooperativ – was auch daran abzulesen war, dass die meisten Kollegen und Kolleginnen bis zu ihrer Pensionierung in der Heckeshorner Apotheke blieben.

„Es zogen immer alle an einem Strang", so Ina Heiserich, seit 1965 in Heckeshorn und von 1970 bis 2000 die Leiterin der Apotheke. Dennoch musste um vieles auch gekämpft werden. Die Apotheke hatte zwar eine Monopolstellung und demzufolge große Bedeutung – weshalb auch tatsächlich sich alle Chefärzte regelmäßig zu den Arzneimittelkommissionen einfanden –, aber sie stand als Institution doch am Rande, war Zulieferer für die „eigentliche" Arbeit auf den Stationen. Bei den regelmäßigen ca. vierteljährlich stattfindenden Kommissionssitzungen wurde die Arzneimittelliste aktualisiert, eingeführte Präparate wurden u. U. überprüft, neue hinzugenommen oder auch Sonderanforderungen besprochen, die für spezielle Krankheitsbilder aktuell bestellt oder angefertigt wurden. Beim Mittagessen, zuerst im Ärztekasino, dann später in der Kantine, wurden manche Kommissionssitzungen, gerade mit dem Onkologen Dr. Wolfgang Matthiessen, vorgezogen und er orderte kurzerhand „zum Dessert" die Opiumpräparate für seine Patienten. Aber auch Dr. Klaus Magdorf von der Kinderabteilung kam mit speziellen Wünschen („ich hab da wieder so'n Wurm …") und Dr. Ekkehard Weis brauchte nach zu langem Höhensonnengenuss mal schnell eine lindernde Salbe.

Die Spezialpatienten brachten ihre Herausforderungen mit sich – z. B. ein Bluter, der an der Lunge operiert und dementsprechend mit speziell angeforderten Medikamenten versorgt wurde: Kaum wieder entlassen, lag er plötzlich wieder als Notfall auf der Chirurgischen Station, weil er in angetrunkenem Zustand durch eine Scheibe gefallen war. Sein Medikament war aber inzwischen nicht mehr da und musste schnell wieder besorgt werden.

1988 wurde die Apotheke des Behring-Krankenhauses von Heckeshorn übernommen, bei Reduzierung der Stellenzahl von ursprünglich vier (zwei in Heckeshorn, zwei im Behring) auf drei volle Apothekerstellen. Auf die Apotheke kam mehr Arbeit zu, nicht allein wegen der Menge, sondern vor allem wegen des wesentlich erweiterten Spektrums an Arzneimitteln, die vorhanden sein bzw. jeweils in Abstimmung mit den Chefärzten eingekauft werden mussten. Lag der Schwerpunkt der Heckeshorner Apotheke bis dato „naturgemäß" auf der Versorgung der Lungenpatienten (inkl. Mukoviszidose und Intensivmedizin), was u. a. die Beschaffung spezieller Sauerstoffflaschen für tuberkulöse Neugeborene beinhaltete, so wurde nun z. B. auch die Gastroenterologie vom Behring mit übernommen. Dazu kamen die zentrale Herstellung der Zytostatika und in deren Folge die Abteilung für individuelle parenterale Ernährung sowie die Herstellung von Virustatikainfusionen.

Die Arbeitszeit wurde des Öfteren durch Sonderschichten und Sondereinsätze unterbrochen – „es musste ja jemand da sein" –, allein die aufwändige Zytostatika-Herstellung, anfangs ohne geeignete Sterilhaltung, machte Wochenendeinsätze regelmäßig erforderlich. Sondereinsätze galten durchaus auch für einen weit größeren Radius an potenziellen Patienten … Da brauchte ein Weddinger Altersheim ein Antibiotikum für Tuberkulose, weshalb die Apothekerin um 21.30 Uhr kurzerhand nach Heckeshorn fuhr und das Medikament per Taxi in den Norden schickte, oder die komplette Mannschaft der Pferdeklinik Düppel musste wegen Milzbrandverdachtes (bei den Pferden, nicht bei den Mitarbeitern) mit Prophylaxe-Mitteln versorgt werden.

Tierverbunden blieb die Apotheke auch im Hochhaus: Wildschweine kamen schnell mal in die im Erdgeschoss befindliche Apotheke hereinspaziert, wenn im Sommer die Türen aufstanden – angelockt wurden sie von Patienten, die sie von sicherem Terrain aus, nämlich vom Balkon ihrer Krankenzimmer herab, mit Brotstücken fütterten.

Nach dem Zusammenschluss der Apotheken kamen auch die Behring-Fachärzte zu den Kommissionssitzungen und der Fahrdienst war mindestens zweimal am Tag im Einsatz. Direkte Transporte nach Feierabend wurden, wenn es eilig war, von den ApothekerInnen persönlich vorgenommen.

Zu den Aufgabengebieten zählten regelmäßige Stationsbegehungen, um die dort vorhandenen Medikamente zu kontrollieren und abgelaufene Medikamente gleich zu entsorgen. Die in der Apotheke jährlich stattfindende Inventur fiel auf den Stationen in größeren Abständen an. Auch die Labore wurden mit teilweise selbst hergestellten Reagenzien versorgt, mindestens zweimal pro Woche die Mikrobiologie, die klinische Chemie und die Pathologie.

Um aktuellen Anforderungen zu genügen und um ihre Eigenständigkeit zu stärken, versuchte die Apotheke auf verschiedene Weise, ihre Aufgabengebiete zu verändern und sich unabkömmlich zu machen, z. B. durch Erweiterung der Zuständigkeiten. Der Plan, die Belieferung der Krankenhäuser Waldfrieden und Hubertus mit zu übernehmen, ließ sich krankenhausintern aber nicht durchsetzen.

Unter widrigen Umständen hielt Ina Heiserich den Apothekenbetrieb ein Jahr lang im Hochhaus aufrecht, als dieses entkernt werden musste: nicht nur zeitweilig ausfallender Strom oder Heizung machte die Arbeit beschwerlich, sie wurde auch beinahe lebensgefährlich, als eine der Gasleitungen zu explodieren drohte.

Ina Heiserich war bei ihrer Pensionierung nicht nur eine der dienstältesten HeckeshornerInnen – sie ist mit Sicherheit auch die einzige Krankenhausapothekerin, die zu ihrem Abschied nicht nur den Roman „Der Zauberberg" von ihrem Lieblingsautor Thomas Mann, sondern auch ein eigens für sie komponiertes Musikstück von einem Famulanten geschenkt bekam.

Ihr Nachfolger Dr. Christian Heyde, bereits seit 1989 in Heckeshorn tätig, setzte sich mit gleicher Leidenschaft für die Apotheke ein, u. a. auch, um ihren Standort zu sichern. Er sorgte nicht nur für

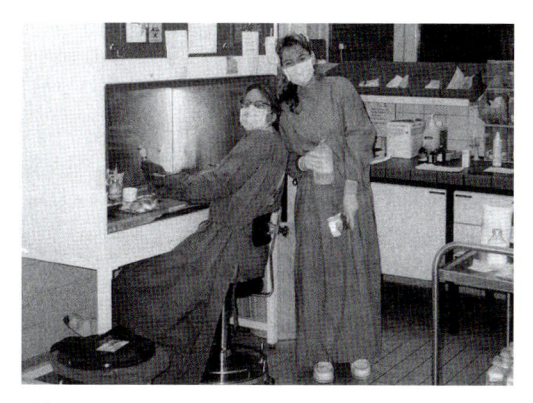

Abb. 5.1.2 Die neuen Räume der Apotheke im Hochhaus (links: Christian Heyde).

die Erweiterung des Sortiments und Öffnung für den Personalbedarf, sondern übernahm außerdem die Belieferung des Strafvollzugs nach der Schließung des Krankenhauses Moabit und seiner Apotheke. Der Aufgabenbereich der Heckeshorner Apotheke umfasste jetzt auch die Versorgung der gefängniseigenen Krankenanstalten (allein in Moabit 250 Betten), die Durchführung von Stationskontrollen vor Ort und eine erneute Erweiterung des Sortiments und der Bestellfrequenz (zusätzlich 30 bis 50 Bestellungen pro Tag). Dabei konnte nicht zwangsläufig auf Standardpräparate zurückgegriffen werden, denn Patienten in Strafanstalten steht im Unterschied zu anderen Krankenhauspatienten die freie Therapiewahl zu, sie können also ihre gewohnten Medikamente verlangen.

In Heckeshorn selbst war die Apotheke jetzt stärker eingebunden ins Controlling und realisierte die apothekengesteuerte Stationsversorgung, um die interne Versorgungsqualität zu verbessern. Eine EDV-gestützte Lagerverwaltung (seit 1995 auf SAP-Basis) machte dies möglich. Logistik und Arbeitsabläufe wurden vereinfacht, es blieb mehr Zeit z. B. für Visitenbegleitungen.

Insbesondere auf der Mukoviszidose-Station machte sich diese Umstellung positiv bemerkbar: Ein Apotheker begleitete die Visiten, nahm Einblick in die Krankenakten und konnte anhand deren Verlaufskurven eine individuelle Bestückung des stationseigenen Medikamentenvorrats vornehmen. Ermöglicht wird so eine bedarfsorientierte Versorgung, die kosten- und zeitsparend ist, da die Medikamentenbestellungen nicht mehr vom Pflegepersonal auf den Stationen übernommen werden müssen.

Fusionspläne hinsichtlich der Heckeshorner Apotheke kamen schon Ende der 60er-Jahre auf, damals stand eine Verlegung ins Behring-Krankenhaus zur Debatte (die dann ca. 20 Jahre später in umgekehrter Richtung stattfand). Gut 30 Jahre später wurde ein anderer Fusionsplan in die Tat umgesetzt: Im März 2005 wurde die Apotheke Heckeshorn mit der Apotheke in Buch zusammengeschlossen zu einer Zentralapotheke, die beide HELIOS-Häuser in Berlin versorgt.

Leiter und Leiterinnen der Apotheke in Heckeshorn

1947 – 1956	Dr. Ernst Hotes
1956 – 1968	Ernst Steinhausen
1969 – 1970	Gerhard Kirleis
1970 – 2000	Ina Heiserich
2000 – 2005	Dr. Christian Heyde

5.2 Arbeitsalltag im Atmungslabor

Gespräche mit Joachim Bender und Iris Dömer, aufgezeichnet von Vera Seehausen

Joachim Bender

Unter der Leitung des ersten Chefarztes der Diagnostischen Abteilung, Prof. Dr. Hans-Jürgen Brandt, wurde das Atmungslabor aufgebaut, das in den 1950er-Jahren „Gasstoffwechsellaboratorium" mit dem großen Knippingschen Apparat hieß, später dann zum „Lungenfunktions- und Kreislauflabor" und schließlich zum „Atmungs- und Allergielabor" wurde.

Zusammen mit seinem Oberarzt Dr. Ekkehard Weis, der die Belastungstests durchführte und das Massenspektrometer aufgebaut hatte, kümmerte sich Brandt um die technische Ausstattung. Ab 1974 wurden sie darin unterstützt von Dipl.-Phys. Joachim Bender, der zwar für die Röntgenabteilung eingestellt worden war, aber bald zu 90 % dem Atmungslabor „gehörte". Er war von Beginn an für den Einsatz des ersten Tischcomputers auf dem Gebiet der Programmentwicklung und die Anwendung der Statistik-Software zuständig.

Dr. Brandt und Weis waren ausgesprochene Technik-Fans und widmeten sich hingebungsvoll den verschiedenen Messmethoden, die sie immer wieder reflektierten und veränderten. Nicht nur sie hatten für den Physiker Bender Verwendung: Für die MTAs musste er hin und wieder als „Messnormal" herhalten. Bestand der Verdacht, dass ein Messplatz nicht richtig funktionierte, wurde der Physiker vermessen. Im Laufe der Jahre kam so eine stattliche Dokumentation seiner Lungenfunktion zustande.

Weis hatte den Auftrag während der Abwesenheit von Brandt und Bender die Arbeitsabläufe und Geräte innerhalb des Labors neu zu organisieren und zu optimieren. Bei ihrer Rückkehr bot sich ein erstaunliches Bild: Alle Messstände standen nun kreuz und quer im Raum umher – ein wahrlich chaotischer Anblick. Allerdings konnte Weis unwidersprochen erklären, dass mit dieser Anordnung ein Optimum an kurzen Leitungs- und Arbeitswegen geschaffen worden war. Nachdem sich die erste Verblüffung gelegt hatte, wurde Weis gebeten, den alten, ästhetisch akzeptableren Zustand mit rechtwinkliger Anordnung der Messstände wiederherzustellen.

1974 bestand die Computerausstattung aus einem Tischrechner WANG 720 C, später ergänzt um eine Festplatte in der Größe einer kleinen Kommode mit damals sagenhaften 10 Mbyte. Zentraler Auswerteplatz im Atmungslabor war damals ein Zeichenbrett. An ihm wurden die unterschiedlichsten Messkurven mithilfe einer Zeichenmaschine in Längen und Winkeln vermessen. Diese geometrischen Werte wurden dann zusammen mit den Patientendaten digital erfasst, in physikalische Größen umgewandelt, verknüpft und per Schreibmaschine als übersichtliches Messprotokoll ausgedruckt.

Die ersten Datenbankprogramme wurden von Bender selbst erstellt, mit eigens entwickelten Abfragestrukturen. Mühsam und zeitaufwändig wurden die Daten der ersten 30 Patienten eingegeben, eine Datenbankabfrage formuliert und als Resultat die Zahl der Patienten „ausgespuckt", auf die diese Fragestellung zutraf. Müde bestätigte Nuklearmediziner Dr. Nörenberg das Ergebnis, der die Anzahl durch einfaches Abzählen der Patientenbögen schon eine halbe Stunde früher ermittelt hatte.

Als Brandt und Bender mal wieder über Datenbankabfragen brütend bis in die frühen Morgenstunden – es war so gegen 3 Uhr – zusammen-

> saßen, holte Brandt aus seinem Zimmer eine Flasche Cognac und zwei Gläser, goss ein, strahlte Bender an und meinte: „Bender, was sind wir beide doch privilegiert. Ein Fabrikarbeiter muss am Ende seiner Schicht seine Karte in die Stechuhr stecken und hat dann an seinem Arbeitsplatz nichts mehr zu suchen."

Konnte in den 70er-Jahren Brandt noch stolz behaupten: „Meine Mitarbeiterinnen können jederzeit alle Ergebnisse auch per Hand ausrechnen", so änderte sich das ab 1990 mit dem neuen Leiter der Abteilung für Pneumlogie I, Prof. Dr. Hartmut Lode, der für eine Ausstattung aller Laborarbeitsplätze mit modernen, computerisierten Messgeräten sorgte. Die gewaltigen Elektronikschränke, vollgestopft mit Verstärkern, Kabeln und Kurvenschreibern verschwanden mitsamt dem Zeichenbrett im Keller. Zwar verschwand damit auch der direkte Zugriff auf die einzelnen Mess- und Auswertevorgänge in der „black box" namens Computer, aber das in der Software „versteckte" Expertenwissen führte nun den Mitarbeiterinnen bei der Kalibrierung der Geräte, Untersuchung der Patienten und Auswertung der Ergebnisse zuverlässig die Hand.

Iris Dömer

Auch die langjährige leitende MTA Iris Dömer erinnert sich an Zeiten, in denen manche Ärzte (oder Physiker) im Eifer des Gefechts abends oder nachts an den komplizierten technischen Apparaturen gearbeitet und die eine oder andere Einstellung verändert hatten – den Labormitarbeiterinnen blieb es dann am nächsten Morgen überlassen, ggf. eine Fehlerdiagnose zu erstellen, die Änderungen rückgängig zu machen oder sich hilfesuchend an Bender zu wenden.

Iris Dömer kam 1978 vom Klinikum Westend, wo sie das Labor aufgebaut und bereits mit Dr. Loddenkemper zusammengearbeitet hatte, nach Heckeshorn. In das Gebiet der Allergologie musste sie sich ganz neu einarbeiten, was ihr dank der Unterstützung von drei weiteren Labormitarbeiterinnen, insbesondere von Ina Vaske, schnell gelang. Die Leitungsfunktion wurde Dömer aufgrund ihrer Qualifikation als examinierte MTA übertragen, während ihre Kolleginnen als Arzthelferinnen im Labor begonnen und sich „learning by doing" in die Materie und Arbeitsabläufe eingearbeitet hatten.

Belastungsuntersuchungen (Spiroergometrie), Lungenfunktionsuntersuchungen, EKG und Allergietests waren die Hauptarbeitsgebiete des Labors.

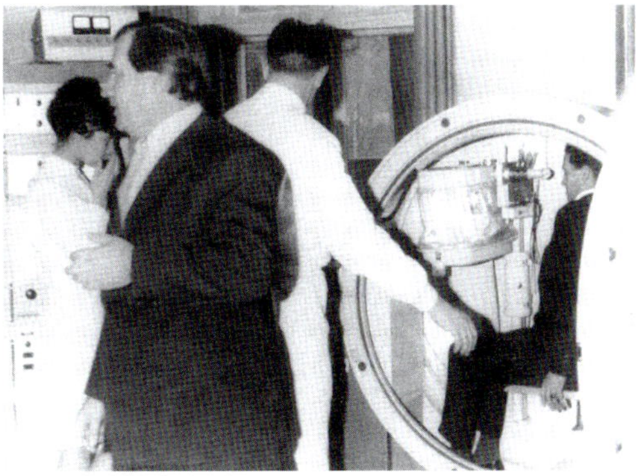

Abb. 5.2.**1** Einweihung des „Body" (Bodyplethysmograf) am 24.1.1968 (vorne links Hans-Jürgen Brandt).

Im 1977 neu bezogenen Diagnostikum (Haus D) standen für jede Untersuchungsmethode eigene, modern eingerichtete Räume zur Verfügung. Die Bodyplethysmografie im Rahmen der Lungenfunktionsuntersuchungen wurde mit einer Kammer der Fa. Siemens durchgeführt, die aus einer Tauchglocke speziell angefertigt wurde. Rechtsherzkatheterisierung, Betten-EKGs und auch Allergietests waren weitere Arbeitsfelder des Labors. Insbesondere die ausführliche Erstbefragung vor jeder Allergieuntersuchung – ausschlaggebend für die Asthma-Diagnose, um den Kreis der möglichen Allergene einzugrenzen – fiel nun in das Aufgabengebiet der Labormitarbeiterinnen.

Jeder Patient kam ins Labor zur Blutgasanalyse, zum EKG und zur Spiroergometrie, besonders vor einer Operation. Auch jeder Arzt musste das Labor „durchlaufen", um zu lernen, wie Funktionsuntersuchungen gemacht werden, wie Befunde richtig zu lesen und Messkurven richtig per Hand zu zeichnen sind. Die Ausbildung der jungen Ärzte und der Arzthelferinnen in der Durchführung von EKGs und der sogenannten kleinen Lungenfunktionsuntersuchung war eine der Aufgaben von Iris Dömer. Außerdem oblag ihr die praktische Ausbildung der Schwesternschülerinnen (MTA-F) des Lankwitzer Instituts für berufliche Bildung im Gesundheitswesen. Sie war Co-Prüferin bei den abschließenden Examina und wählte geeignete Patienten für die Untersuchungen aus.

Iris Dömer blieb bis 2005 in Heckeshorn, ihre Aufgaben wurden von ihrer langjährigen Kollegin Ina Vaske übernommen. – Heckeshorn war für Iris Dömer – und nicht nur für sie – aufgrund des ausgesprochen kollegialen, kooperativen Arbeitsklimas und der vielen, auch privaten Kontakte wie ein zweites Zuhause.

5.3 Heckeshorner Pflege

Gespräche mit Berit Ermel und Roswitha Dohrow, aufgezeichnet von Vera Seehausen

Die Patientenklientel einer Tuberkulose- und Lungenfachklinik bringt spezielle Herausforderungen mit sich und bedarf häufig einer besonderen Behandlung und intensiver Pflege. Es ist kaum verwunderlich, dass sich nahezu familiäre Kontakte zu den Patienten und ihren Familien aufbauen, denn sowohl Tuberkulosekranke als auch onkologische oder septische (Empyem-)Patienten und vor allem auch Mukoviszidose-Patienten haben eine lange Verweildauer und werden teilweise über mehrere Jahre wiederkehrend von denselben Pflegekräften begleitet. Auch gute Kontakte zu den Angehörigen bilden sich heraus, wenn ganze „Familienclans" wie beispielsweise bei türkischen Patienten zu Besuch kommen.

Der Anteil an *ausländischen Patienten* in Heckeshorn ist sehr hoch, insbesondere unter den Tuberkulosekranken. Als tuberkulosekrank bei der ärztlichen Routineuntersuchung diagnostiziert, kommen einige Patienten gleich nach ihrer Einreise nach Heckeshorn, früher vor allem aus Ländern wie der Türkei, Pakistan oder Indien, heute vermehrt aus osteuropäischen Staaten.

Inder und Pakistaner feierten jeweils ihre Nationalfeiertage in Heckeshorn: es gab gutes Essen mit vielen exotischen Früchten, Musik und sogar die jeweilige Landesflagge wurde gehisst – in Heckeshorn war für die politischen Fehden der beiden Länder kein Platz, beide Nationalitäten feierten gemeinsam.

Bei den Pakistanern barg die Fahne eine besondere Überraschung: Während des Hissens entfaltete sie sich und es fielen Rosenblätter auf die Szenerie herab.

Die kulturelle Herkunft bzw. Religion spielt für den Alltag auf der Station durchaus eine Rolle, z.B. wenn sich Patienten entweder nur noch von Quark ernähren oder lieber das Essen von Angehörigen mitbringen lassen, das dann garantiert frei von Schweinefleisch ist. Bestimmte pflegerische Aufgaben bei Patientinnen werden z.B. eher von Schwestern als von Pflegern übernommen und ggf. auch eine Schwester von einer anderen Station dazugeholt. Falls es mit der Verständigung nicht klappt, steht eine Liste der Pflegekräfte bereit, die notfalls Dolmetscherdienste leisten können; auch wurden zeitweise Fortbildungen zur interkulturellen Kommunikation angeboten.

Ein sehr dünner Patient aus Afghanistan wollte nichts anderes als Bananen und Tee zu sich nehmen. Alle Versuche, ihn zu überreden, die normalen Mahlzeiten einzunehmen, halfen nichts, die Verständigung klappte nicht. So wurde schließlich der Chefkoch Müller geholt. Der kam nicht nur in seiner kompletten Montur mit hoher Kochmütze etc., sondern brachte auch gleich die Zutaten seiner Küche mit: ein Huhn, Gemüse und Kartoffeln, um zu demonstrieren, was in seinem Kochtopf landete. Das schien überzeugend, der Patient aß nun die übliche Kost.

Pflegepersonal war in den 1970er- und 80er-Jahren rar und sowohl das Krankheitsbild Tuberkulose als auch ein gewisser Standortnachteil von Heckeshorn – zwar idyllisch, aber abseits gelegen mit nicht „dienstzeitkompatiblen" Bus- und S-Bahn-verbindungen – erschwerte die Besetzung freier Stellen. Zwar waren mit den von Radenbach initiierten Schwesternwohnheimen und -appartements zumindest gute Unterkunftsmöglichkeiten vor Ort geschaffen, dennoch blieb der Personalmangel ein Problem. Pflegekräfte wurden daher aus anderen Ländern, u.a. aus Korea, angeworben. Die chirurgische Station 2 unter der Leitung von Stationsschwester Kim Rindermann wandelte sich zu einer weitgehend „koreanischen Station", die sich durch gute Pflegeleistungen und zugleich durch eine gute Verköstigung des Personals auszeichnete – exotische Früchte und „Finger Food" standen meistens bereit, beim Stationsfrühstück durfte auch gekochter Reis nicht fehlen.

Eine gute Zusammenarbeit auf den Stationen, das oft sehr partnerschaftliche Verhältnis zwischen Ärzten und Schwestern, eine langjährige Zugehörigkeit zum Haus – trotz der üblicherweise hohen Fluktuation im Pflegebereich – und ein allgemein gutes Arbeitsklima: das alles ließ Heckeshorn zu mehr als zu einer reinen Arbeitsstätte werden.

Echter Einsatz: Die Stationssekretärin Roswitha Dohrow lag mit einer Lebensmittelvergiftung 14 Tage in Heckeshorn auf der inneren Akutabteilung, direkt ein Stockwerk über ihrer damaligen

Arbeitsstätte, der Patientenaufnahme. Dort herrschte gerade absoluter Personalmangel und so ging sie nach Frühstück und Visite kurz zum Arbeiten nach unten, nahm Patienten auf, kam zum Mittagessen wieder auf die Station und verschwand gleich danach wieder zur Arbeit.

Für alle stationsübergreifenden koordinierenden Aufgaben, d. h. Stellenplanungen, Unterstützung der Stationen bei Problemen, Planung von Fortbildungen, ggf. Umsetzung von Teams oder Vermittlung zwischen Pflegepersonal und Ärzten, war die stellvertretende *Pflegedienstleitung* in Heckeshorn zuständig, die der Pflegedienstleitung im Behring-Krankenhaus unterstand. Diese für jeweils fünf Jahre gewählte Position hatte von 1985 bis 2000 Berit Ermel inne, die als einzige der stellvertretenden Pflegedienstleitungen auch direkt in Heckeshorn arbeitete. Sie setzte sich besonders für die Organisation des Fortbildungsprogramms und für die Einführung von Supervision vor allem für das Personal der onkologischen Stationen ein – auch gegen Widerstände der Krankenhausleitung, die in allen Kostenfragen Zurückhaltung zeigte.

In Bezug auf *Qualifizierung und Fortbildung* des Pflegepersonals nahm Heckeshorn eine Vorreiterrolle für andere Krankenhäuser ein. Für Stationsleitungen und ihre Vertretungen wurden hausintern zertifizierte Leitungslehrgänge für Heckeshorn und für das Behring-Krankenhaus zusammen durchgeführt – eine zeitaufwändige und stark nachgefragte Zusatzqualifikation, die den leitenden Schwestern und Pflegern die erforderlichen Kenntnisse z. B. in Personalführung und -recht vermittelte. Für diese und andere Fortbildungen – z. B. Seminare zum Umgang mit langjährigen Patienten, zu Palliativpflege, zu Dekubitusprophylaxe, aber auch zum Umgang mit Konflikten sowie Stressbewältigung – wurde die Stelle einer Fortbildungsbeauftragten eingerichtet, die für die Koordination der Kursangebote und der internen und externen Lehrkräfte sorgte. Mit den Argumenten, dass qualifizierte Pflegekräfte sich positiv auf das Renommee der Klinik und die hausinterne Organisation der Fortbildung sich positiv auf die Kosten auswirken, konnte die Krankenhausleitung für diese Weiterbildungsmaßnahmen gewonnen werden.

Mit der benachbarten *Wannsee-Schule* arbeitete Heckeshorn eng zusammen: Nachwuchs-Pflegekräfte der Schule absolvierten ihre praktische Ausbildung u. a. in der Lungenklinik, die einen guten Ruf als Ausbildungsstätte hatte. Auf Initiative des Abteilungspflegers Bernd Wurl wurde in Kontaktgesprächen mit den Auszubildenden Zielvereinbarungen und ggf. Probleme besprochen, außerdem wurden sie stationsübergreifend von extra dafür eingesetzten Mentoren (jetzt Praxisanleiter) betreut. Heckeshorner Ärzte wie z. B. Dr. Achim Gabler waren über viele Jahre als Dozenten der Wannsee-Schule tätig. Der Personalarzt der Lungenklinik – über viele Jahre Dr. Bruno Dieckmann – übernahm auch die regelmäßigen ärztlichen Untersuchungen der Wannsee-Schüler.

Für die Pflegequalität und das Engagement der Heckeshorner Pflegekräfte spricht die allgemeine „Treue" vieler (Langzeit-)Patienten und ihrer Angehörigen, die der Klinik am Heckeshorn gerne Besuche abstatten und ihr eng verbunden bleiben.

Patientenfürsorge

Zum Geburtstag gab es Blumen für die Patienten, das Personal kaufte gelegentlich für sie mit ein, wenn die Patienten keinen Besuch bekamen bzw. besondere Wünsche hatten – und organisierte auch mal eine persönliche Modenschau: einer Patientin, die nur wenig Kleidung besaß, besorgte eine Schwester in einer Zehlendorfer Boutique eine kleine Kleiderauswahl, machte mit ihr die Anprobe im Krankenzimmer und brachte die nicht gekauften Kleider wieder zurück.

Auch um die Haustiere kümmerte sich u. U. das Personal: Eine alleinstehende Patientin sorgte sich so sehr um ihre Katze, dass sich die Stationssekretärin ihrer annahm, den Schlüssel zur Wohnung der Patientin auslieh und die Katze fütterte.

Eine psychisch kranke Krebspatientin, die sich nicht selbstständig versorgen konnte, fühlte sich in Heckeshorn besonders wohl. Sie befürchtete aber, dass sie eventuell wieder zurück ins Pflegeheim müsste – bis sie dann die ärztliche Zusicherung bekam: „Sie müssen hier nicht weg". So blieb sie dann wirklich noch ein Jahr, bis zu ihrem Tod.

Kleidungsfragen

Ein Patient konnte mangels Kleidung nicht zum Konsiliardienst der Augenärztin kommen, weil er nichts zum Anziehen hatte. Die Stationssekretärin war entsetzt und ging auf die Station, um nachzufragen, was da los sei. Der Patient war in einem so verwahrlosten Zustand gekommen, dass ihm alle Kleider weggenommen werden mussten. Da blieb nur eins: die Bademäntel der Privatstation. Ganz stolz lief der Patient im weißen Bademantel auf der Station herum.

Hundestaffel des DRK

Ein Patient (mit Hirnmetastasen) verschwand von der Station H8, jede Suche blieb erfolglos, selbst Polizei und eine Hundestaffel des DRK fanden ihn nicht. Nach Feierabend in der Endoskopie musste er unbemerkt mit dem Fahrstuhl einen Stock höher gefahren sein und übernachtete dort, nachdem er einen ganzen Wäscheschrank ausgeräumt und sein Lager auf dem Boden bereitet hatte. Am Morgen, pünktlich zum Frühstück, erschien er wieder und beklagte sich nur, es sei ziemlich kalt gewesen in der Nacht. Ab diesem Zeitpunkt lief er immer mit einem großen Zettel auf dem Rücken herum, der seine Identität und Stationszugehörigkeit auswies.

Deutsche Gründlichkeit

Ein Patient mit schwerer Pneumonie mit Pilzbefall brach in der U-Bahn zusammen und BVG-Mitarbeiter riefen den Notarzt. Nach wochenlanger Beatmung erhielt der Patient Post von der BVG – ein Strafmandat, da er ohne Fahrschein unterwegs war, als er seinen Zusammenbruch erlitt.

Auf Safari

Nachtdienst auf der Station H8 – eine laue Sommernacht. Am Schreibtisch sitzend stellte der Pfleger nach Mitternacht die Pillen zusammen und träumte vor sich hin … und nahm so den Besucher überhaupt nicht war, bis ihn ein Schnaufen und Pusten aus den Gedanken weckte und ein Seitenblick ihm den Schrecken in die Glieder trieb. Ein kapitales Wildschwein stand mitten im Stationszimmer und sah ihm bei der Arbeit zu. Ohne seine Erfahrungen von einem Safariurlaub wäre er mit Sicherheit gestorben, meinte er, denn sein Schreck saß tief.

Bettgefährten

Bei kalten Wintertemperaturen kam ein Patient „auf Nachmittagstour" gegen Abend auf die Station H8 zurück und fand am Fußende seines Bettes einen eingerollten Fuchs vor, der ihn anblinzelte und kaum Anstalten unternahm, das Bett zu verlassen. Nach energischeren Aufforderungen trabte er schließlich davon. Die Schiebetür zur Terrasse hatte einen kleinen Spalt aufgestanden, so kam der Fuchs herein.

Heckeshorner Gewächse

Die Patienten sammelten auf ihren Spaziergängen auf dem Gelände, im Wäldchen hinter der damaligen Kinderstation, häufig Pilze, brachten aber auch frische Pfefferminzstengel mit. Abends wurden immer große Kannen Tee für die Patienten bereitgestellt. Wenn nun der frisch gebrühte Minzegeruch durch die Station zog, dann bevorzugten alle Patienten die Hausmarke „Heckeshorner Pfefferminztee".

5.4 Die Beschäftigungstherapie im Lottopavillon

Gespräch mit Ute Raab, aufgezeichnet von Vera Seehausen

Auf Initiative des Ärztlichen Direktors Radenbach wurde 1963 die Beschäftigungstherapie eingerichtet. Die weitaus längste Zeit, von 1965 bis 2002, war Ute Raab die leitende Beschäftigungstherapeutin.

Ein aus Lottomitteln 1955 errichteter Pavillon wurde für die Beschäftigungstherapie vorerst notdürftig mit wackeligen Tischen und einer alten Nähmaschine ausgestattet, bald jedoch ausgebaut mit einem kleinen Extraraum für Werkarbeiten mit Säge und Bohrmaschine. Im hinteren Raum befand sich die Freihandbücherei, die ebenfalls von der Beschäftigungstherapie betreut wurde. Der Gang mit dem Büchereiwagen über die Stationen bot die beste Gelegenheit, Patienten für die Beschäftigungstherapie zu interessieren, ins bestehende Programm einzubinden bzw. individuell zu betreuen.

Die Arbeitsweise änderte sich mit der Patientenklientel, zunehmend war die Einzelbetreuung auf den Stationen gefragt. Die Patienten der Onkologie oder auch Patienten mit Schlaganfällen wurden mit Gedächtnistraining, motorischen Übungen, Spielen, kleinen Bastelarbeiten oder auch Vorlesen beschäftigt. Für ausländische Patienten bot die Beschäftigungstherapeutin Raab auch Deutschunterricht an, je nach Bedarf auch Alphabetisierungskurse. Speziell für einen vietnamesischen TB-Patienten arbeitete sie sich in die Kunst des von ihm geliebten Origami ein, um ihm eine möglichst vertraute Tätigkeit anbieten zu können.

Regelmäßig wurden Sommerfeste mit Polizeiorchester organisiert – und als weiterer Höhepunkt die Weihnachtsbasare, auf denen Patienten die Bandbreite ihrer Arbeiten präsentieren und auch verkaufen konnten: Das kreative Spektrum reichte von Puppenwagen über Patchworkdecken bis zu getöpferten Schalen.

Die Beschäftigungstherapie stellte außerdem die Dekoration für Betriebs- und Weihnachtsfeste im ehemaligen Patientenspeisesaal her und erarbeitete Theaterstücke – von den Proben selbst über die Requiste und Kostüme bis zur Kulissenmalerei und Beleuchtung –, die zu Weihnachten im Hörsaal aufgeführt wurden. Um die künstlerische Darbietung nicht zu gefährden, sollten natürlich die Hauptdarsteller (Patienten) mit tragenden Rollen möglichst vor Weihnachten nicht entlassen werden …

Die Beschäftigungstherapie hat in Heckeshorn viele dekorative Spuren hinterlassen und viele Patienten kamen auch nach ihrer Entlassung immer wieder zu Besuch in die Werkstatt und zu den Weihnachtsbasaren.

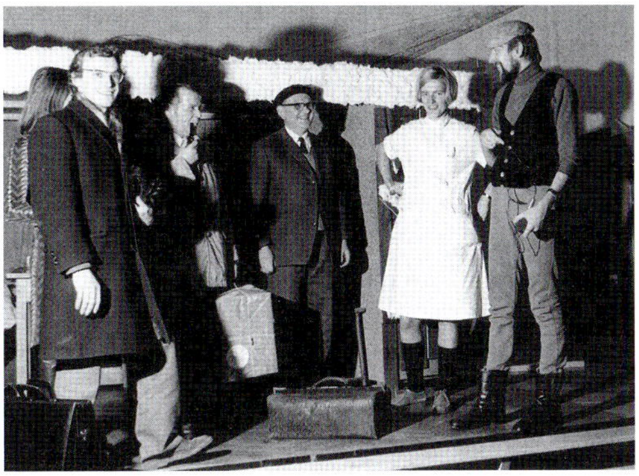

Abb. 5.4.1 Theateraufführung während einer Weihnachtsfeier Ende der 1960er-Jahre (im weißen Kittel: Ute Raab).

5.5 „In Berlin ist alles Politik!" – Der Verein der Freunde der Lungenklinik Heckeshorn e. V.

Interview mit dem Vorstandsvorsitzenden Gerhard Näthe, aufgezeichnet von Vera Seehausen

1. Seit wann besteht der Verein und was ist seine Zielsetzung?

Da wir zum großen Teil über Politik sprechen werden, lassen Sie mich vorwegschicken, dass ich mit dem, was ich sage, keinesfalls die Deutungshoheit über ein problematisches Kapitel der jüngeren Heckeshorner Geschichte beanspruchen will. Mit dem Wegzug der Lungenklinik von ihrem angestammten Sitz geht eine Geschichte zu Ende, die man als typisch für Berlin bezeichnen kann, das nach der Wende inzwischen mehr als die Hälfte seiner Krankenhausbetten eingebüßt hat.

Der „Belagerungszustand" der Lungenklinik begann Mitte der 1990er-Jahre. Von Bezirksseite hat man sich von Anfang an mehr Sorgen um den Bestand des kommunalen Behring-Krankenhauses gemacht als um den der Lungenklinik, die überregional Patienten versorgte und deren Ruf um so größer wurde, je weiter man von Zehlendorf entfernt war. Auch Fantasien zur anderweitigen Verwendung des großen Grundstücks, auf dem die Lungenklinik beheimatet ist, dürften eine Rolle gespielt haben.

In den Wirren der Koalitionsverhandlungen im Herbst 1999 kam es dann zum Showdown. Das Oskar-Helene-Heim hatte hohen Investitionsbedarf, und von SPD-Seite wurde dem Vernehmen nach der Plan zur Übernahme des Krankenhauses Zehlendorf durch die Stiftung Oskar-Helene-Heim eingebracht. Die Gegenseite stellte die Forderung auf umgehende Räumung des Standorts Heckeshorn. Die hastig gezimmerte Vereinbarung führte bereits im Februar 2000 zu einem Senatsbeschluss, dass die Fusion des Behring-Krankenhauses, der Lungenklinik Heckeshorn und des Oskar-Helene-Heims so rasch wie möglich zu erfolgen habe. Es entstand die „Zentralklinik Emil von Behring".

Die daraufhin gebildete „Aktionsgruppe zum Erhalt der Lungenklinik Heckeshorn" erfasste uns praktisch alle und startete auf breiter Front mit Anzeigen, Aktionen und Presseerklärungen. Die Argumentationslinie war sehr klar und einleuchtend: Bis Mitte der 1990er-Jahre war die Lungenklinik mit 140 Mio. DM baulich auf den neuesten Stand gebracht worden, die modellhafte Zusammenarbeit der Fachabteilungen gewährleistete höchstes Niveau und war durch die Umzugspläne maximal gefährdet. Dass die Zusammenlegung wirtschaftli-

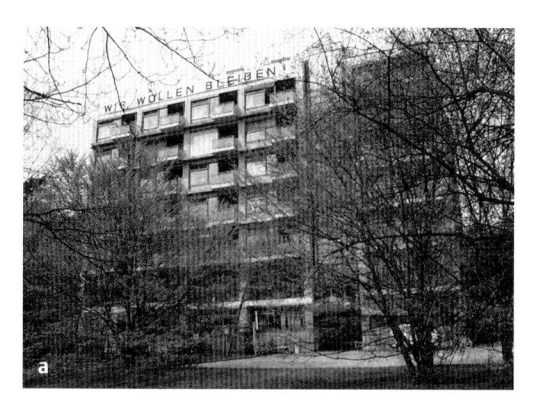

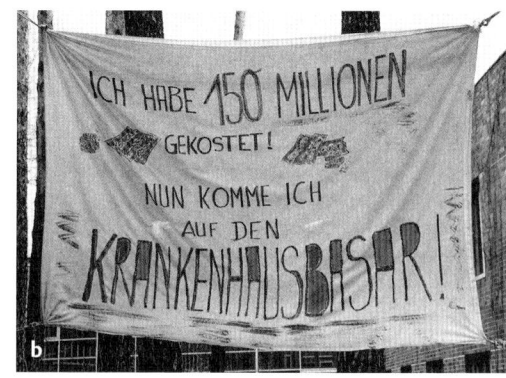

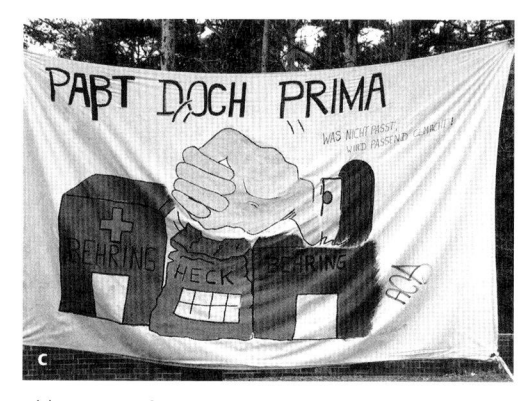

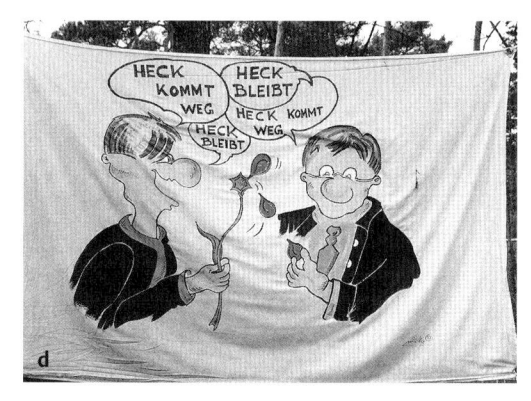

Abb. 5.5.**1a–d** Protestaktionen gegen die Verlegung der Lungenklinik Heckeshorn an den Standort Behring („Wir wollen bleiben" (oben auf dem Hochhaus), „Nun komme ich auf den Krankenhausbasar", „Paßt doch prima", „Heck bleibt ...") (Fotos: Thomas Hochmuth).

cher sein sollte, haben wir schon damals sehr infrage gestellt. Erst vor kurzem hat übrigens McKinsey festgestellt, dass kleine Fachkliniken mit wenigen Abteilungen sehr effizient sein können.

Am 27. März 2000 wurde der Verein gegründet als eine unabhängige Organisation und Stimme der besorgten Mitarbeiter. Satzungsziel war die Verbesserung der Versorgung der Berliner Lungenpatienten und der Erhalt der Lungenklinik, also Öffentlichkeitsarbeit.

2. Wie viele Mitglieder hat der Verein?

Die Höchstzahl lag bei 300 Mitgliedern, heute sind es nach Wegzug oder Ausscheiden des einen oder anderen 270. Die Mitglieder kommen aus allen Berufsgruppen der Klinik, aber auch viele niedergelassene Lungenfachärzte, Patienten und Angehörige haben sich uns angeschlossen, was sehr wichtig für uns war und ist. Unsere ungeschminkten Rundschreiben haben sicher einen noch größeren Leserkreis!

3. Die Aktionen, die Sie gemacht haben, um den Standort Heckeshorn zu retten, hatten ja große Medienresonanz – wie hat sich das auf Ihre Einflussmöglichkeiten ausgewirkt?

An den damaligen Verhandlungen wurden wir nie beteiligt, unsere Stärke waren argumentationsfreudige Gespräche nach allen Seiten – immer zu zweit, keine Einzelaktionen. Der Bezirk, alle Parteien im Abgeordnetenhaus, Senatsbehörden, Gewerkschaften – bis auf die Krankenkassen waren alle zumindest zu Gesprächen bereit. Schnell kam ein Netzwerk zustande, das dem gegenseitigen Informationsaustausch diente.

4. Welche Prominenz hat Sie unterstützt und wie kam der Kontakt zustande?

Schützenhilfe kam von Mitgliedern des Bundestags wie Sabine Bergmann-Pohl, Petra Pau, Jürgen Koppelin oder Renate Rennebach. Claudia Schmutzler alias „Schwester Stefanie" aus der gleichnamigen Fernsehserie und Christoph Schobesberger alias „Oberarzt Stein" gaben Autogramme bei unserem Tag der offenen Tür, die Serie wurde ja auf unserem Gelände gedreht und man kannte sich gut. Unsere wichtigste Verbündete aber wurde Hildegard Knef, die einen offenen Brief an Eberhard Diepgen schrieb.

5. *In welchem Zeitraum haben Sie die enorme Anzahl von 36 000 Unterschriften sammeln können – und mit welchem Aufwand?*

Kaum sechs Wochen hat es gedauert und wie das ging? Die Belegschaft hat eben zusammengehalten! Allen war doch bewusst, in was für einer herausragenden Einrichtung wir arbeiteten – ein „Stern am Himmel", eine „Fakultät", die „Lunge Berlins", alles liebevolle, begeisterte und auch dankbare Bezeichnungen unserer Beschäftigten und Patienten. Und ich denke, sie hatten Recht: Der Ort hat seinen Genius und eine außergewöhnliche, glanzvolle Tradition. Natürlich ging es auch um viele hoch qualifizierte Arbeitsplätze in hoch motivierten, eingearbeiteten Teams.

6. *Was haben Sie damals erreicht?*

Dass die Gesundheitsverwaltung schließlich eingelenkt hat: erst das Oskar-Helene-Heim und erst drei bis vier Jahre später die Lungenklinik an den Standort Walterhöferstraße umzusiedeln, war sicher durch den Druck in den Medien mit bedingt, aber da haben auch die Klinikvertreter in den offiziellen Verhandlungen viel geleistet. Man kann das Ergebnis als Schadensbegrenzung bezeichnen. Nach der Sommeraktion im Jahr 2000 haben zahlreiche Aktive des Vereins dann den Marsch durch die Institutionen angetreten: Betriebsrat, Kuratorium des neuen Trägers, also der Stiftung Oskar-Helene-Heim, planungsbegleitender Ausschuss für einen Neubau, der nie zustande kam. In Gremien und fortgesetzten Gesprächen haben wir immer wieder den Finger in die Wunde gelegt, wenn die Umzugsplanungen drohten, das Lungenzentrum zu beschädigen. Die Abteilungen haben am alten Standort einfach vorbildlich zusammengearbeitet, das war ein Erfolgsrezept jahrzehntelanger Entwicklung. Wir waren durch die Gremienarbeit zwar teilweise einem gewissen Druck ausgesetzt, aber haben in den letzten fünf Jahren eine ganze Reihe von Unstimmigkeiten ans Licht gebracht. Und das allerdings hat etwas bewegt, bis heute.

Der Standort Heckeshorn soll nach dem Willen des Senats aufgegeben werden. Foto: ULLSTEIN

Knef bittet Diepgen: Retten Sie meine Klinik

Von JAN MEYER

Die Lungenklinik Heckeshorn in Zehlendorf. Nach dem Willen des Senats soll sie mit dem Behring-Krankenhaus zusammengelegt und der Standort „zum frühestmöglichen Termin" aufgegeben werden.

Jetzt kämpft Hildegard Knef für die renommierte Klinik am Wannsee. „Mit größter Besorgnis" habe sie von der geplanten Auflösung vernommen, schreibt sie in einem offenen Brief an den Regierenden Eberhard Diepgen (CDU).

Zweimal habe sie selbst „nur durch die ärztliche Kunst der Lungenfachärzte und die gleichzeitige Unterstützung aller angegliederten Abteilungen" gerettet werden können. Eine Verlagerung und Verkleinerung könne nur „absolut abträglich" für die Klinik sein und wäre „ein größter Schaden für das Ansehen Berlins".

Hildegard Knefs Konsequenz: „Ich bitte Sie daher, all Ihren Einfluss in den Dienst dieser Sache zu stellen!"

Mit ihrem Protest ist die Knef nicht allein: Auch die Politiker Renate Rennebach (SPD), Sabine Bergmann-Pohl, Jürgen W. Möllemann (FDP) und Petra Pau (PDS) setzten sich für den Erhalt der Lungenklinik ein.

Hildegard Knef macht sich stark für ihre Lungenklinik. Foto: GUENTHER

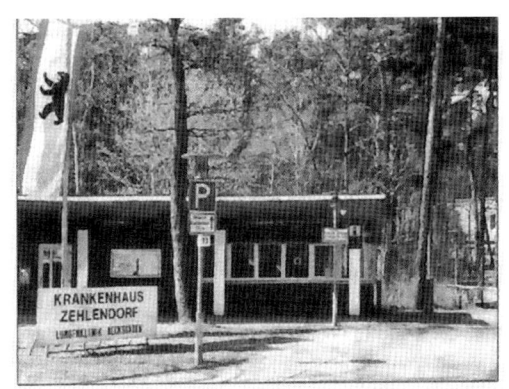

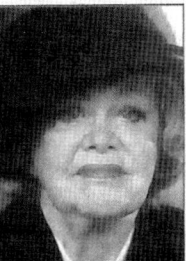

Abb. 5.5.2 Offener Brief von Hildegard Knef an Eberhard Diepgen, Artikel aus der Bildzeitung (4.4.2000).

7. *Welches Resümee ziehen Sie aus Ihrer Arbeit und wo liegen heute die Schwerpunkte des Vereins?*

Die Hauptveranstaltung für die Öffentlichkeit ist seit dem Jahr 2000 der jährliche Tag der offenen Tür in Heckeshorn, der immer gut besucht war und vom heutigen Träger, der HELIOS-Gruppe, auch sehr unterstützt wird. Diese Tradition werden wir nach dem Umzug fortsetzen und damit einen wichtigen Beitrag zur Bewältigung des Umzugs in der Öffentlichkeit leisten.

Der Verein bildet nach wie vor eine legitime, unabhängige Interessenvertretung der Unterstützer der Lungenklinik Heckeshorn, die sehr klar ausspricht, wo die Belange des Zentrums aus Sicht der Mitglieder verletzt werden. Natürlich bleibt eine gewisse Enttäuschung darüber, dass der ideale Standort am Wannsee – mit seinen in Jahrzehnten optimierten Strukturen und technisch auf dem neuesten Stand – nicht gehalten werden konnte und man sich letztendlich den politischen Kräften beugen musste, die das so verbissen und mit fragwürdigen Motiven vorangetrieben haben. Viele Beschäftigte und Mitglieder unseres Vereins befürchten natürlich nach 60 Jahren erfolgreicher Arbeit am bisherigen Standort den unwiederbringlichen Verlust dieser Institution. Aber auf Wehmut baut man keine Zukunft auf und die wollen wir genauso aktiv mitgestalten, wie wir uns bisher für Heckeshorn und die Lungenpatienten eingesetzt haben.

Wir werden sehr darauf achten und dafür kämpfen, das Lungenzentrum und seinen Traditionsnamen „Lungenklinik Heckeshorn" zu erhalten, der ein Markenzeichen in Berlin und in Deutschland, ja sogar weltweit ist und hoffentlich bleiben wird. Denn wie unser neuer Chefarzt Dr. Bauer in seiner Antrittsrede sagte: „In Berlin ist alles Politik!"

5.6 Geschichte(n) des Geländes Heckeshorn am Wannsee – Ein Spaziergang –

Reinhard Hein, Vera Seehausen

Die Geschichte des Heckeshorner Geländes und seiner Gebäude ist auch eine – für Berlin nicht unübliche – Geschichte permanenter Bautätigkeit.

Eines der ersten Häuser auf dem heutigen Gelände der Klinik Heckeshorn war die Villa *Collignon*, die von Bruno Paul 1922 erbaut, mit der Gründung des Krankenhauses zum Ärztehaus (Casino) umfunktioniert wurde und heute als Therapieeinrichtung genutzt wird (s. Lageplan, Abb. 7.**1**).

Der eigentliche Baubeginn auf dem Heckeshorner Gelände liegt aber in der Zeit des Nationalsozialismus. Ende der 30er-Jahre wurde die luxuriöse Wohngegend um den Großen Wannsee – vor allem die *Colonie Alsen* mit ihren prächtigen Villen – von nationalsozialistischen Organisationen in Beschlag genommen, nachdem die ursprünglichen Besitzer größtenteils in die Emigration gezwungen worden waren. Reichssicherheitsdienst, Auswärtiges Amt, Reichspost, NS-Frauenschaft und auch die NSV-Gauschule wurden die neuen Bewohner und bestimmten das Bild am Wannsee; sogar eine Reitbahn der SS fand Platz auf dem Gelände der Villa Oppenheim. Berühmtestes Beispiel ist die ehemalige Villa Minoux, die 1942 zum Schauplatz der „Wannsee-Konferenz" wurde.

Das insgesamt fast 400 000 qm umfassende Gelände der späteren Lungenklinik Heckeshorn wurde Standort für die *Reichsluftschutzschule* zur zivilen Ausbildung von Luftschutzwarten aus ganz Deutschland, mit Unterkunftshäusern, Schul- und Wirtschaftsgebäuden, einem Offizierskasino und einem Hörsaal. Eduard Jobst Siedler entwarf und baute im Auftrag des Reichsluftfahrtministeriums die der leicht hügeligen Umgebung angepasste Anlage im Klinkerstil und mit kurvigen Wegen. Am 11. Mai 1939 wurde die Schule von Hermann Göring feierlich eingeweiht. Heute stehen diese Gebäude unter Denkmalschutz.

Anfang der 40er-Jahre wurde neben dem alten Haupteingang der erste *Hochbunker* Berlins errichtet, mit Wänden und Decken aus bis zu vier Meter dickem Stahlbeton. Der Bunker diente Schulungszwecken, war aber vor allem Befehlsstand der „Luftflotte Reich", die von hier aus die Luftverteidigung Berlins koordinierte und den Einsatz der Sirenen befahl. Auch sollte er in Angriffsfällen Schutzraum für die benachbarte NS-Prominenz sein.

Ende April 1945, kurz vor Kriegsende, wurde Wannsee heftig umkämpft. Für die verletzten Soldaten war auf dem Gelände der Reichsluftschutzschule bereits ein Hilfslazarett eingerichtet worden, in mehreren Holzbaracken untergebracht, und die umliegenden Villen wurden ebenfalls als Lazarette zweckentfremdet – Berlin hatte gegen Kriegsende 70–90 % seiner Krankenhausgebäude verloren; die Umfunktionierung von anderen Gebäuden zu Hilfskrankenhäusern war gang und gäbe.

Die Ärzte Fritz und Käthe Hussels versorgten im Hilfslazarett verwundete Soldaten und verbarrikadierten sich beim Einmarsch der sowjetischen Armee im Bunker. Als sie dann im weißen Kittel den Bunker verließen und plötzlich einem sowjetischen Soldaten

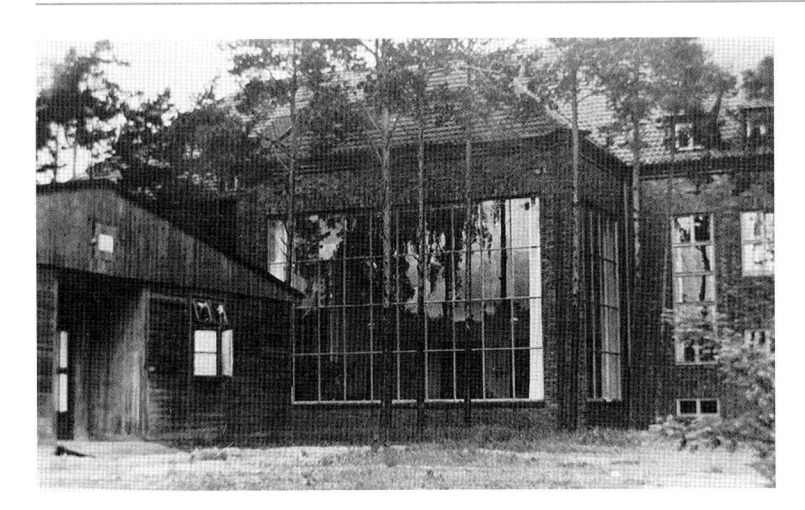

Abb. 5.6.1 Wartehalle des Hauses D mit Holzbaracke.

begegneten, soll Fritz Hussels das Lazarett eilig zum „antifaschistischen Krankenhaus" erklärt und dies mit dem Soldaten per Wodka besiegelt haben. (Schilderung von Dr. Michael Hussels, Arzt in der Chirurgischen Abteilung in Heckeshorn und Großneffe des Ehepaars Hussels)

Fritz und Käthe Hussels, Onkel bzw. Tante des späteren Chefarztes des Zentrallabors Hans-Jürgen Hussels, spielten beide zentrale Rollen beim Wiederaufbau von Gesundheitseinrichtungen am Wannsee: Fritz Hussels baute zusammen mit Dr. jur. Walter Strauß und Chirurg Dr. Ernst-Ludwig Blumann aus den Hilfslazaretten das *Städtische Krankenhaus Wannsee* auf, das in insgesamt sechs Wannsee-Villen untergebracht war: Villa Oppenheim (Gynäkologie, später Röntgenstation, mit einer Verbrennungsanlage für Krankenhausabfälle aller Art im Keller), Max-Liebermann-Villa und Villa Hampsohn (Chirurgie), Villa „Kleiner Messel" (Tbc-Station und Kinderstation), Villa Salinger (Innere Abteilung), Reclam/Brasch-Villa (Verwaltung, Schwesternschule). Käthe Hussels wurde 1945 Beraterin der US Headquarters, absolvierte 1947 eine Amtsarztausbildung in den USA und war 1953/54 leitende Amtsärztin des Gesundheitsamtes Zehlendorf.

Mit dem Einzug des Tuberkulosekrankenhauses Heckeshorn 1947 wurden die vorhandenen Gebäude der Reichsluftschutzschule anderweitig genutzt: Die Klinikleitung mit Ärztlichem Direktor Prof. Radenbach, Oberin Frau Schröder und Verwaltungsdirektor Klose befand sich bis 1977 im jetzigen Haus J neben dem alten Haupteingang. Haus Collignon wurde zum Ärztehaus mit eigenem Speisesaal (inkl. Bedienung) und Zimmern für Gastärzte. In seinen Nebengebäuden mit Auslauf zum Garten waren Personalwohnungen, die Tierversuchsställe mit Schafen, Meerschweinchen und Kaninchen untergebracht. Die Blumen aus der hauseigenen Gärtnerei schmückten die Stationen und Patientenzimmer. Die Kräuter und das Gemüse fanden in der Krankenhausküche ihre Verwendung.

Selbst über einen eigenen, hinter dem Haus Collignon gelegenen *Hafen* verfügte die Klinik, der angeblich sogar während der Berlin-Blockade von den Briten benutzt worden war. Heute ist der Hafen versandet. Häufig angesteuert wurde der Hafen damals in jedem Fall von Ekkehard Weis ...

Als die letzten Holzbaracken abgebaut wurden, fiel einiges an Bauschutt an – u.a. Holz, das Weis sehr gut für einen Verschlag brauchen konnte, den er gerade um sein auf dem Campingplatz Wannsee stehendes Zelt bauen wollte. Nach Dienstschluss holte er also sein Boot, das im klinikeigenen Hafen lag, belud es mit dem Abfallholz und transportierte die Ladung über den Wannsee zum Campingplatz. Vorausschauend hatte er sich zwar vom Bauleiter eine Quittung über die Holzfuhre geben lassen, dennoch wurde er am nächsten Morgen zur Klinikleitung zitiert, die ihn schon des Diebstahls verdächtigt hatte.

Die Villa Sperling wurde zum Wohnhaus des Ärztlichen Direktors. Später wurde in direkter Nachbarschaft in einem vorhandenen kleinen Holzhaus ein Betriebskindergarten mit Spielplatz eingerichtet. Das ehemalige Offizierskasino diente als Patientenspeisesaal, in den die Patienten mittags aus allen Gebäuden im Gänsemarsch trabten. Dort fanden auch regelmäßig gern besuchte kulturelle Ver-

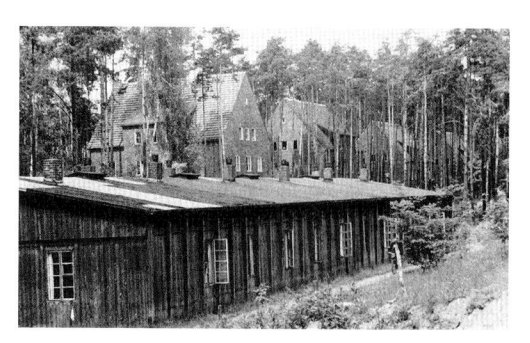

Abb. 5.6.2 Die sogenannten „U-Häuser" mit Holzbaracke im Vordergrund.

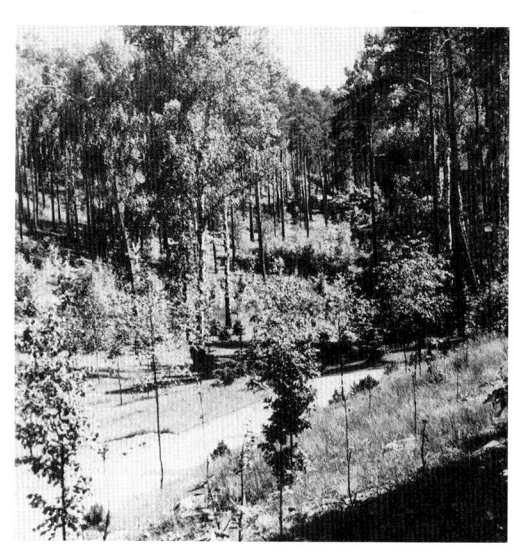

Abb. 5.6.3 Tal der Leidenschaften.

anstaltungen nicht nur für Patienten statt. Die sogenannten „U-Häuser" (Abb. 5.6.2), gedacht als Unterkünfte der Reichsluftschutzschüler, wurden als Stationen genutzt, teilweise mit 8-Bettzimmern, je einer einzigen Toilettenanlage und ohne Fahrstuhl, sie dienten aber auch als Personalunterkünfte von Mitarbeitern. Mitte der 80er-Jahre wurde ein Teil der U-Häuser zu Mietwohnungen für Mitarbeiter in besonderer Wohnlage umgebaut.

> *Teilweise herrschten auf diesen Stationen primitive Verhältnisse. Auf der onkologischen Station in den Häusern F und G lagen viele schwerkranke Krebspatienten – „F/G" stand daher klinikintern auch für „fast gestorben". Demzufolge war es auch nicht selten, dass Verstorbene von dort in die Pathologie gebracht werden mussten. In dem Haus, das zwar nur zweistöckig, aber ohne Aufzug war, mussten die Toten über die Treppe transportiert werden. Ekkehard Weis, der eines Nachts zu einem solchen Todesfall gerufen wurde, konnte keine Hilfe für den Transport finden und nahm so den Toten kurzerhand huckepack und trug ihn auf seinem Rücken in die Pathologie.*

Als die Kinderabteilung aus dem sogenannten „Hexenhäuschen" (die mit Holzschindeln gedeckte Villa „Kleiner Messel") in einen langgestreckten rechtwinkligen Flachbau auf dem Gelände der Lungenklinik zog, nutzte sie auch eines der „U-Häuser", das direkt gegenüberliegende Haus J. Haus K, weiter Richtung Wald und Wannsee gelegen, war Privatpatienten vorbehalten.

Die ersten größeren baulichen Veränderungen begannen 1953 mit dem Bau von fünf der insgesamt sechs geplanten *Pavillon-Flachbauten*, die mit ebenerdigen Liegeterrassen ausgestattet waren, auf die die Patienten mit ihren Betten heraus geschoben werden konnten (Abb. 5.6.4). Die terrassenartige Anlage galt als modern und wurde Vorbild für andere Kliniken. Einer der Flachbauten war den tuberkulösen Schwangeren vorbehalten (Station 2), ein weiterer der Säuglingsstation. Neben den Flachbauten befand sich bis Mitte der 80er-Jahre eine Minigolfanlage mit zehn Bahnen. Zeitgleich wurden nach und nach die alten Holzbaracken abgerissen.

> *Bei einem dieser Flachbauten wünschte sich Oberarzt Bruno Dieckmann im Rahmen einer Sanierung von der Verwaltung den Einbau zentraler Lichtschalter, die es ermöglichen sollten, auf Knopfdruck im ganzen Pavillon die abendliche Bettruhe durchzusetzen – also alle Radios auf einmal abzuschalten.*
>
> *Die Flachbauten mit ihren Liegeterrassen bieten schnellen Zugang nach außen und haben viel für sich, nicht nur für die Patienten. Dem Oberarzt Wilhelm Schüler ermöglichten diese offenen Krankenzimmer eine Visite per Motorrad: er fuhr gemächlichen Tempos an den auf der Terrasse liegenden Patienten vorbei – ob er auch gleich die Krankenakten transportierte und ein begleitender Arzt oder Schwester im Beiwagen saß, ist leider nicht bekannt. Bereits zu Zeiten der Holzbaracken soll es Besuche von Ärzten auf den Stationen mit dem Motorrad gegeben haben.*

1952 war laut Radenbach sogar ein geschlossener Zentralbau im *Tal der Leidenschaften* geplant (Abb. 5.6.3), der sich aber nicht verwirklichen ließ. Im Sinne der Patienten wäre es sicher auch nicht gewesen, wenn dieses idyllische, baumumstandene Tal zugebaut worden wäre – schließlich lag es günstigerweise auf dem Weg Richtung Wannsee und vor allem Richtung „Bolles Bootshaus" und bot dann auf dem Rückweg, nach dem Besuch bei „Bolle", gute Gelegenheiten, sich ggf. zu zweit in die Büsche zu verziehen. Es soll später einige Fälle gegeben haben, die sich als ein echtes „Kind von Heckeshorn" bezeichneten.

In den 60er-Jahren standen die Unterkünfte des Personals auf dem Bauplan:

1962–65 wurden auf dem Gelände Schwestern- und *Personal-Appartements* beidseitig der Straße Zum Heckeshorn errichtet. Darüber hinaus entstanden Wirtschaftsgebäude mit Werkstätten und einem Personalspeiseraum, Heizungszentrale, Desinfektionsanstalt, Verbrennungsanlage, Garagen und eine eigene Wäscherei (vgl. Abb. 7.1). Heckeshorn beschäftigte für die Instandsetzung und Instandhaltung eigene qualifizierte Haushandwerker und verfügte über eine eigene Kfz-Werkstatt, eine Tischlerei, eine Polsterei, Schlosser-, Elektriker- und Malerwerkstatt. In der Verbrennungsanlage verfeuerte vor allem ein Mitarbeiter gern so ziemlich alles, was ihm in die Finger kam – nachts zogen dunkle Rauchfahnen über den Wannsee, bis sich Anwohner beschwerten. Insgesamt wurde das ganze Gelände außerdem von 17 Hof- und Gartenarbeitern in Schuss gehalten.

Die Lungenklinik Heckeshorn verfügte über einen *Fuhrpark* mit Lkws für größere Transporte außerhalb (auf dem Gelände waren die Transportarbeiter und Handwerker mit „E-Karren" unterwegs), sogar über eine eigene Tankstelle für die eigenen Kraftfahrzeuge, eine Poststelle und selbstverständlich auch über einen Kiosk „Erfrischungsquell", der getrennte Zugänge für infektiöse und nichtinfektiöse Patienten und Mitarbeiter bot. Er war oft ein geselliger Ort, nach dessen Besuch auch Führerscheine abgegeben worden sein sollen.

1970 zogen die Pathologie und klinische Zytologie in neue Gebäude auf das gegenüberliegende Südgelände, neben das ebenfalls neue *Hochhaus* (vgl. Abb. 5.5.1a). Dieses war ursprünglich geplant und gebaut als „Haus für Chronischkranke" der Arbeiterwohlfahrt und beherbergte zusätzlich eine innere Akut-Abteilung aus dem Krankenhaus Wannsee sowie Funktionsbereiche im Erdgeschoss (Apotheke, Röntgenabteilung, später auch Nuklearmedizin, EKG und Physiotherapie mit Bäderabteilung).

Im Zuge weiterer Baumaßnahmen wurde die Cafeteria ins Dachgeschoss des Hochhauses verlagert mit einem herrlichen Ausblick über den Wannsee bei klarer Sicht bis zu den Müggelbergen.

1974 wurde dann die „GAGFAH-Siedlung" mit 54 Wohneinheiten (auf dem Gelände des ehemaligen Krankenhauses Wannsee, Straße Am Großen Wannsee) mit Miet- und Eigentumswohnungen für die Mitarbeiter bezugsfertig.

Wichtigstes Bauwerk in den 70er-Jahren wurde das schon seit 1965 geplante, aber erst 1972 in Angriff genommene *Diagnostikum*, das 1977 fertig gestellt wurde. Während die Heckeshorner nur von „Brandts Diagnostikum" sprechen, ist dieser Bau in die Geschichte der Krankenhausarchitektur als „Poelzigs Diagnostikum" eingegangen, weil seine funktionale Aufteilung – unter enger Mitarbeit von Brandt – beispielgebend wurde. Das Architekturbüro P. Poelzig (G. Grass und C. Hertling) setzte einen Bau um, der neben den Stationen das Allergie- und Atmungslabor mit aufnahm sowie die Endoskopie, die pneumologische Intensivstation, die Röntgen- und Nuklearmedizinische Abteilung und das Krankenblatt- und Röntgenbild-Archiv – und der außerdem wirtschaftsplan- und fast zeitplangerecht fertig wurde (21,5 Mio. DM Baukosten). Nach dem Bezug 1977 stellte sich allerdings heraus, dass unter einer Dachterrasse aus einer Steckdose Wasser lief, weshalb das Dach und die Fassade des gesamten Gebäudes wegen Baumängel aufwendig saniert werden mussten.

Der Bunker hatte eine ganz eigene Nutzungsgeschichte und wurde kreativ je nach Bedarf neuen Zwecken zugeführt: Dank seiner gleichbleibenden Temperatur von 4 Grad im Sommer und Winter hielt er sowohl die Leichen der Pathologie kühl (bis zum Neubau der Pathologie 1970) als auch die 400 Zentner Kartoffeln, die dort in einem anderen Teil zeitweilig im Herbst eingelagert wurden.

Die am Bunker befindliche Sendemastanlage wurde während der Blockadezeit 1948/49 als Funkleitstelle der Postdirektion genutzt und ermöglichte drahtlose Fernsprechverbindungen nach Westdeutschland. Das kam Heckeshorn und dem Krankenhaus Wannsee zugute, die dadurch vor den regelmäßigen Stromsperren geschützt waren. Später beherbergte der Bunker eine Sendestation des DIAS (Vorläufer des RIAS), verlor aber seine funkstrategische Bedeutung mit der Inbetriebnahme des Fernsehturms auf dem Schäferberg 1967.

Als noch die Pathologie dort residierte und den Eingangstrakt als Sezierraum nutzte, machten sich aus dem benachbarten Don-Bosco-Heim Jugendliche als Mutprobe daran, den Bunker zu besteigen (wie dies auch schon Ekkehard Weis getan hatte und beinahe festgenommen worden war). Übers Dach kletterten sie hinein, um die Innenräume nachts trotz tiefster Dunkelheit zu inspizieren ... ganz aufgeregt meldeten sie nach dem Verlassen des Bunkers den Fund einer Leiche, ohne überhaupt zu ahnen, wo sie sich da befunden hatten.

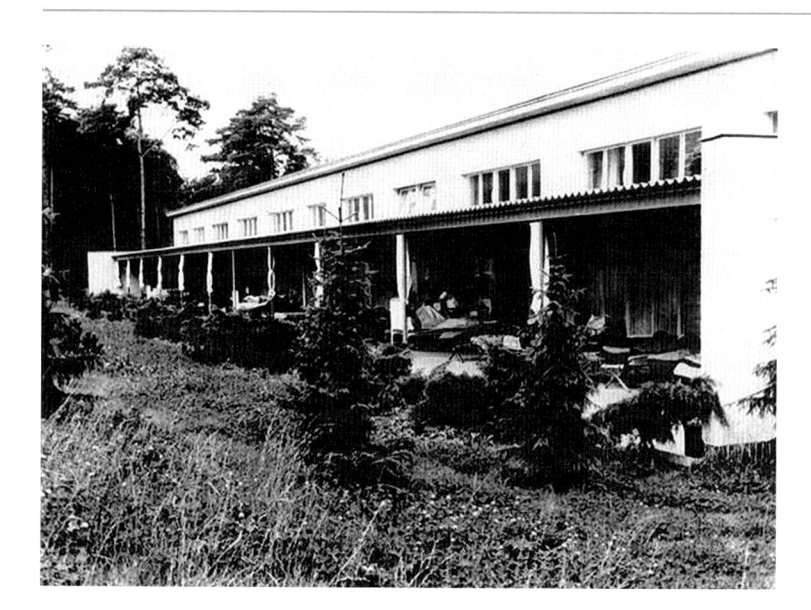

Abb. 5.6.4 Liegeterrasse der in der 1950er-Jahren errichteten Pavillonbauten.

Da ein Abriss des Bunkers kaum möglich bzw. bezahlbar war, erfolgte ab 1982 der aufwändige Umbau in ein ABC-geschütztes Notfallkrankenhaus für Katastrophenfälle für ca. 500 Menschen. 2001 wurde dann der Rückbau beschlossen und nur ein Teil der damaligen Einrichtungen dort belassen: vier Operationssäle, Bettenräume, eine Großküche sowie zwei Notstromaggregate, eine Belüftungsanlage, eine separate Brunnenwasserversorgung. Ein Teil des Untergeschosses bietet für den Ernstfall die Möglichkeit einer strahlensicheren Lagerung von Krankenhausabfällen „aller Art".

In den 80er-Jahren stand der Umbau des Hochhauses im Mittelpunkt, das dann 1988 von Kinderabteilung und den früher in den Flachbauten untergebrachten Bettenstationen bezogen wurde, nachdem die geriatrische Abteilung aufgelöst und verlagert worden war. Zugleich begannen nach einem offenen Architekten-Wettbewerb die Bauarbeiten für den dringend benötigten Ersatzbau für die Thoraxchirurgie und für das Zentrallabor (vgl. Abb. 3.2.**2**) mit Anschluss an das Diagnostikum, der 1992 bezugsfertig war (Büro: von Feddersen, v. Herder & Partner). Angelehnt an den Klinkerstil entstanden zwei zweigeschossige Trakte, der OP-Trakt über dem Labor und der Stationstrakt in einer leicht geschwungenen Grundform. Zeitgleich entstanden ein Wirtschaftstrakt mit neuer Zentralküche, neue Werkstätten und die Energiezentrale in Form eines modernen Blockheizwerkes, das Pförtnerhaus am neuen Haupteingang und ein neuer Tierstall, der aber als solcher keine Verwendung mehr fand. Insgesamt wurden so in Heckeshorn im Laufe der Zeit weit mehr als 140 Mio. DM für die Sanierung der alten Gebäude und für Neubauten ausgegeben.

In die ehemaligen Gebäude der Thoraxchirurgie, des Labors und der Küche zog nach umfangreichen Umbauarbeiten der Blutspendedienst des Deutschen Roten Kreuzes ein.

Das Heckeshorner Gelände wurde auch gern als *Filmkulisse* genutzt – die Flachbauten waren zeitweise auch an NOVA-Film vermietet.

Drehorte: Alte Chirurgie in Haus D, einem der Gebäude der ehemaligen Reichsluftschutzschule: Prof. Loddenkemper hatte einem Filmteam die Dreherlaubnis für einen Film gegeben, der in der NS-Zeit angesiedelt war. Eine gute Kulisse gaben natürlich die alten Gebäude der Reichsluftschutzschule ab, in denen jetzt die Chirurgie untergebracht war. Davon wusste allerdings nicht jeder: Als Prof. Kaiser am frühen Morgen auf seinen üblichen Parkplatz hinter dem Haus fahren wollte, wurde er vom Filmteam gestoppt. Mit einem „das ist mit mir nicht abgesprochen" ignorierte Kaiser jedoch die Absperrung und fuhr mit seinem Auto mitten hinein in die Kulisse.

Prof. Kaiser wurde von der Sendung „Löwenzahn" (Peter Lustig) gefragt, ob er eine Erklärung für das Hundeverbot in Kliniken abgeben könne. Das könne er eigentlich nicht, war Kaisers Antwort, denn im Grunde seien Hunde weit weniger keimbelastet als Menschen, die z. B. vor Betreten der Klinik noch in Hundehaufen getreten seien. Dieses Statement wollte Peter Lustig gern in seine Sendung einbauen und bot Prof. Kaiser die Rolle des Arztes an, der mit „der weißen Wolke" den Jungen mit Hund visitierte – für 5 Minuten Sendezeit war dann ein Tag lang die Station vom Filmteam belegt.

Die landschaftlich schöne Lage, hügelig und waldreich und die Nähe zu Wannsee und Havel – dies alles machte das gute „Heckeshorner Mikroklima" aus, das sich für Patienten und Personal gleichermaßen erholsam auswirkte und auch das Betriebsklima positiv beeinflusste. Es gibt sicherlich von kaum einer anderen Klinik so viele „Wasser-Geschichten" zu erzählen wie von Heckeshorn:

Bei mancher Visite mussten Ärzte erst auf ihrem Boot „angepiept" werden, damit sie den Termin nicht verpassten. Und wann immer es möglich war, gingen Ärzte und Schwestern schwimmen – sogar mit einem auf der Badekappe montierten „Pieper". Manch einer wie Ekkehard Weis schwamm selbst im Februar bei eisiger Kälte zwischen den Eisschollen (verewigt per Foto in der BZ mit dem Kommentar „dem Schwimmer kann nichts passieren, der ist Lungenarzt in Heckeshorn"). Auch nach einem langen, alkoholisierten Abend tat ein Wannsee-Bad gut als Abkühlung und sorgte für einen klaren Kopf am nächsten Morgen. Ein besonderes nächtliches Abenteuer in kalter Jahreszeit begann mit einem Bad beim Flensburger Löwen ... unversehens fand sich Weis zähneklappernd mitten auf dem Wannsee wieder. Um nun wieder warm zu werden, schwamm er gleich weiter zum Strandbad Wannsee auf die gegenüberliegende Seite. Dort angekommen war ihm aber immer noch nicht warm und so lief er dann im Dauerlauf über die Wannseebrücke zurück und kam – endgültig wach und aufgewärmt – in Heckeshorn wieder an.

Literatur

1 Berlin und seine Bauten. Teil VII, Band A: Krankenhäuser. Berlin: Ernst & Sohn 1997
2 Der Senator für Gesundheit und Soziales (Hrsg.). Krankenhäuser in Berlin. Bauten und Projekte der 80er Jahre. Berlin: Gebr. Mann 1989
3 Villenkolonien in Wannsee 1870–1945 – Großbürgerliche Lebenswelt und Ort der Wannsee-Konferenz. Berlin: Edition Hentrich 2000 (Schriftenreihe Gedenkstätte Haus der Wannsee-Konferenz. 8)
4 Janick R. Reichsluftschutzschule und Hochbunker Heckeshorn. Ein geschichtlicher Exkurs abseits der touristischen Routen. Quelle: http://www.berliner-unterwelten.de/003/g/dat_tourH/content.htm/27.11.2006
5 Haus der Wannsee-Konferenz. Ausstellung zu den Villen am Wannsee Quelle: http://www.ghwk.de/sonderausstellung/villenkolonie/krankenhaus_wannsee.htm/27.11.2006

Die Floßfahrer – Krankenhausreif [9]

Die auf dem Gelände stehenden Skulpturen „Floßfahrer" von Peter Lenk hat die Lungenklinik Heckeshorn dem Chefarzt der Chirurgie, Dr. Achim Gabler, zu verdanken. Er setzte sich stark dafür ein, dass die Floßfahrer, die ihren ursprünglichen Standort am Kudamm verlassen mussten und nun auf Wunsch des Bildhauers eine neue Berliner Bleibe erhalten sollten, einen adäquaten Standort am Wannsee bekamen. Bis dies jedoch realisiert werden konnte, waren einige bürokratische Hürden und Widerstände der Verwaltung zu überwinden, was Peter Lenk rückblickend äußerst unterhaltsam beschreibt:

> „Unter den vielen Bewerbern suchten wir schließlich das Krankenhaus Heckeshorn heraus, eine renommierte Lungenklinik am Wannsee. Da hätten die Flößer das Wasser in der Nähe, und auf Grund ihres äußerlichen Zustandes und auch im Hinblick auf ihre Anatomie war ihr Gesamteindruck aus ärztlicher Sicht durchaus als krankenhausreif zu bezeichnen."

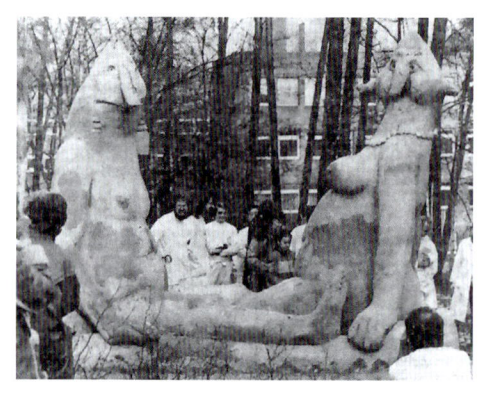

Abb. 5.6.5 Ankunft der Floßfahrer in der Lungenklinik Heckeshorn, Weihnachten 1983.

Nach den ersten Protesten des Gesundheitsstadtrates organisierte die

> „honorige Heckeshorner Ärzteschaft … im Bunde mit der Abendschau eine Unterschriftenaktion, die an eine regelrechte Verschwörung gemahnte. … Es wurden Ärzte, Schwestern und Patienten befragt. Nach der Prüfung der Unterschriftenliste stand am Ende zweifelsfrei fest – die Klinik Heckeshorn bräuchte wegen der Floßfahrer vorläufig nicht evakuiert zu werden."

Bürgermeister Klemann lenkte daraufhin ein und vermittelte ein Gespräch mit der Krankenhausleitung, die dann eine mögliche Einigung gleich vertraglich fixieren wollte.

> „So fand ich mich zusammen mit meiner Frau an einem großen Konferenztisch in der Zehlendorfer Klinik wieder. Professor Stolpmann, mein eigentlicher Vertragspartner, der uns zunächst reserviert erschien, schlug sich bald auf unsere Seite, da es da mehr zu lachen gab. Auch die äußerst skeptische Vertreterin der Schwesternschaft konnte ich zumindestens beschwichtigen. … Blieben die eigentlichen Verwaltungsleute."

Bei Vertragsabschluss wurde Lenk auch darauf hingewiesen, dass die Verwaltung nicht dafür hafte, falls die Flößer untergehen sollten.

> „Auf meine Frage, ob denn befürchtet werde, daß die Floßfahrer heimlich des Nachts auf den Wannsee rauspaddelten, wurde mir von einem Herrn der Verwaltung unmißverständlich klar gemacht, daß nach groben Berechnungen die tonnenschweren Figuren jährlich um zirka zwei Zentimeter im Heckeshorner Parkboden versinken würden.
> ‚Was sagt denn der Herr Lenk jetzt?', pflichtete der Gesundheitsstadtrat ironisch lächelnd bei. ‚Na, daß um's Jahr 4000 nach Christus nur noch die Zipfelmützen rausgucken,' antwortete ich traurig, und da lachte denn doch die ganze Tischversammlung recht fröhlich. Der Bann war gebrochen. Die Floßfahrer wurden … gleichsam als Patienten und Therapeuten in die Klinik übernommen, unter dem Gelächter der Heckeshorner Ärzte, Schwestern und einiger in flatternden Bademänteln erschienenen Patienten."

---

[9] Siehe Peter Lenk: Berliner Rodeo. 3. unveränd. Aufl. Konstanz: Stadler 2004

6 Heckeshorner Kooperationen

6.1 Der Beitrag Heckeshorns an der Arbeit der Wissenschaftlichen Arbeitsgemeinschaft für die Therapie von Lungenkrankheiten e.V.

Robert Kropp[10]

Wissenschaftliche Arbeiten sind in der Lungenklinik Heckeshorn in großer Zahl entstanden; die umfangreiche Publikationsliste seit Bestehen der Klinik gibt darüber Zeugnis. Radenbach selbst hob dies in seinen Artikeln über Heckeshorn gern hervor: 1966 nannte er 180 [1], 1977 bereits mehr als 400 [2] Arbeiten. Wichtige Studien entstanden im Rahmen der Wissenschaftlichen Arbeitsgemeinschaft für die Therapie von Lungenkrankheiten e.V. (W.A.T.L.).

Die WATL[11] – unter diesem Kürzel wurde sie schnell bekannt – wurde 1964 gegründet. Vorausgegangen war im Dezember 1963 ein Treffen von zehn „zornigen, nicht mehr ganz jungen" Wissenschaftlern, wie sie sich später mit gewisser Selbstironie nennen sollten, in der II. Medizinischen Universitätsklinik Frankfurt am Main – darunter die drei Heckeshorner Ärzte Karl Bartmann, Hans-Jürgen Brandt und Ingeborg Schütz sowie Karl Ludwig Radenbach, der damals noch in Frankfurt am Main tätig war. Weitere Teilnehmer waren Gerhard Forschbach (Großholzleute), Erich Picht (Agra/Schweiz), Helmut Seidel (Gerlingen/Stuttgart), Friedrich Trendelenburg (Davos/Schweiz), Karl Unholtz (Havelhöhe/Berlin) und Friedrich Wentz (Waldhof-Elgershausen).

Diese zehn Ärzte waren auch die Gründungsmitglieder der WATL e.V. Die Entscheidung zur Gründung beruhte vor allem auf einer fundamentalen Kritik an Methodik und Inhalt damaliger pneumologischer Publikationen im deutschsprachigen Raum mit angeblich schlüssigen Aussagen über den Wert, über das Ergebnis therapeutischer Untersuchungen. Fast allen dieser therapeutischen Studien fehlten jedoch die methodischen Voraussetzungen, die schon von Martini [3] erarbeitet worden und in anderen Ländern bereits etabliert waren (z.B. British Medical Research Council, Veteran's Administration). Zudem verlangen Medikamentenprüfungen – vor allem bei chronischen Krankheiten – wegen der Inhomogenität des Krankengutes und der Unterschiede in der Begleittherapie hohe Fallzahlen, welche die Möglichkeiten einer einzelnen Klinik überschreiten [4,5].

Trendelenburg hatte einen Kriterienkatalog erarbeitet, der als Voraussetzung für schlüssige Untersuchungsergebnisse angesehen wurde (Einzelheiten bei [6,7]). Es ging u.a. um die genaue und vollständige Deklarierung des methodischen Vorgehens bei therapeutischen Untersuchungen, um ausreichende Fallzahlen, um schlüssige, möglichst quantitative Behandlungskriterien und um Voraussetzungen für eine Monotherapie. Diese heute als selbstverständlich angesehenen Kriterien waren 1963 neu, ungewohnt und durchaus umstritten, sollten jedoch nun als methodische Postulate zur Durchführung und Publikation chemotherapeutischer Arbeiten für verbindlich erklärt werden.

Zielsetzung der WATL war somit, unter Beachtung dieser Regeln neue Behandlungsformen von Krankheiten der Atmungsorgane in multizentrischen kontrollierten Studien zu prüfen. Bei regelmäßigen Zusammenkünften an verschiedenen Orten, immer wieder in Heckeshorn, auch in Prof. Brandts Haus, wurden grundsätzliche Probleme intensiv und kritisch, oft kontrovers diskutiert, z.B. die Schwierigkeiten individueller und kollektiver Vergleiche, die Wahl der statistischen Verfahren, die ethische Vertretbarkeit der Versuchsanordnungen. Auf diesem Wege fanden die Mitglieder zu gemeinsamen verbindlichen Richtlinien für ihre Arbeit [8,9].

---

[10] Ich danke Prof. Dr. H. Jungbluth, Gießen, Dr. Ingeborg Schütz, Karlsruhe, und Vera Seehausen, Berlin, für ihre Hinweise.

[11] Vulgo: „Wattl" gesprochen, daher das Verb „watteln" = sich zu einer WATL-Zusammenkunft versammeln.

Bis heute gelten folgende Regeln für die Mitglieder:
- Verpflichtung zu aktiver Mitarbeit an Therapiestudien,
- Verpflichtung, die gemeinsam erarbeiteten Studienprotokolle minutiös zu erfüllen,
- Verpflichtung, die Ergebnisse nur als Gruppe, als WATL, zu publizieren.

Die Arbeit in der WATL erfolgte ehrenamtlich. Sachkosten wurden möglichst gering gehalten und oft aus eigener Tasche bezahlt. Denn es galt als wichtiger Grundsatz, von externen Geldgebern, vor allem Pharmaunternehmen, unabhängig zu sein, um jeden Anschein einer Beeinflussbarkeit von vornherein zu vermeiden.

Für jede Studie wurde ein Studienleiter bestellt, der die Koordination übernahm, ein Studienprotokoll erarbeitete und der Versammlung zur Zustimmung vorlegte, schließlich die Publikation vorbereitete. Ein solches Procedere war zwar zeitraubend, aber bei einer multizentrischen Untersuchung unumgänglich, um die Qualität der Untersuchungen gewährleisten zu können. In dieser Funktion hat sich von den Berliner Mitgliedern vor allem Frau Dr. Schütz sehr engagiert. Bei mehreren Studien fungierte das Labor der Klinik Heckeshorn (Chefarzt Dr. Hans-Jürgen Hussels, als Nachfolger Prof. Bartmanns) als Referenzlabor der WATL.

Die ersten Arbeiten der WATL stellten die noch neue Kombinationstherapie der Tuberkulose, die Dauer der Behandlung, die Wirksamkeit von Medikamenten, allein oder in Kombination verabreicht, in den Mittelpunkt. Die Medikamente Para-Aminosalizylsäure (PAS), Cycloserin, Ethionamid, Thiocarlid (DATC) wurden in ihrer Wirkungsweise gründlich geprüft. Auch die Voraussetzungen und Indikationen für eine Monotherapie, die damals häufig falsch eingesetzt wurde und die ja kurativ nicht angewandt werden sollte, wurden untersucht. Später weitete sich das Themenspektrum. Maßgebende Studien erfolgten zu Verlauf und Therapie des Alpha-1-Antitrypsinmangels, zur kausalen Therapie der Hausstaubmilbenallergie, zur allergologischen Bedeutung der Vorratsmilben, zum Wert des Ciprofloxacin als Tuberkulosemedikament. Von Heckeshorner Ärzten wurden z.B. Publikationen zur Behandlung der Sarkoidose, der Lungenfibrose, zur kombinierten Radio-Chemotherapie des kleinzelligen Bronchialkarzinoms koordiniert.[12] Die Lungenklinik Heckeshorn gehört zu den beteiligten Kliniken, die an fast allen Studien teilnahmen und jeweils eine große Zahl an geeigneten Patienten einbringen konnten.

Die WATL hat im Laufe der Jahre unter ihren Vorsitzenden Prof. Trendelenburg (1964–1972, 1978–1994), Prof. Bartmann (1972–1978) und Prof. Costabel (seit 1994), mit Prof. Radenbach als unverzichtbarem Ratgeber und langjährigem zweiten Vorsitzenden, wichtige multizentrische kontrollierte Studien durchgeführt und publiziert. Das primäre Verdienst der WATL besteht sicherlich in der Erarbeitung der Grundlagen und der methodischen Wege für chemotherapeutische Studien und damit in ihrer Vorreiterrolle für die klinische, vor allem pneumologische Forschung in Deutschland. Daran haben von Anfang an Heckeshorner Ärzte einen entscheidenden Anteil.

Literatur

1 Radenbach KL. Über die Städtische Klinik für Lungenkranke Heckeshorn, ihre Entwicklung, Einrichtungen, Aufgaben und Gliederung in selbständige Abteilungen. Forsch. Prax. Fortb. 1966; 11: 386–390
2 Radenbach KL. Ein neues Diagnostikum als Geburtstagsgeschenk. Berl. Ärztekammer 1977; 2: 65–70
3 Martini, P. Methodenlehre der therapeutischklinischen Forschung. 3. Auflage. Berlin: Springer 1962
4 Bartmann K. Die Grundlagen der klinischen Prüfungen von Medikamenten. Fortb. Thoraxkrankh. Stuttgart: Hippokrates, 1978: 90–99
5 Fink H. Grundsätze des kontrollierten Versuchs. Arzneimittelforsch. Drug Res. 1978; 28: 2017–2029
6 Trendelenburg F. (WATL). Vorschlag zu interklinikalen Gemeinschaftsarbeiten für Chemotherapie. Beitr. Klin. Tuberk. 1963; 127: 323–325
7 Kropp R. Die Wissenschaftliche Arbeitsgemeinschaft für die Therapie von Lungenkrankheiten und der Beginn kontrollierter, multizentrischer Studien in Deutschland. Serie „Historisches Kaleidoskop". Pneumologie 2004; 58: 176–178
8 Schütz I. Die Bedeutung kontrollierter klinischer Prüfungen für die Praxis der Chemotherapie der Lungentuberkulose. Dtsch. Med. J. 1971; 22: 6–15
9 Radenbach KL. Standardtherapie, schematische und individuelle Behandlung – Kontrollierte klinische Prüfungen und Serumaktivitätsbestimmungen. Prax. Pneumol. 1977; 31: 71–74
10 WATL – 25 Jahre Wissenschaftliche Arbeitsgemeinschaft für die Therapie von Lungenkrankheiten e.V. Privatdruck 1989

---

[12] Eine Listung wesentlicher Arbeiten der WATL findet sich bei [7,10]. Das Deutsche Tuberkulose-Archiv, Fulda, übernahm seit 2005 das WATL-Archiv.

6.2 Die Lungenklinik Heckeshorn – ein Wallfahrtsort für Schweizer Pneumologen

Roland Keller

Als ich 1970 erstmals die Lungenklinik Heckeshorn besuchte – damals als Gastarzt aus der Schweiz und besoldet über ein Stipendium der Stadt Berlin für junge Ärzte aus „unterentwickelten Ländern" – war ich ehrlicherweise tief beeindruckt von den koordinierten und optimal funktionierenden Strukturen, dem effizienten Tagesablauf und der überzeugenden Fachkompetenz an dieser Klinik, eine Beobachtung, welche namentlich alle wichtigen Bereiche der Lungenheilkunde betraf. Das chefärztliche Triumvirat bestehend aus Prof. Radenbach (Tuberkulose/Innere Abt.), Prof. Brandt (Diagnostik) und Dr. Freise (Thoraxchirurgie) vermittelte dem staunenden Kollegen aus der Schweiz innerhalb kürzester Zeit eine Fülle von Fachkenntnissen und wertvollen Erfahrungen, wie man sie an kaum einem anderen Ausbildungsort in so kurzer Zeit hätte erlangen können. Einen besonders nachhaltigen Eindruck hinterließen damals die alltäglichen Fallvorstellungen im Kreise der Bereichsleiter, Kollegen und Experten, wo mir erstmals die Bedeutung einer interdisziplinären Koordination und Zusammenarbeit bei der Patientenbetreuung bewusst wurde. Die jeweils aktuellen Befunde aus Endoskopie, Radiologie, Lungenfunktion, Pathologie etc. wurden kurz und prägnant von den Mitarbeitern präsentiert, von den Bereichsleitern und Tutoren ebenso scharfsinnig diskutiert, stets mit dem Ziel vor Augen, unverzüglich die wesentlichen Konsequenzen beim jeweiligen Krankheitsfall in die Wege zu leiten: ein in der Tat ideales Management, wie man es heutzutage – 60 Jahre später! – als beispielhafte Organisationsstruktur eines medizinischen Kompetenzzentrums bezeichnen würde.

In der Schweiz existierten damals keine vergleichbaren Lungenzentren. Die Pneumologie fand vorwiegend in den zahlreichen Hochgebirgskliniken statt, welche sich schwerpunktmäßig immer noch mit der Tuberkulose beschäftigten. An den Universitäten andererseits fokussierte man sich vorzugsweise auf Fragen der Physiologie und Pathophysiologie der Atmung, wogegen beispielsweise die Bronchoskopie noch ausschließlich von den Otorhinolaryngologen betrieben wurde. Lediglich an der Universität Basel hatte sich bereits eine klinisch orientierte pneumologische Abteilung unter der Leitung von Prof. Heinrich Herzog etabliert, wohin ich nach meiner Gastzeit in Heckeshorn als erster Oberarzt berufen wurde, um die in Berlin erworbenen Kenntnisse und Erfahrungen einzubringen. Heckeshorn wurde dadurch zu einer Art Katalysator in der weiteren pneumologischen Entwicklung an der Universität Basel, so insbesondere in den Bereichen der Lungenfunktion, der thorakalen Endoskopie, der kardiorespiratorischen Diagnostik oder auch der Beatmungsmedizin. Ebenfalls in Basel erkannten Mitarbeiter, Gastärzte und Pneumologen aus der ganzen Schweiz zunehmend die zentrale Bedeutung der integrierten Lungenklinik und waren beeindruckt von diesem umfassenden Leistungsangebot. Nicht wenige von ihnen fanden – angeregt durch die „Baseler-Metastase" – alsbald den Weg nach Heckeshorn, um dort als Gastärzte ebenfalls vom Wissensstand und Erfahrungsschatz dieser Lungenklinik profitieren zu können. Für zahlreiche Schweizer Pneumologen wurde die Lungenklinik Heckeshorn zu einem eigentlichen „Wallfahrtsort" und zu einem nachhaltigen Schlüsselerlebnis für ihre künftige berufliche Laufbahn. Auch wenn in der Schweiz seither keine Lungenklinik in der Dimension eines Heckeshorn entstehen konnte, so verblieben doch über Jahrzehnte enge fachliche und auch persönliche Kontakte, welche bis zum heutigen Tag von Prof. Dr. Robert Loddenkemper in freundschaftlicher Art gepflegt und weiterentwickelt wurden. Die Lungenklinik Heckeshorn steht bei den Schweizer Pneumologen bis zum heutigen Tag für eine Vision, wie durch ein integriertes Netzwerk von pneumologischer Kompetenz eine optimale ganzheitliche Betreuung des Lungenpatienten ermöglicht werden kann.

6.3 Gastärzte aus Japan und China

Austauschprogramm mit Japan

Im Rahmen eines speziellen Fortbildungsprogramms besuchten in der Zeit von 1965 bis 1988 insgesamt 13 japanische Ärzte Heckeshorn, darunter allein neun Thoraxchirurgen. Ursprünglich ging diese intensive Kooperation auf den Chirurgen Dr. Yoshihito Takeno zurück, der aufgrund seiner eigenen positiven Erfahrungen in Heckeshorn (1965 – 1967) die Möglichkeit eines Fortbildungsaufenthaltes in Japan bekannt machte und vermittelte.

Die Ärzte, die an dem in der Regel einjährigen, vom Berliner Senat kofinanzierten Programm „als Arzt zur Fortbildung" teilnehmen wollten, mussten neben praktischen Erfahrungen auch Deutschkenntnisse vorweisen. Ziel war die Weiterqualifikation von bereits ausgebildeten Ärzten, es wurden also fundierte Kenntnisse vorausgesetzt, die um spezielle Techniken – wie z. B. in der Thoraxchirurgie das Lungenresektionsverfahren – erweitert werden sollten. Auch die wissenschaftliche Qualifikation wurde gefördert; gerade in Heckeshorn war Forschung ein wichtiger Bestandteil der Arbeit.

Der Chirurg Dr. Takashi Arai (1976 – 1978)

Wie seine beiden Vorgänger auch war Dr. Arai am 1. Dezember 1976 für ursprünglich genau ein Jahr nach Heckeshorn gekommen, sein Beschäftigungsvertrag wurde auf Antrag jedoch um vier Monate verlängert.

Arai konnte bereits etliche Jahre Berufspraxis vorweisen, insgesamt ca. 16 Jahre am OP-Tisch. Als ihn Prof. Dr. Radenbach am zweiten Tag seines Aufenthaltes durch die Klinik führte und ihn auch dem Chefarzt der Chirurgie, Dr. Achim Gabler, vorstellte, fragte ihn dieser als erstes nach seiner OP-Erfahrung und bat ihn – vermutlich beeindruckt von der Antwort –, seine chirurgischen Fähigkeiten gleich am nächsten Tag in praxi vorzuführen. Arais erster Gang führte ihn also zur OP-Schwester, von der er sich alle Instrumente zeigen und beim Namen nennen ließ.

Der zweite Operateur war Oberarzt Dr. Siegfried Liebig; er fiel krankheitsbedingt für längere Zeit aus, sodass Arai vertretungsweise seinen Platz einnahm und nun zum zweiten Operateur in Heckeshorn „aufstieg". Aufgrund seiner Schnelligkeit und der Gleichmäßigkeit seiner OP-Nähte – seine „Spezialität" – war Arai schnell auch unter dem Namen „die Nähmaschine" bekannt. An den Visiten nahm er nur begleitend teil, eigenständig führte er aber Bronchoskopien, Mediastinoskopien und offene Lungenbiopsien durch. Nachmittags präsentierten junge Ärzte ihre Patienten in Fallkonferenzen – und fragten vorab häufig Arai um Rat, wie sie Röntgenbefunde zu erklären hatten.

In den ersten sechs Monaten seiner Heckeshorn-Zeit hielt sich Arai aufgrund seiner Ansicht nach nicht ausreichenden Sprachkenntnisse bei den Fallbesprechungen zurück, dann aber begann er sich zu Wort zu melden und brachte zur Überraschung mancher Anwesender durchaus abweichende Ansichten zum Ausdruck. Schon bald fragten ihn Assistenzärzte nach seiner Meinung und er wurde für sie zu einem wichtigen Berater und Lehrer. Später hielt Arai sogar seine Fachvorträge in deutscher Sprache, z. B. im Rahmen einer wissenschaftlichen Sitzung des Landesverbandes Berlin der Pneumologen.

Heckeshorn war für Arai eine wichtige, nachhaltig prägende Zeit, vor allem in Hinblick auf den kollegialen Austausch und die Intensität der Zusammenarbeit. Auch Heckeshorn hat von ihm sehr profitiert, wie aus seinem von Radenbach und Gabler unterzeichneten Zeugnis hervorgeht: „Durch seine Verbindungen zu anderen japanischen Kollegen hat er sehr viel für die Entwicklung freundschaftlicher Beziehungen unserer Klinik zu anderen – teilweise zu führenden – japanischen Thoraxchirurgen beigetragen und damit viel für den internationalen Ruf der Abteilung und der Klinik getan." – Enge internationale Verbindungen, die bis heute bestehen.

Der Pneumologe Dr. Takehito Tanaka (1978 – 1979): Zum 60. Jubiläum der Lungenklinik Heckeshorn

Nach meinem Hochschulstudium 1969 an der Universität für Medizin und Zahnmedizin in Tokio spezialisierte ich mich als Lungenarzt und lernte währenddessen den sehr kompetenten Lungenchirurgen Dr. Yoshihito Takeno, kennen, der das Berliner Postgraduierten-Stipendium für ausländische Wissenschaftler der Medizin in Heckeshorn absolviert hatte und mich als Kandidat empfahl.

Es war an meinem ersten Tag in Heckeshorn. Ich war zum ersten Mal in Deutschland und natürlich auch in Heckeshorn. Prof. Dr. Radenbach fragte mich nach meinen Wünschen. Ich wollte vor allem die Endoskopie, die Thorakoskopie und die interstitiellen und immunologischen Lungenkrankhei-

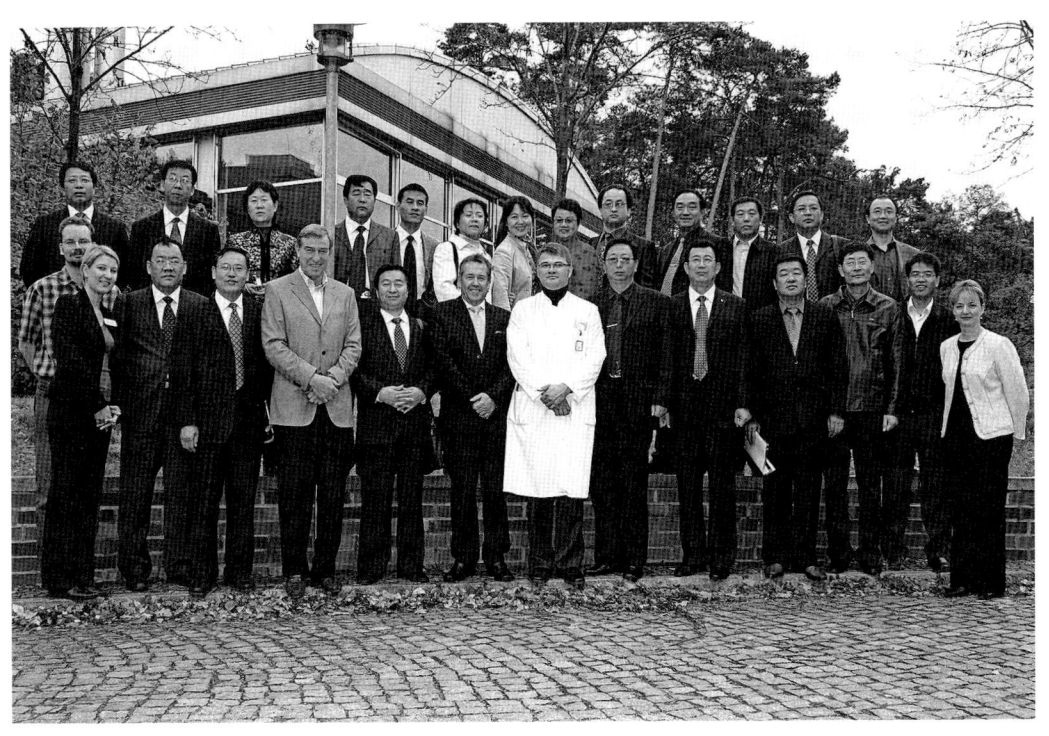

Abb. 6.3.**1** Besuch einer Delegation von 18 chinesischen Gesundheitsbeamten aus der Inneren Mongolei am 6.11.2006.

ten studieren. Zunächst wurde ich dem Haus F unter der Leitung von Dr. Herbst und dann der Station 3 unter Schwester Karin zugeteilt. Nach der Stationsarbeit am Morgen nahm ich an den Einweisungen in die Endoskopie (inkl. Bronchoskopie und Thorakoskopie) und in die Diagnostik teil. Ich besuchte auch oft das Labor, die Pathologie von Dr. Preußler, die Allergologiestation von Dr. Khouw, die Abteilung für Physiotherapie und die Intensivstation, wo Schwester Yakeko aus Japan Nachtschicht hatte. Im Herbst 1978 begann ich unter Dr. Loddenkempers Anleitung, die Patientenakten nach interstitieller Lungenfibrose zu ordnen, unterstützt von Frau Meilicke und Frau Strangfelt im Archiv sowie von Herrn Bender; gemeinsam publizierten wir die Auswertung des Datenmaterials.

Mein Leben in Berlin begann in dem „märchenhaften" Ärztehaus Collignon, umgeben von Pinien und begleitet vom Röhren der Hirsche, die mich an meine Heimat erinnerten. Einen Monat später mieteten wir ein Haus aus Holz und Backstein in Lichterfelde. Im Winter überquerten Dr. Kimura und ich den Wannsee zu Fuß. Gemeinsam besuchten wir Berliner Sehenswürdigkeiten und wurden häufig zum Tee oder Abendessen eingeladen, u.a. auch von den Heckeshorner Kollegen Dr. Preußler und Dr. Loddenkemper.

Alle Mitarbeiter und Patienten in Heckeshorn waren sehr nett zu mir, meine geringen Deutschkenntnisse störten sie nicht. Insgesamt war die Arbeit in Heckeshorn sehr angenehm für mich und meine Familie und ich genossen das Leben in Berlin sehr.

Eineinhalb Jahre später verließ ich Berlin wieder. In Tokio arbeitete ich als Leiter der Abteilung für Atemwegserkrankungen am Metropolitan Bokutoh General Hospital. Auf der Basis meiner in Heckeshorn erworbenen Kenntnisse übernahm ich in den nächsten 20 Jahren mehr als 500 Fälle der internistischen Thorakoskopie und über 5000 Fälle der Bronchofibroskopie. Einige meiner Publikationen befassen sich mit der Entwicklung der Thorakoskopie oder Bronchoskopie in Deutschland und den USA.

In den letzten 25 Jahren besuchte ich Heckeshorn mehrere Male. Der Wald mit den vereinzelten Häusern, der Wannsee, die Segelboote und die Luft rührten jedes Mal mein Herz. Wir luden Prof. Dr. Loddenkemper, Dr. Gabler und Dr. Schönfeld zu unseren Lungenkongressen nach Japan ein und auch

Dr. Khouw besuchte uns auf seinem Weg nach Hause (Indonesien). Unterstützt von Dr. T. Bauer konnten sich zuletzt im Februar 2006 zwei japanische Kollegen, Dr. M. Tanaka und die Krankenschwester C. Kanazawa aus Toshima, in Heckeshorn über medizinische Betriebssicherheit informieren.

Derzeit bin ich hauptsächlich als Vizepräsident und Klinikprofessor für Innere Medizin und Lungenmedizin am Metropolitan Toshima General Hospital in Tokio tätig. Wir Japaner, die wir in Heckeshorn studierten, treffen uns jährlich oder alle zwei Jahre, um unsere Erinnerungen auszutauschen und den Bericht von der letzten Reise nach Berlin zu hören.

Während ich nun diesen Bericht in Tokio schreibe, höre ich ein Lied aus Berlin, „Schöne Grüße aus Berlin", fühle ich das Heimweh nach Heckeshorn, nach dem Bier aus Deutschland und dem Espresso, den der Koch brühte und den mir Dr. Straci servierte. Prosit Heckeshorn!

Gastärztebericht aus dem „Tuberculosis Training Programme" des DZK[13]

Zhang Qing

Als Ärztin am Shanghai Lungenkrankenhaus hatte ich das Glück, vom 15.9. bis zum 15.11.2004 an dem von der Deutschen Regierung und dem Deutschen Zentralkomitee zur Bekämpfung von Tuberkulose gesponserten Stipendiatenprogramm für ausländische Gastwissenschaftler an der Lungenklinik Heckeshorn teilzunehmen.

Dank der Vermittlung meiner Gastgeber gewann ich in der Klinik viele Praxis-Einblicke, z. B. in das Management von Tuberkulose und multiresistenter Tuberkulosestämme (MDR-TB), die Planung und Koordination von Tuberkulose-Kontrollprogrammen, die Tuberkulose-Epidemiologie, Labormethoden, die Pneumologie, Einsatz von Röntgenuntersuchungen und Computertomografie, Endoskopie und Schlaflabor. Dabei wurde mir klar, dass ein Arzt ein breites Allgemeinwissen zusätzlich zu seinem Spezialgebiet haben sollte. Besonders die zwei Wochen in der Abteilung für Endoskopie (u. a. die transbronchiale Biopsie, die bronchoalveoläre Spülung) waren in beruflicher Hinsicht eine sehr bereichernde Erfahrung. Der Einsatz der Ärzte und ihr Einfallsreichtum bei der Lösung schwieriger Probleme waren erstklassig.

Die Laborärzte zeichneten sich besonders durch die Qualität ihrer Forschung und ihrer analytischen Fähigkeiten in den Bereichen der Mikroskopie, der Polymerase-Kettenreaktion und der neuesten Chip-Technologie aus. Viel Praxiserfahrung erhielt ich durch die Untersuchung des Brustraumes durch Röntgenverfahren und der anschließenden Auswertung der Lungenfunktionstests sowie durch meine Assistenz im Schlaflabor.

Obwohl ich fremd in Berlin war und kein Deutsch konnte, habe ich mich dank dem liebenswürdigen Wesen der Deutschen und ihrer Begeisterung, anderen zu helfen, in kurzer Zeit gut an die neue Umgebung gewöhnt. Die zwei Monate des Stipendiatenprogramms waren wirklich sehr hilfreich und bereiteten mich auf größere Projekte und Ziele in der Zukunft vor. Prof. Dr. Robert Loddenkemper, Dr. Barbara Hauer, Dr. Daniel Sagebiel und allen Deutschen, die ich kennen gelernt habe, möchte ich meine höchste Bewunderung aussprechen und ihnen allen danken.

Jianjun Yin

Als ich durch die Eingangspforte ging, war ich tief beeindruckt von der wundervollen Umgebung Ihrer Klinik, dem klaren Himmel, der frischen Luft, dem wunderschönen See, dem stillen Wald usw. Hier herrscht eine wirkliche Harmonie zwischen Natur und Mensch. In dieser schönen Landschaft scheint die ruhige Klinik ein Teil der Natur zu sein.

Dies ist der erste Unterschied zwischen den Krankenhäusern in Deutschland und in China, den ich wahrnahm. Überfüllung ist wohl eines der Hauptmerkmale der meisten chinesischen Krankenhäuser, wenige Ärzte und Patienten kommen in den Genuss einer so angenehmen Arbeitsatmosphäre wie der in der Lungenklinik Heckeshorn.

Auch der Krankenhausbau unterscheidet sich meiner Meinung nach: Bei uns sind die meisten Gebäude eher schlicht, aus rein finanziellen Gründen. In Ihrem Krankenhaus dagegen sind die baulichen Anforderungen wirklich strenger, nahezu alle Türen sind hermetisch zu verriegeln. Jede Abteilung kann leicht in kürzester Zeit isoliert werden. Die Notwendigkeit liegt auf der Hand, insbesondere in Situationen wie der Bedrohung durch SARS und anderer möglicher Notfälle in Krankenhäusern.

In den meisten chinesischen Krankenhäusern wird die Ausstattung allmählich besser, aber ich war immer noch beeindruckt von den vielen verschiedenen Bronchofibroskopen in der Endoskopie-Abteilung. Die Ärzte haben eine größere Auswahl und können so ihren Patienten einen besse-

---

[13] Auszug aus: Deutsches Zentralkomitee zur Bekämpfung der Tuberkulose. 29. Informationsbericht. Berlin 2006: 94–97 [Übersetzung].

ren Service bieten. Das ist wirklich großartig. Auch im Labor und im Schlaflabor beeindruckte mich eine hoch entwickelte Ausstattung, sowohl was die medizinischen Geräte als auch die Software angeht.

Neben der ausgezeichneten Kompetenz der Ärzte imponierte mir vor allem das harmonische Verhältnis zwischen Ärzten und Patienten, das nicht belastet ist durch die Behandlungskosten, für die in den meisten chinesischen Krankenhäusern die Ärzte die Verantwortung tragen. Im Vergleich zu China mögen die deutschen Ärzte ihre Patienten im Großen und Ganzen lieber und die Patienten verstehen ihre Ärzte besser, was die Kommunikation zwischen beiden Seiten leichter und effektiver macht.

6.4 Heckeshorn lässt einen nicht los ...
Landesverband Berlin und Brandenburg der Pneumologen

Thomas Hering (Vorsitzender)

Einmal Heckeshorner, immer Heckeshorner – da ist nichts zu machen. Wer in dieser Fachklinik seine Ausbildung zum Lungenfacharzt durchlaufen hat – das liegt für mich nun schon fast 20 Jahre zurück – kann und will sich vom „Geist von Heckeshorn" nicht befreien. Das ist wie mit der eigenen Familie: Man liebt sie, aber nicht immer! Man wird von ihr geliebt, aber vielleicht auch nicht immer?

Wer Heckeshorn „durchlaufen" hat, ist geformt. Diese Erziehergemeinschaft aus allen Abteilungen atmet einen Geist, dem sich alle in gleicher Weise verpflichtet fühlen. Vielleicht wissen das nicht alle, aber am Ende sind sie doch alle Teile des „System Heckeshorn".

Im Heckeshorner Alltag lautet die Generalüberschrift immer:

„Was können wir gerade jetzt genau hier für genau diesen Patienten tun?"

Dem ordnet sich alles nach. Dieses Prinzip wird von allen gelebt und weitergegeben. Die Erzieher junger Assistenzärzte sind nicht nur Chefärzte und Oberärzte, sondern lobend und tadelnd sehr wohl auch Schwestern. Wer fürchtete nicht den strafenden Blick und die Zurechtweisungen von Schwester Christa, wer verließ sich nicht gerne auf die immer kompetente Stationsleitung von Schwester Otti. Alltagsstress auf der Wachstation – der trockene Humor von Schwester Heidi machte mir diese Arbeit zum täglichen Vergnügen.

Als ich als Assistenzarzt zu entscheiden hatte, welche Facharztausbildung an welcher Klinik für mich die richtige war, fiel mir die Wahl leicht: Untersuchungskurse bei Prof. Radenbach und Prof. Brandt hatten mich vertraut gemacht mit dieser Klinik. Hier war auf Anhieb spürbar, dass jeder hier kann, was er können soll (nicht wie an den Unikliniken, wo oft derjenige, der Speziallestun-

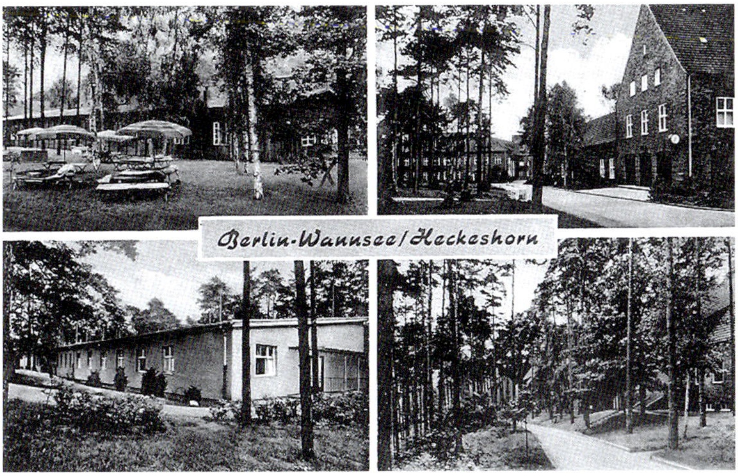

Abb. 6.4.1 Postkarte von Heckeshorn 1955 (Archiv Heimatmuseum Zehlendorf).

gen an Patienten erbringt, sie eben gerade erst erlernt und wenn er's dann endlich kann, rasch auf die nächste Position strebt). Dieses Versprechen hat mir Heckeshorn immer eingelöst. In dieser Familie habe ich mich – nicht ohne Reibereien versteht sich – immer wohl gefühlt. Dieses Versprechen löst die Klinik inzwischen mit neuen Chefärzten, Oberärzten, Assistenten, neuen Schwestern, Pflegern und dem ganzen großen Team von der Aufnahme bis zum Transportpfleger immer ein. Auch aus der Distanz der Praxis: Auf Heckeshorn ist Verlass. Der fachlich komplizierte Patient – immer werden wir beraten. Der dringend aufnahmepflichtige Patient – immer wird eine Lösung gefunden.

Dieser Heckeshorner Geist wird – da bin ich sicher – auch am neuen Standort im Behring-Krankenhaus weiterleben. Viel Glück und alles Gute!

6.5 Was macht die Attraktion von Heckeshorn für die Pneumologie aus?

Nikolaus Konietzko

Prolog

Es war im Herbst 1974, ich hatte gerade die Habilitation mit Erfolg hinter mich gebracht. Zeitgleich mit der Überreichung der *Venia legendi* hatte man mir, dem frisch gebackenen Privatdozenten, die Funktion des Oberarztes auf der Intensivstation des *Zentrums für Innere Medizin* der Universität Ulm angetragen. Es war einer der (wenigen) erhebenden Momente im Leben eines Jungakademikers, in denen man das Gefühl hat, die ganze Welt stehe einem offen. Irgendwie ahnte man aber schon, dass einen der klinische Alltag bald einholen und mit Haut und Haaren verschlingen würde. Vorher wollte man sich noch umsehen in der schönen Welt der Pneumologie, sich fit machen für neue Aufgaben.

Wohin ging man damals in Deutschland, wenn man die letzten Trends in der Pneumologie, die neuesten Beatmungstechniken kennen lernen wollte? Wo spielte die Musik?

Ich entschied mich für Basel und Heckeshorn. Zuerst ging ich zu Heinrich Herzog und Roland Keller an das Baseler Kantonsspital, hauptsächlich um die ultramoderne Beatmungsstation, die RESP, in Funktion zu erleben. Dann ging es nach Berlin. Zwei volle Wochen durfte ich an der Seite von Hans-Jürgen Brandt – meist einen Schritt hinter ihm, dem stets eilig Voranschreitenden – die Visiten miterleben, an den Klinikkonferenzen teilnehmen und stundenlang über Gott und die Welt diskutieren.

Neue Strukturen

Warum Heckeshorn? Die Lungenklinik über dem Wannsee übte auf uns junge Pneumologen, die erste Generation der Posttuberkuloseära, eine starke Faszination aus. Heckeshorn hatte als erste Lungenklinik in Deutschland die Idee eines autarken Lungenzentrums verwirklicht. Alle medizinischen Fächer waren vertreten, neben der Pneumologie und Thoraxchirurgie auch die Pathologie, die Radiologie und die Nuklearmedizin, die Laborabteilung und die Pädiatrie. Die Pneumologie war noch einmal aufgeteilt, anfangs in die *Innere Medizin* und die *Diagnostik*, später dann in die *Abteilungen Pneumologie I und II*.

Aber damit nicht genug: alle Disziplinen durften selbstständig agieren mit dem erklärten Ziel, ihre Eigenverantwortlichkeit zu stärken und Initiativen zu fördern. Den Abteilungen wurden eigene Bettenstationen und Ambulanzen, Funktionsbereiche und Personalstellen zugewiesen.

Die Idee einer solchen Department-Struktur war in den 1960er-Jahren für die deutsche Medizin revolutionär, für uns „*Jungtürken*" dagegen höchst attraktiv. Natürlich stieß die damit einhergehende *Demokratisierung der Kliniken* in den etablierten Führungsetagen auf entschiedenen Widerstand, nicht nur bei Ordinarien und Chefärzten, sondern auch bei der Klinikadministration und der Kultusbürokratie. Wir Jungen hatten die Vorteile des Department-Systems – vielfach auch aus persönlicher Erfahrung im Ausland – kennen gelernt, und wir kämpften dafür. Der Kampf war mühsam und oft frustrierend.

Umso mehr bestärkte uns das Modell Heckeshorn; hier war das alles schon Realität, das Department-System war eingeführt und es funktionierte. Auch hatte man in kluger Voraussicht Instrumente geschaffen, um die Zusammenarbeit zwischen den verschiedenen Abteilungen zu verbessern. Zu den integrationsfördernden Maßnahmen gehörten die Rotation der Assistenzärzte in der Weiterbildung und die allwöchentlichen gemeinsamen Fortbildungsveranstaltungen. Das wichtigste Instrument aber war die legendäre Klinikkonferenz. Jedem, der je daran teilgenommen hat, wird sie unvergesslich bleiben. Während meiner Hospitation war es Hans-Jürgen Brandt, der die Besprechungen leitete – souverän, kompetent und geistreich. Alle Abteilungen waren vertreten. Der Stationsarzt stellte den Fall mit den Röntgenbildern vor, oft wurde der Patient persönlich dazu gebeten. Jeder, auch der jüngste Medizinalassistent, durfte mitdiskutieren und seinen Sachverstand einbringen. Um die Entscheidung wurde oft hart und lange gerungen. Schlussendlich entschied der Chefarzt, der die Konferenz leitete. Das Ergebnis wurde in einer knappen Epikrise schriftlich festgehalten, sodass es für jeden nachvollziehbar blieb.

Innovationen bei der klinischen Problemlösung

Der Erfolg dieser strukturellen Neuerungen stellte sich in Heckeshorn rasch ein, die Qualität der medizinischen Versorgung stieg und der Ruf der Klinik wuchs. Die Lungenklinik Heckeshorn wurde zum Bannerträger des medizinischen Fortschritts in der Pneumologie, nicht nur in Deutschland.

Schon in der turbulenten Gründungszeit unmittelbar nach dem Zweiten Weltkrieg, als man alle Hände voll zu tun hatte mit der Bekämpfung der bedrohlich zunehmenden Tuberkulose, zeigte Heckeshorn nicht nur den erforderlichen Pragmatismus, sondern auch die nötige Weitsicht. Über das Tagesgeschehen hinausblickend hatte man erkannt, dass viele klinische Fragen nur mit wissenschaftlichen Methoden zu beantworten und manche Probleme nur mit kontrollierten Studien zu lösen waren, damals durchaus keine Selbstverständlichkeit!

Das fing bei scheinbar banalen Themen wie der Einnahme von Medikamenten an. Man konnte nachweisen, dass die Heilungsrate von Tuberkulosekranken unter kontrollierter Tabletteneinnahme deutlich höher war. Die Erkenntnis wurde von den Heckeshorner Klinikern, allen voran *Ingeborg Schütz* und *Karl Ludwig Radenbach,* zügig in die Praxis umgesetzt. Berlin erlebte die Premiere dessen, was heute von der WHO weltweit als Standard der Tuberkulosebehandlung propagiert wird: *DOT = directly observed therapy,* die Tabletteneinnahme unter Aufsicht.

Weltweites Renommee errang die Klinik in der zweiten Hälfte des vorigen Jahrhunderts bei der Diagnostik von Erkrankungen der Pleura. Aus der *Therapeutischen Thorakoskopie,* die Jahrzehnte zuvor von Jacobaeus in die Tuberkulosebehandlung eingeführt worden war, entwickelt man in Heckeshorn die *Diagnostische Thorakoskopie.* Die Perfektionierung dieser Methode und ihre breite klinische Anwendung verdankt die Pneumologie den „Heckeshorner Pleurologen" *Hans-Jürgen Brandt, Jutta Mai* und *Robert Loddenkemper.* Ihr gleichnamiger Atlas gilt als das Standardwerk und steht – in englischer Übersetzung – heute weltweit in jeder pneumologischen Bibliothek. Die „Internistische Thorakoskopie", wie sie heute auch genannt wird, hat in den letzten Jahren ihr chirurgisches Gegenstück in der videoassistierten chirurgischen Thorakoskopie, der „VATC", gefunden. Auch hierbei hat Heckeshorn in Person von *Dirk Kaiser* wichtige Beiträge geleistet. Heckeshorn ist unbestritten das *Mekka der Pleuradiagnostik.*

Die erste Beatmungsstation in einer deutschen Lungenklinik stand in Heckeshorn, sie wurde 1977 eröffnet. Ihr Initiator und langjähriger Leiter war *Hans-Jürgen Brandt.* Er, der begnadete Kliniker und kreative Tüftler, war es auch, der in den Lungenfunktionslabors für frischen Wind sorgte und u. a. die Ergospirometrie als klinische Methode einführte. Darauf aufbauend entwickelte *Robert Loddenkemper* in Kombination mit der Perfusionsszintigrafie ein Standardverfahren zur funktionellen Beurteilung von Patienten vor einer Lungenresektion. Selbst Thoraxchirurgen und Anästhesisten bedienen sich bis heute dieses Konzeptes zur Identifizierung von Risikopatienten.

Schrittmacher in der klinischen Forschung

Spätestens seit der Berufung von *Karl Ludwig Radenbach* wurde Heckeshorn mehr und mehr zum Schrittmacher in der klinischen Forschung in Deutschland. Der Name Radenbach stand in den 1960er- und 1970er-Jahren für moderne Forschungskonzepte. Die ersten Protokolle von randomisierten Studien zur Behandlung der Tuberkulose stammen aus seiner Feder, die ersten multizentrischen Studien gingen auf Initiativen von Heckeshorner Forschern zurück.

Auch die Gründung der WATL, der wissenschaftlichen Arbeitsgemeinschaft zur Therapie von Lungenkrankheiten, war eine Idee von Raden-

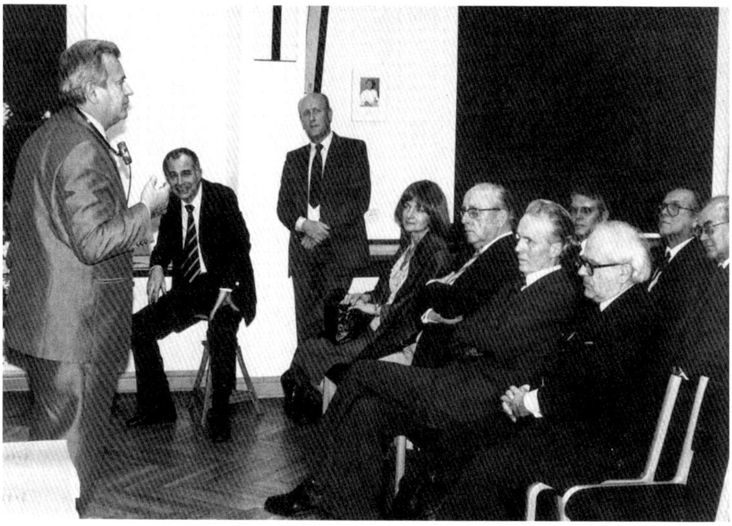

Abb. 6.5.1 Anlässlich der gemeinsamen Verabschiedung von Brandt und Radenbach 1983 (vorne rechts Heinz Grunze, Friedrich Trendelenburg, Karl Ludwig Radenbach, Annik Rouillon (Executive Director of the International Union against Tuberculosis and Lung Disease), auf dem Hocker sitzend Achim Gabler, links stehend Hans-Jürgen Brandt – und als Fotografie an der Wand: Karl Auersbach.

bach: ein von der Pharmaindustrie unabhängiges Instrument, das über Jahrzehnte die multidisziplinäre klinische Forschung, nicht nur in Deutschland, sondern auch in der Schweiz und Österreich geprägt hat.

Auch unter der Federführung des DZK, des *Deutschen Zentralkomitees zur Bekämpfung der Tuberkulose*, das in Heckeshorn beheimatet ist, wurde eine Reihe von epidemiologischen Studien konzipiert und erfolgreich durchgeführt. Die Besonderheit dieser Studien war die Einbeziehung von Ärzten aus dem Öffentlichen Gesundheitsdienst.

Nationale und internationale Kongresse

So konnte es nicht ausbleiben, dass führende Vertreter der Lungenklinik Heckeshorn von der pneumologischen Gemeinschaft mit hohen Ämtern betraut wurden. Auf nationaler Ebene war es zunächst *Karl Ludwig Radenbach,* der 1979/80 Präsident der DGP, der *Deutschen Gesellschaft für Pneumologie* (und Tuberkulose, wie es damals noch hieß) war.

14 Jahre später übernahm *Robert Loddenkemper* das Ruder in der deutschen Pneumologie und brachte das vor sich hin dümpelnde Schiff DGP wieder auf Kurs. Dem Berliner DGP-Kongress 1994 drückte er seinen Stempel auf. Die Integration der Kollegen aus dem deutschen Osten fünf Jahre nach der Wiedervereinigung war zu großen Teilen sein Verdienst, ebenso wie die Öffnung der *European Respiratory Society* für die Kollegen aus Osteuropa auf der Berliner Jahrestagung dieser Gesellschaft, die erstmals 1997 unter *Robert Loddenkemper*s und *Hartmut Lodes* Leitung in Deutschland tagte. Der große Erfolg dieser Berliner Tagung trug zur Anerkennung der deutschen Pneumologie und deutscher Pneumologen in Europa und den USA ganz wesentlich bei. Ausdruck dieser Hochschätzung war die Austragung von zwei weiteren ERS-Kongressen in Deutschland (im Jahr 2001 erneut in Berlin und 2006 in München) und die Wahl von Robert Loddenkemper zum Präsidenten der *European Respiratory Society* im Jahr 1999.

Neue Wege in der Fort- und Weiterbildung

Auch in der Weiter- und Fortbildung hat die Lungenklinik Heckeshorn neue Pfade beschritten. Eine der originellsten Ideen war der Austausch von Assistenzärzten zwischen der Klinik Heckeshorn und anderen, befreundeten Lungenkliniken. Dabei übernahm der rotierende Assistenzarzt nicht nur die volle Funktion des Kollegen der anderen Klinik, also z.B. die Stationsarztfunktion, sondern auch dessen soziales Umfeld. Dazu zählten das Auto des Kollegen ebenso wie seine Wohnung, Ehefrauen waren von dieser Regelung ausgenommen. Berlin auf der einen Seite, Kopenhagen, Essen und Barmelweid auf der anderen Seite waren die Partner. Viele neue Eindrücke konnte man in der Gastklinik erhalten, viele Einsichten gewinnen und viele Freundschaften schließen.

Eine andere Möglichkeit, sich den reichen Erfahrungsschatz von Heckeshorn zueigen zu machen, war und ist die Hospitation. Unzählige Ärzte verschiedenster Fachrichtung haben diese Möglichkeit genutzt, ich gehöre dazu. Ein mehrtägiger, gar mehrwöchiger Aufenthalt als Gastarzt in der Lungenklinik Heckeshorn bleibt für jeden, dem dieses Privileg zuteil wird, ein unvergessliches Erlebnis. Man genießt die traditionelle Gastfreundschaft und Kollegialität von Heckeshorn, hat den nötigen Abstand vom Klinikalltag und genügend Muße, nachzufragen und nachzulesen, wird aber doch in den klinischen Alltag mit einbezogen: Man darf in Heckeshorn selbst Hand anlegen, bei endoskopischen Techniken ein unschätzbarer Gewinn.

Epilog

Mit einer kleinen Episode, die ich bei meiner Hospitation in Heckeshorn erlebte, will ich diesen Beitrag beschließen. Prof. Brandt hatte mich in die Kunst der Thorakoskopie eingewiesen, ich assistierte ihm anfangs bei mehreren Eingriffen. Am vierten Tag durfte ich selbst Hand anlegen und bei einer älteren Dame mit unklarem rechtsseitigen Pleuraerguss thorakoskopieren. Hans-Jürgen Brandt hatte sich wohl überzeugt, dass ich die Technik hinreichend beherrsche, denn er ließ mich nach einer Weile mit der alten Dame und dem Thorakoskop allein (für eine kurze Zigarettenpause?). Ich kam mit der Untersuchung leidlich voran, doch plötzlich „verirrte ich mich in der Anatomie". Ich bat die assistierende Schwester, Prof. Brandt zu holen. Irgendwie hatte die Patientin wohl meine Probleme mitbekommen, denn sie drehte plötzlich ihren Kopf, der hinter dem grünen Tuch verborgen war, in meine Richtung und fragte – nur mit der linken Lunge atmend – mit freundlicher Stimme: „Kann ich Ihnen behilflich sein, Herr Doktor?"

Diese kleine Episode zeigte mir zum Einen, wie wenig belastend eine Thorakoskopie in Lokalanästhesie, auch für ältere Menschen, sein kann. Ich habe bei dieser Gelegenheit aber auch verstanden, was das *Prinzip Heckeshorn* bedeutet, was die Attraktion der Lungenklinik Heckeshorn für die Pneumologie ausmacht. In erster Linie sind es natürlich ihre überragende fachliche Expertise, ihre stete Innovationsfähigkeit und die zahlreichen prominenten „Köpfe", die hier heranwachsen und reifen. Es gehört dazu aber auch ein spezifischer *Heckeshorn-Stil*, der sich auszeichnet durch offenen, höflichen Umgang miteinander, wechselseitige Hochschätzung und gegenseitiges Vertrauen. Auch gilt es, zwei traditionelle Heckeshorner Tugenden zu rühmen, die diesen *Heckeshorn-Stil* auszeichnen, die Gastfreundschaft und die Kollegialität.

Nun denn, herzlichen Dank für alles, was Heckeshorn für die Pneumologie getan hat! Möge die Lungenklinik Heckeshorn auch unter veränderten äußeren Bedingungen weiter blühen und gedeihen: Die Pneumologie und wir Pneumologen brauchen sie.

7 Die Lungenklinik kehrt zurück – oder: „Wo wir sind ist vorne"

Torsten T. Bauer

Wo liegt Heckeshorn? Die Antwort auf die Frage wird nicht jeder Pneumologe, Internist oder Thoraxchirurg direkt beantworten können, dennoch ist jedem, der sich in irgendeiner Form mit der Lunge beschäftigt klar, dass es vorne liegt. Heckeshorn ist das Nivea unter den Lungenkliniken, ein Markenzeichen für besonders gute Lungenmedizin. Es sind sicher die Menschen, die diese Marke geprägt haben und viele – sicher nicht alle – sind in diesem Buch zu Wort gekommen. Häufig werden sie als charismatisch beschrieben, vielleicht waren sie aber auch im Wesentlichen autoritär, zwei Attribute, die im Nachhinein häufig unter Trennschärfe leiden. Sicher ist jedenfalls, dass derjenige, der in Heckeshorn gearbeitet hat, sich ausschließlich für die Lunge interessierte. Dies war ein entscheidender Vorteil, der Heckeshorn groß und über die Grenzen Berlins hinaus bekannt gemacht hat. Lungenärzte, Chirurgen, Kinderärzte, Onkologen, Infektiologen, Allergologen, Umweltmediziner, Intensivmediziner, Somnologen, Mikrobiologen, Laborärzte, Pathologen, Zytologen, Radiologen, Nuklearmediziner, Anästhesisten, Psychologen, Physiotherapeuten, Ergotherapeuten, Apotheker, ein eigener Tierstall. Einfachere Gemüter mögen gewillt sein zu glauben, dass dahinter so eine Art Campusidee für die Lunge gesteckt hatte, das war wahrscheinlich nicht so, wie uns in den ersten Kapiteln erläutert wurde. Aber die lenkenden Köpfe der Lungenklinik haben mehr als andere bewiesen, dass sie die soziale Intelligenz und das Durchsetzungsvermögen hatten, die Stadtrandlage zum Campus umzuinterpretieren. Das hat funktioniert: wer etwas über die Lunge wissen wollte, ging nach Heckeshorn und fand, was er suchte.

Wo liegt Heckeshorn? Am Stadtrand von Berlin, vielleicht weil die Lungenheilkunde zur Zeit der Planung dieser Klinik möglichst weit weg von den Häusern der Planenden liegen sollte? Nein, die Begründung hierfür waren die Tuberkulösen, die vor allem viel frische Luft, viel Ruhe und viel Distanz brauchten. So sind viele Lungenkliniken außerhalb der Städte entstanden und liegen dort auch heute noch. Um zu verstehen, wo Heckeshorn liegt, muss der Leser sich also zuerst der Infektiologie zuwenden, eine Wende, die dem Autor berufungsgemäß besonders leicht fällt. Wirklich wirksame Medikamente gegen die Tuberkulose standen in nennenswerter Menge erst nach dem Zweiten Weltkrieg zur Verfügung. Bis dahin galt die Heilkur, die in ihrer medizinischen und sozialen Auswirkung auf die Menschen sicher nirgendwo besser beschrieben ist als in Thomas Manns *Zauberberg*, als das Maß der Dinge. Es gab zu dieser Zeit lange Liegezeiten von bis zu einem Jahr und die Chancen auf Heilung von der Tuberkulose waren gelinde gesagt bescheiden. Mit der breiten Einführung der Antituberkulotika verbesserte sich die Prognose der Patienten erheblich und ist heute von der einer „normalen" Lungenentzündung kaum mehr zu unterscheiden. Somit ist die Angst vor der Tuberkulose heute überwiegend ein Problem der Aufklärung. Wo die Menschen, die das Leid der Tuberkulosekranken noch direkt oder indirekt mitbekommen haben, heute noch zurückscheuen wie vor dem Zerrbild des Antichristen, sehen nachgeborene Infektiologen diese Infektion deutlich gelassener. Kenner der Tuberkulose wissen, dass es auch hier Ausnahmen gibt und dass die Öffnung Osteuropas neue Probleme gebracht hat. Alle Experten sind sich aber einig, dass hier nur die globale Initiative eine Lösung bringen kann.

Wo liegt Heckeshorn? Am Stadtrand von Berlin, weil die Tuberkulose ansteckend ist und eine nicht oder nur schwer heilbare Erkrankung war. Unterstellt man den Gründern einer solchen Klinik nicht ausschließlich eigennützige, sondern geradezu überwiegend gemeinnützige Gedanken, so ist heute nicht mehr klar, warum Heckeshorn am Rande des Wannsees liegen sollte. Im Zeitalter der digitalisierten Abrechnung einer Klinik ist monatlich nachzuvollziehen, welche Erkrankungen zu welchem Anteil in der Klinik behandelt werden. Die Tuberkulose taucht unter den 20 häufigsten Erkrankungen nicht mehr regelmäßig auf, dagegen stehen die Neubildungen der Atmungsorgane, die Behandlung der Schlafapnoe und die Behandlung

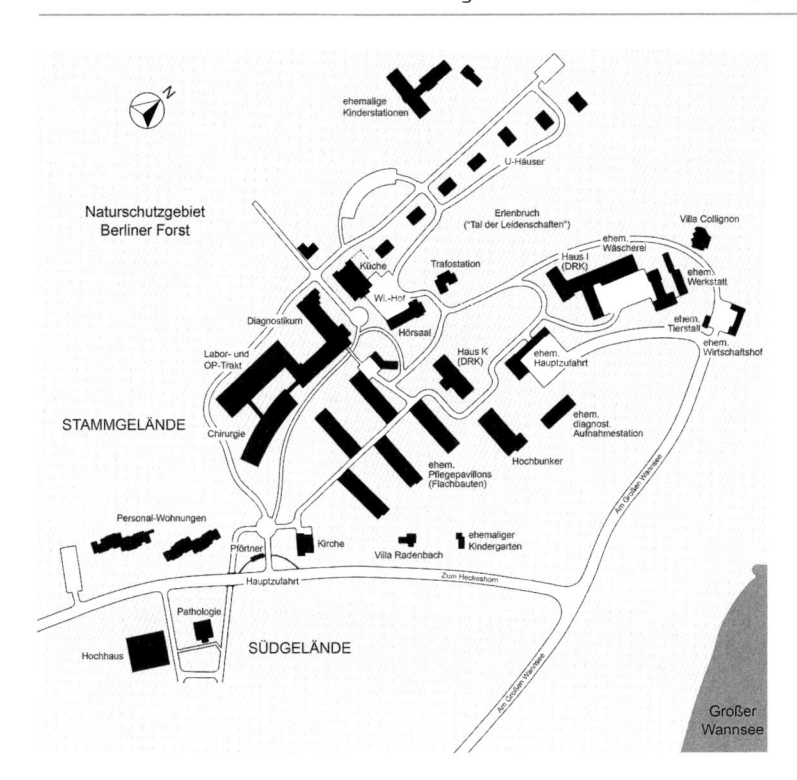

Abb. 7.1 Lageplan des Geländes Heckeshorn.

anderer Infektionen und Entzündungen der Atmungsorgane ganz im Vordergrund. Brauchte die Tuberkulose den Lungen-Campus, so ist er der Diagnose und Therapie des Bronchialkarzinoms, also des Krebses der Lunge, abträglich. Eine Computertomografie ist heute Standard und Verfahren, die Radiologie und Nuklearmedizin verbinden wie z. B. das PET-CT, müssen folgen. Beide Verfahren sind kostspielig und müssen so betrieben werden, dass eine hohe Auslastung garantiert wird. Wenn der Lungenfacharzt also weiterhin mit dem Radiologen auf Augenhöhe diskutieren möchte, muss er dorthin ziehen, wo die Großgeräte sind. Die Onkologie ist bereits fachlich und formell Teil der Lungen- und Bronchialheilkunde geworden und steht aber inhaltlich heute da, wo die Tuberkulose bei Gründung der Klinik gestanden hat. Der Lungenkrebs ist eine nicht oder nur schwer heilbare Erkrankung und wenn hieraus eine ähnliche Erfolgsgeschichte wie bei der Tuberkulose entstehen soll, muss ein neuer Campus entstehen. Der Pneumoonkologe braucht den intensiven Austausch mit anderen Kollegen, z. B. der Gastroenterologie oder der Orthopädie. Viele Therapieprinzipien sind vergleichbar, viele Substanzen und somit auch Erfahrungen im Nebenwirkungsspektrum sind übertragbar. Das Ziel muss ein onkologisches Zentrum sein, von dem die Pneumoonkologie profitieren kann und in dem klinische Forschung auf hohem Niveau betrieben werden kann. Voraussetzung hierfür ist die Konzentration aller wissenschaftlichen Kräfte an einem Ort, dem *think tank*, der ein Kristallisationskern für den klinischen Fortschritt in der Behandlung der Krebserkrankung sein muss. Ein solche Institution darf auf keinen Fall in Form und Inhalt seiner Aktivitäten den Universitätskliniken Konkurrenz machen, sondern sie muss ganz im Gegenteil harmonisch und symbiotisch die Infrastruktur für die klinische Umsetzung der universitär wissenschaftlichen Forschung bereitstellen. Die interdisziplinäre Umsetzung der Therapiekonzepte wird gemeinsam mit der überregional geschätzten Thoraxchirurgie auch am neuen Standort fortgesetzt. Eine weitsichtige Krankenhausleitung stellt ausreichend Zeit und Raum zur Verfügung, um diese Perspektive zu entwickeln.

Wo liegt Heckeshorn? Am Stadtrand von Berlin, weil früher dort überwiegend Tuberkulosekranke behandelt wurden. Es ist aber auch der Ort, an dem die erste nächtliche Heimbeatmung bei Patienten mit chronisch respiratorischer Insuffizienz durchgeführt und publiziert wurde. Das Verfahren

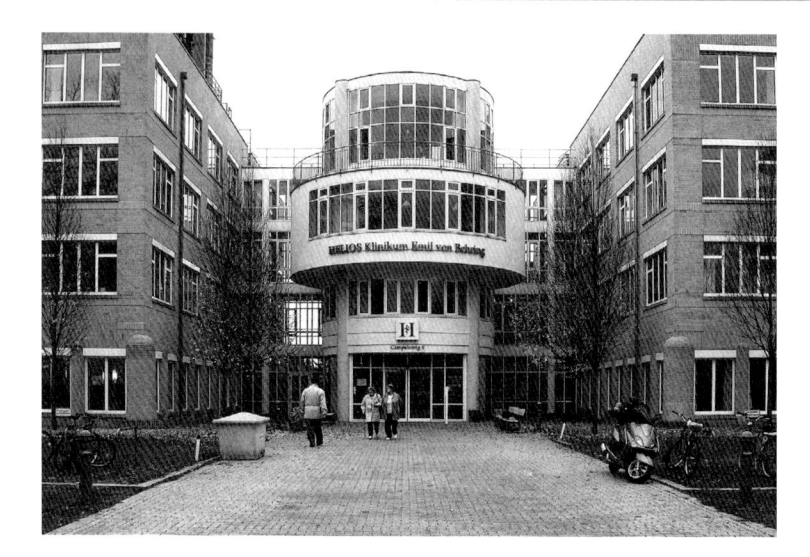

Abb. 7.2 Eingang HELIOS Klinikum Emil von Behring (Foto: Jan Evers).

ist mittlerweile zu einer anerkannten Intervention geworden, wenn Patienten nicht von der maschinellen Beatmung entwöhnt werden können. So ist für diese Patienten ein Weiterleben mit akzeptabler Lebensqualität in speziellen Heimen oder sogar zuhause möglich. Das *Weaning*, wie die Entwöhnung von der Beatmungsmaschine genannt wird, ist technisch und vor allem personell aufwändig und wird nur in speziellen Zentren durchgeführt. Die Anpassung der Beatmungstechnik an die individuellen Erfordernisse des Patienten verlangt eine profunde Kenntnis von Gasaustausch und Atemmechanik, die Teil der pneumologischen Ausbildung ist. Um den Anspruch der Pneumologie in diesem Gebiet auch gegenüber anderen Fachgesellschaften zu dokumentieren, hatte sich die Deutsche Gesellschaft für Pneumologie 2005 in Deutsche Gesellschaft für Pneumologie und Beatmungsmedizin umbenannt. Die Kollegen der Lungenklinik Heckeshorn verfügen über das Wissen, eine solch komplizierte Technik erfolgreich anzuwenden, und werden am neuen Standort Gelegenheit haben, dieses Wissen in einer *Weaning*-Station wieder zu bündeln. In Zeiten knapper Betten und kurzer Liegezeiten wird diese Einrichtung die Intensivstation von Patienten entlasten können, die nicht mehr intensivpflichtig sind und „nur noch" entwöhnt werden müssen.

Die Notwendigkeit zur Behandlung der Tuberkulose hatte zur Gründung der Lungenklinik am Heckeshorn des Wannsees geführt und war lange Zeit die Hauptaufgabe dieser Klinik. Aber auch die Infektiologie hat sich gewandelt. In der Tuberkulose besteht die Herausforderung in der Diagnostik, und eine leistungsstarke Mikrobiologie wird deshalb auch weiterhin zur Verfügung stehen. Die klinische Infektiologie in der Pneumologie konzentriert sich aber zunehmend auf die Pneumonie und die Exazerbation der COPD. Die ambulant erworbene Pneumonie ist eine Herausforderung an den rationalen Einsatz von Diagnostik und Therapie, und die Prävention und effektive Therapie der nosokomialen Pneumonie sichert das Überleben eines Krankenhauses, da die damit verbundenen Kosten im DRG-System nur unzureichend abgebildet werden. Tägliches Brot der Infektiologie bleiben die „alten" und lang bekannten Erreger. Bei bis zu 15 000 Grippe- und über 20 000 Pneumonietoten im Jahr ist hier die zentrale Aufgabe zu sehen. Ausbrüche von SARS oder H5N1-Virus haben klinisch bisher auch nicht annähernd diese Bedeutung erlangt. Jedoch ist abzusehen, dass Infektionen mit z.B. CA-MRSA in naher Zukunft die Infektiologie besonders in der Pneumologie herausfordern werden.

Wo liegt Heckeshorn? Das Heckeshorn ist eine Landzunge am Südufer des Wannsees zwischen Potsdam und Berlin auf dem Gebiet des Stadtbezirkes Steglitz/Zehlendorf, muss in Zukunft die korrekte Antwort lauten. Die Lungenklinik gleichen Namens hat die Stadtrandlage aufgegeben, um den veränderten Anforderungen an die Patientenversorgung auch in Zukunft gerecht zu werden. Die Marke Heckeshorn aber existiert weiter, und die Frage muss noch präziser gestellt werden, um die beabsichtigte Information zu erhalten: Wo liegt die Lungenklinik Heckeshorn? Auf dem Campus des HELIOS Klinikums Emil von Behring in Berlin-Zehlendorf. Ganz weit vorne.

8 Heckeshorn im Überblick

Namens- und Trägerwechsel von 1947 bis 2006

- 1946 10. Oktober: Gründungsbeschluss
- 1947 1. April: Eröffnung als Städtisches Tuberkulosekrankenhaus Heckeshorn
- 1949 Landestuberkulosekrankenhaus Heckeshorn
- 1959 Städtische Klinik für Lungenkranke Heckeshorn
- 1964 Einführung des Department-Systems
- 1966 Heckeshorn wird Akademisches Lehrkrankenhaus der Freien Universität Berlin
- 1970 Lungenklinik des Städtischen Krankenhauses Heckeshorn
- 1976 Abteilungen der Lungenklinik im örtlichen Bereich Heckeshorn des Krankenhauses Zehlendorf, Krankenhausbetrieb Berlin-Zehlendorf
- 1984 Heckeshorn wird onkologisches Schwerpunktkrankenhaus im Tumorzentrum Berlin
- 1994 Lungenklinik Heckeshorn des Krankenhauses Zehlendorf, Krankenhausbetrieb von Berlin
- 1999 Eröffnung des Christiane-Herzog-Zentrums für Mukoviszidose
- 2000 Lungenklinik Heckeshorn, Zentrum für Pneumologie und Thoraxchirurgie der Zentralklinik Emil von Behring (unter Trägerschaft der Stiftung Oskar-Helene-Heim)
- 2004 Lungenklinik Heckeshorn, Zentrum für Pneumologie und Thoraxchirurgie des HELIOS Klinikums Emil von Behring
- 2007 Umzug als Lungenklinik Heckeshorn, HELIOS Klinikum Emil von Behring, auf das Gelände des ehemaligen Behring-Krankenhauses

Überregionale Veranstaltungen, die von Heckeshorn organisiert wurden

- 1965 Internationales Symposium zum Gedenken an Dr. Karl Auersbach unter der Leitung von Prof. Dr. K. L. Radenbach
Vorträge u. a.: Sir John Crofton: Aufgaben und Ziele der modernen Lungenklinik (Münchn. Med. Wschr. 1965; 107: 1924–1931); G. Canetti: Wege zur Ausrottung der Tuberkulose (Berl. Ärztebl. 1965; 78: 723–724)
- 1973 Jahrestagung der Deutschen Gesellschaft zur Bekämpfung der Mukoviszidose
Leitung Dr. Hans Siegfried Otto zusammen mit Prof. Weber von der Universitäts-Kinderklinik
- 1980 Kongress der Deutschen Gesellschaft für Lungenkrankheiten und Tuberkulose
Tagungspräsident Prof. Dr. K. L. Radenbach
Tagungsbericht: Prax. Klin. Pneumol. 1981; 35: 549–1074
- 1987 Internationales Thorakoskopie-Symposium anlässlich des 40-jährigen Jubiläums
Leitung Prof. Dr. R. Loddenkemper
Tagungsbericht: Pneumologie 1989; 43: 45–134
- 1989 Internationales Kolloquium „Neue Therapieansätze in der Pneumologie" anlässlich der Verabschiedung von Chefärztin Jutta Mai gemeinsam mit dem Landesverband Berlin der Pneumologen
Leitung Prof. Dr. R. Loddenkemper
- 1991 22. Wissenschaftliche Tagung der Norddeutschen Gesellschaft für Lungen- und Bronchialheilkunde (erster gemeinsamer deutscher Pneumologenkongress)
Leitung Prof. Dr. R. Loddenkemper
Tagungsbericht „Interstitielle Lungenkrankheiten": Pneumologie 1992; 46: 255–314

1994	36. Kongress der Deutschen Gesellschaft für Pneumologie Tagungspräsident Prof. Dr. R. Loddenkemper Verhandlungsbericht: Pneumologie 1994; Suppl 2: 551–688
1997	Symposium zum 50-jährigen Jubiläum der Lungenklinik Heckeshorn Leitung Prof. Dr. D. Kaiser, Prof. Dr. R. Loddenkemper, Prof. Dr. H. Lode, Prof. Dr. U. Wahn
1997	Kongress der European Respiratory Society Congress Chairman Prof. Dr. R. Loddenkemper, Co-Chairman Prof. Dr. H. Lode
1999	European Congress of Clinical Microbiology and Infectious Diseases Congress Chairman Prof. Dr. H. Lode
2001	Congress of the European Academy of Allergy and Clinical Immunology Congress Chairman Prof. Dr. U. Wahn
2003	Symposium zum Gedenken an Hans-Jürgen Brandt, Lungenklinik Heckeshorn Tagungsleiter Prof. Dr. R. Loddenkemper
2003	Kongress der Deutschen Gesellschaft für Infektiologie Tagungsleitung Prof. Dr. H. Lode
2005	Kongress der Deutschen Gesellschaft für Thoraxchirurgie Tagungspräsident Prof. Dr. D. Kaiser

Weiterhin:

Jährlich stattfindende thoraxchirurgische Symposien (seit 1992, Leitung Prof. Dr. D. Kaiser)
Klinisch-Mikrobiologisch-Infektiologische Symposien (12 Symposien seit 1993, Leitung Prof. Dr. H. Mauch)
Regelmäßige Frühjahrs- und Herbsttagungen des Landesverbandes Berlin Brandenburg der Pneumologen (Leitung Prof. Dr. R. Loddenkemper)

Habilitationen

Huth E. Die Tuberkulose im Kindesalter. Medizinische Akademie Düsseldorf 1954

Grunze H. Über Veränderungen des weißen Blutbildes und der blutbildenden Organe bei Kranken mit bösartigen Lungengeschwülsten. Freie Universität Berlin 1957

Bartmann K. Isoniazid. Möglichkeiten und Grenzen seiner Wirkung. Freie Universität Berlin 1962

Brandt HJ. Die EDV-gesteuerte Auswertung von Lungenfunktionsuntersuchungen. Freie Universität Berlin 1972

Atay Z. Die Cytopathologie der mesenchymalen Geschwülste am Thorax. Medizinische Hochschule Hannover 1972

Gabler A. Zur Auswahl der Gewebeproben bei der offenen Lungenbiopsie unter besonderer Berücksichtigung der „Lingulabiopsie". Eine prospektive Untersuchung mit Möglichkeiten zur kontrollierten Prüfung im individuellen Vergleich (intrapatient comparsion). Freie Universität Berlin 1983

Loddenkemper R. Funktionelle Operabilität beim Bronchialkarzinom. Prospektive Studie zur Einschätzung des Operationsrisikos und der postoperativen Lungenfunktion. Freie Universität Berlin 1983

Matthiessen W. Die pulmonale Strahlenreaktion. Prospektive Untersuchung zur Beurteilung von Behandlungsrisiken und Vorhersagemöglichkeiten. Freie Universität Berlin 1989

Schaberg T. Adhäsionsmoleküle der CD11/CD18-Familie auf humanen Alveolarmakrophagen und Monozyten. Freie Universität Berlin 1994

Niggemann B. Untersuchungen zur Wertigkeit zellspezifischer Entzündungs-Mediatoren für ein Monitoring allergisch und bakteriell induzierter Entzündungen in vivo. Freie Universität Berlin 1995